脳卒中 リハビリテーション ポケットマニュアル

第2版

原　寛美　監修

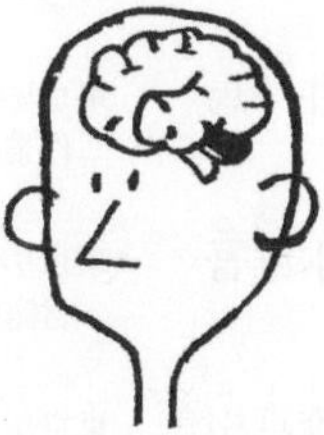

Pocket Manual of Stroke Rehabilitation

JN003159

医歯薬出版株式会社

執筆者一覧

原《はら》　寛美《ひろよし》　医療法人藤森医療財団藤森病院リハビリテーション科
医師

原《はら》　貴敏《たかとし》　国立精神・神経医療研究センター病院身体リハビリテーション部
医師

高橋《たかはし》忠志《ただし》　東京都立荏原病院リハビリテーション科
理学療法士

渡辺《わたなべ》重人《しげと》　東京リハビリテーションセンター世田谷リハビリテーション部門
理学療法士

土井《どい》一馬《かずま》　東京リハビリテーションセンター世田谷リハビリテーション部門
作業療法士

岡本《おかもと》雄吾《ゆうご》　東京リハビリテーションセンター世田谷リハビリテーション部門
言語聴覚士

高橋《たかはし》真由美《まゆみ》　東京リハビリテーションセンター世田谷リハビリテーション部門
言語聴覚士

This book is originally published in Japanese
under the title of :

NŌSOTCHŪ RIHABIRITĒSHON POKETTO MANYUARU
(Pocket Manual of Stroke Rehabilitation)

Chief Editor :
HARA, Hiroyoshi
Department of Rehabilitation Medicine
Fujimori Hospital

© 2007 1st ed., © 2023 2nd ed.

ISHIYAKU PUBLISHERS, INC.
7-10, Honkomagome 1 chome, Bunkyo-ku,
Tokyo 113-8612, Japan

「第 2 版」まえがき

初版の『脳卒中リハビリテーションポケットマニュアル』を出版したのは，2007 年 5 月であった．当時は急性期からのリハビリテーション治療はわが国では緒についたばかりであり，多くの病院における早期リハビリテーションの導入は途上の時期でもあった．また 2006 年からは，1 日 9 単位（3 時間）のリハビリテーション料の保険算定が可能となったが，早期からのリハビリテーション開始やリハビリテーション訓練時間の多寡が帰結を左右することが次第に明らかにされ，その普及が求められていた．さらに，北欧の Stroke Unit の治療成績と早期退院支援システム（Early Supported Discharge：ESD）のエビデンスが Cochrane Library に収載され，わが国における訪問リハビリテーションの普及の後押しにもなった．

初版出版の翌年以後は，大きなインパクトのある治療理論や方法論が明らかになってきた．その一つが，非侵襲的脳刺激（Non－invasive brain stimulation）としての反復性経頭蓋磁気刺激（rTMS）治療のプロトコールが，東京慈恵会医科大学の安保雅博教授らにより明らかになったことである（NEURO-15®，2008）．健常側大脳半球への rTMS による抑制刺激が患側大脳半球の活性化を起こし，大脳半球間抑制の理論に依拠して大脳可塑性を引き出すという画期的な手法であった．これは麻痺側上肢手指の回復につながるプロトコールである．

さらに 2010 年には，脳卒中後痙縮（post stroke spasticity）に対するボツリヌス療法が保険診療上承認された．それまで麻痺側上下肢は，痙縮による共同運動パターンがいったん出現すると運動麻痺の回復が横ばいとなり，3～6 カ月で麻痺肢の回復はプラトーとなる壁が存在していた．ボツリヌス療法による局所性痙縮治療の介入により，共同運動パターンからの分離を進める回復を引き出すことができるようになり，さらに内反尖足などの麻痺肢の変形を改善させることが可能となった．

また，それまで下肢の内反尖足には下肢装具の装着が必須であったが，痙縮治療により下肢装具を off とできる知見も明らかとなった．ボツリヌス療法による局所性痙縮治療は，脳卒中リハビリテーション治療の歴史を大きく塗り替えることとなったのである．

2008年には，脳卒中運動麻痺回復のメカニズムを明らかにした「ステージ理論」の論文が発表され，発症時期別による大脳の可塑的背景が説明された．それにより，1 st stage，2 nd stage，3 rd stageの3つの時期にどのようなリハビリテーションプログラムを選択すれば良いのかが明確になり，いずれのステージのアプローチも重要であることが理論的に明らかとなった．同時期に，目的指向的リハビリテーション，治療用ロボット，神経筋電気刺激などを含めたニューロサイエンスに基づいたリハビリテーション治療（ニューロリハビリテーション）の領域も普及してきている．

こうした流れのなかで，初版の内容では理論的にも実践的にも最早太刀打ちできない状況となり，全面的なバージョンアップが長く求められていた．今回，ようやく十数年の期間を経て，脳卒中リハビリテーションの理論的・実践的な進化をふまえて全面的な改訂を行うこととなった．

わが国の脳卒中リハビリテーション医療は，現在保険診療の制度上，急性期，回復期，生活期という枠組みのなかで進められている．生活期でのリハビリテーションは，その多くが40歳以上では介護保険リハビリテーションの対応となっている．一方，急性期と回復期リハビリテーションにおいては，DPCや実績指数などの制限があるため，患者さん自身もリハビリテーション従事者もそのストレスはいかばかりかと思われる現状もある．

そこで本書では，これまでに得られた可塑的変化の知見なども取り入れ，急性期，回復期，生活期におけるリハビリテーション治療継続の必要性を示している．運動麻痺回復のみならず，歩行再建，失語を含めた高次脳機能，摂食嚥下機能へのアプローチも重要な項として位置づけた．生活期における歩行再建の継続のために，下肢装具の改変なども重要なタスクとした．

急性期では，麻痺肢の不動（immobilization）と不使用（disuse）を克服できるか否かが重要となる．その後はステージ理論に依拠してのリハビリテーションプログラムが回復期で担われることになり，痙縮を凌駕できる麻痺肢の随意性を引き出すことが問われる．自宅復帰後の生活期においても，3 rd stage の重要なリハビリテーション継続の時期になり，皮質脊髄路の再建途上と位置づけて，生活の中での機能向上などを援助する時期となる．

現在は，多くのニューロリハビリテーションの方法論を用いることが可能な時代となっている．本書がそうした方法論を効果的に取り入れ，脳卒中患者さんに途切れることのない継続的な援助ができる一助となれば幸いである．

本改訂出版にあたり，執筆を担っていただいた原貴敏先生，髙橋忠志先生，渡辺重人先生はじめ東京リハビリテーションセンター世田谷の皆さんに深謝します．さらに初版以来，本書の執筆を後押しいただきました医歯薬出版の塚本あさ子さんに深謝します．

2023 年 2 月 20 日

医療法人藤森医療財団　藤森病院リハビリテーション科
原　寛美

目　次

4 脳卒中の急性期リハビリテーション

5 急性期から回復期で行うリハビリテーション

6 生活期におけるリハビリテーション

脳卒中リハビリテーションの流れとあり方

1—脳卒中のリハビリテーションとは

脳卒中（脳血管障害）は脳梗塞，脳出血，くも膜下出血に分類される．脳卒中により生じる神経症状と機能障害の概要を**表 1-1** に示す．脳卒中のリハビリテーションとは，損傷された脳組織の回復の可能性を引き出すことを目的に，再組織化（reorganization）と言われる中枢神経の再生機能を最大限に刺激することにより，症状の回復をはかることである（**表 1-2**）．発症直後から開始される重要な治療介入の一つである．これは言語障害の代表的症状である失語に対して，言語訓練を実施して改善をはかること，あるいは，皮質脊髄路（「錐体路」と言われる大脳皮質から下行する運動路の代表的な一つ）の損傷により生じている運動麻痺（随意性の障害，筋力低下，巧緻性の

表 1-1　脳卒中により生じる神経症状と機能障害

- 意識障害，せん妄，注意障害
- 言語障害（構音障害，失語），読み書きの障害，数の概念の障害（失算），記憶障害，注意障害，遂行機能障害，失行，失認，視空間認知障害
- 摂食嚥下障害，味覚障害
- 脳神経麻痺
- 運動機能障害（片麻痺，筋力低下，巧緻性障害，失調），平衡機能障害
- 感覚障害
- 排尿・排便障害
- アパシー，抑うつ症状

表 1-2　脳卒中リハビリテーション医療の目的

- 損傷された脳機能の機能回復を引き出すこと（脳組織の再組織化を最大限に引き出すこと）
- 運動機能（片麻痺，失調）を改善させること
- 言語を含めた認知機能の改善
- 歩行の獲得，日常生活動作（ADL）の改善
- 痙縮・拘縮などの発症後に生じる二次的障害を引き起こさないこと
- 自宅復帰・復職・就労などの社会的再統合の促進・援助

障害）を，効果的な運動機能回復のリハビリテーション訓練を実施して改善をはかっていくことなどである．

損傷を受けた脳の神経組織においては，自ら修復する機能が備わっており，効果的なリハビリテーションを実施することにより，その修復機能を刺激して運動機能などの改善をはかる再組織化（reorganization）と呼ばれるメカニズム（脳の可塑性，plasticity と言われる）が発症後の比較的早い時期から発揮され，回復につながることが知られている[5-7]．そしてこの再組織化は，リハビリテーションの時期を逸する（リハビリテーションの開始・介入が遅れる）ことにより期待できなくなることも指摘されている．脳卒中に対するリハビリテーション治療介入において，1 カ月以後となる時期を逸した介入では，可塑性を引き出す効果は期待できないことが明らかになっている[8]．

運動麻痺の改善は，脳卒中リハビリテーションのなかでは大きな目標の一つとなる．今日までに運動麻痺回復のメカニズムの解明と，運動再学習の方法論が明らかにされてきている[9]．下肢の運動麻痺がリハビリテーションにより改善してくれば，初期には歩行が不可能であっても，装具の使用などを経て歩行が獲得でき，さらに身の回りの動作（日常生活動作，activities of daily living：ADL）の自立へと結びついていく．上肢・手指の運動麻痺が改善してくれば，上肢を使用した様々な動作が可能となり，復職など次のステップへと段階的に目標設定を上げていくことが可能となる．

機能改善をはかり，病院から早期に退院して自宅復帰できること，自宅で自立した生活が送れるようになること，さらには復学・復職を達成すること，こうした社会的再統合（reorganization）を目指すことが，リハビリテーションの重要な目標の一つになる．そのためには，運動機能の改善，認知機能の改善，そして歩行獲得と ADL の改善，こうした主要な 3 つの側面に対するリハビリテーションを発症後の早期から進め，社会的再統合を達成していく．それが脳卒中リハビリテーション医療の目指すところである．

2—今日の脳卒中リハビリテーション医療の流れ

脳卒中リハビリテーション医療の流れ（**図 1-1**）は，急性期治療と早期リハビリテーションの開始から始まり，その後，回復期リハビリテーションへ移行し，さらに生活期リハビリテーションへとつながる．

回復期のステージは，現在は大きく 3 つの流れとなっている．①急性期病院から回復期リハビリテーション病院（病棟）を経て自宅復帰をする流れ，②地域包括ケア病棟を経て自宅復帰をする流れ，③急性期病院でのリハビリテーションを経て直接自宅復帰をする流れである．③のシステムは，Cochrane Library にてその有用性が明らかにされた早期退院支援（early supportive discharge：ESD）のシステムである[10)]．

回復期リハビリテーション病棟（Kaifukuki-rehabilitation ward）のシステムは，わが国においては 2000 年に制度化され，現在は 92,000 床を超えるベッド数となっている（2022 年）．そのため，現在では大多数の脳卒中患者が，急性期病院における治療後に回復期リハビリテーション病院（病棟）を利用する流れとなっている．

一方，2014 年に発足した地域包括ケアシステムにより制度化された地域包括ケア病棟の流れがある．2019 年のデータでは，その数は 2,424 病院 84,813 床となっている．これは 60 日間の入院期間内で在宅復帰を目指すシステムである．地域包括ケア病棟は，本来は在宅で生活をしている慢性期の脳卒中患者や大腿骨頸部骨折後の患者などが入院して，治療・リハビリテーションを受けて再度自宅生活に復帰するシステムである．しかし，急性期病院（病棟）からこのシステムを利用して自宅退院をする流れもできている．

急性期病院（病棟）からの流れには，現在 3 つの選択枝が存在する．しかし，6 節「脳卒中リハビリテーションにおける運動麻痺回復のステージ理論」[11)]（25 頁）にて後述するが，急性期病院（病棟）におけるファーストステージ（1st stage）で適切なリハビリテーション介入〔不動（immobilization）と不使用（disuse）を作らないリハビリテーションなど〕がなければ，

図 1-1　わが国における脳卒中リハビリテーション医療の流れ

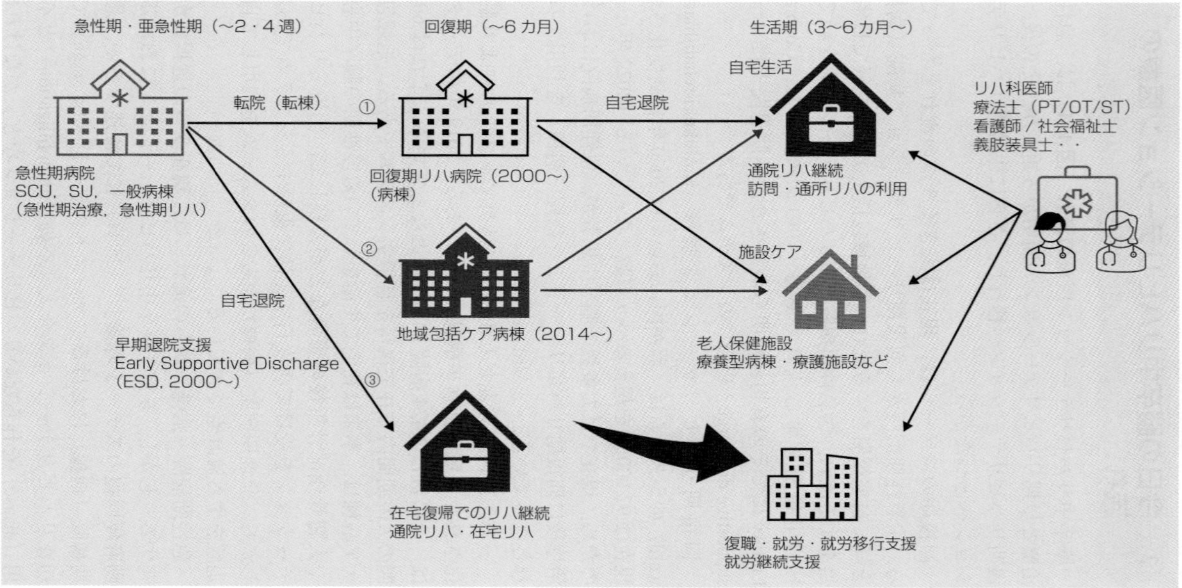

表 1-3　生活期のステージにおけるリハビリテーション治療

基礎疾患治療・合併症予防（危険因子管理）	再発予防 生活習慣病の検査・治療・食事指導・運動療法指導 脳画像の定期的撮影	失語・高次脳機能障害	エビデンスに依拠した言語訓練，認知リハビリテーション訓練
運動麻痺	3rd ステージでの課題指向型リハビリテーション，運動再学習リハビリテーション，不使用の克服 上肢麻痺への経頭蓋磁気刺激，TMS 治療など	嚥下障害	誤嚥性肺炎の予防 定期的嚥下機能評価 嚥下訓練，食事形態の改変
痙縮・拘縮	痙縮・拘縮の定期的評価と診断 ボツリヌス療法，体外衝撃波治療など	復職・就労，運転再開	障害者職業センターなどので就労能力評価，職業リハビリテーション 就労移行支援 運転再開に向けた評価など
歩行	歩行再建，前型歩行の修得 下肢装具の改変・装具のメンテナンス 下肢装具を off とするための評価・指導		

その後の 2nd stage と 3rd stage には移行できない．そして，生活期である 3rd stage でのリハビリテーションは，3～6 カ月以後に長く続くため脳卒中患者にとっては重要なステージとなり，そこへの望ましい回復状況での移行が求められる．また，この 3rd stage は，介護保険制度の対象者の場合には，この制度でのリハビリテーションに移行する時期となる．

就労・復職を目指す患者群では，障害者総合支援法（2013）の利用が必要となり，その援助をリハビリテーション関係職が継続的にサポートする重要な時期になる（6 章，263 頁参照）．

生活期におけるリハビリテーション治療の概要を示した（**表 1-3**）．脳卒中の基礎疾患となっている疾病管理とその再発予防は生活期の重要な課題である．基礎疾患として頻度の高い生活習慣病（lifestyle disease）に対しては，運動麻痺や歩行障害が残存している場合にはコントロールが悪化し，例えば BMI の増加などにつながる可能性もある．そのため定期的な診療による検査と治療，食事指導と運動指導は必須となる．**表 1-4** に，

表 1-4　脳卒中発症予防，危険因子の管理

危険因子
• 高血圧 • 糖尿病 • 脂質異常症 • 飲酒・喫煙 • 心疾患（非弁膜症性心房細動，弁膜症性心房細動，虚血性心疾患合併心房細動など） • 肥満・メタボリックシンドローム，睡眠時無呼吸症候群，末梢動脈疾患など • 慢性腎臓病（CKD） • 血液バイオマーカー（高感度 c-reactive protein，ヘマトクリット高値，凝固・線溶系異常）

（日本脳卒中学会 脳卒中ガイドライン委員会，2021）[12]

『脳卒中治療ガイドライン 2021』に記載された脳卒中発症予防・危険因子の管理項目を示した[12]．

また，いったん回復した運動機能も，麻痺肢の不使用（disuse）が生じてくれば痙縮が生じる可能性があり，定期的にリハビリテーション専門医と療法士により診断する．さらに痙縮の悪化時にはボツリヌス療法などの介入が必要とされる．

さらに下肢装具使用時には，定期的な装具のメンテナンスと下肢機能・歩行状態に応じた装具の改変が必要となり，義肢装具士の関わりが求められる．脳卒中後下肢麻痺の内反尖足に対して，従来は下肢装具の使用が必要であったが，下肢痙縮に対するボツリヌス療法の保険適用後には，ボツリヌス療法とリハビリテーションにより内反尖足が改善し，下肢装具を off とできる治療成績も報告されてきている[13]．現在，下肢痙縮による内反尖足は治癒させることができる症状となっている．そのため，適切な治療選択と歩行パフォーマンスの向上援助などが，生活期には必要となる[14-15]．

3―在宅リハビリテーションを継続するための早期退院支援のシステム

諸外国では，急性期以後の脳卒中患者に対して早期退院を進め，その後のフォローアップケアに関して地域に根ざした様々な在宅リハビリテーションサービス（community-based rehabilitation）やプライマリーヘルスケア（primary health care,

看護や介護を含む概念）を利用するシステムが整備されてきた．このシステムは，1990 年代後半からヨーロッパやカナダ圏にて模索され，2000 年に Cochrane Library において，“Early Supported Discharge：ESD”という名称で統一的に呼称されることになった[10]．

Stroke Unit（SU）のモデルにより数多くの治療成績を RCT の手法で解析して発表してきたノルウェーの Indredavik らは，SU の専門性を有するチームが，退院後，在宅へ直接訪問してサービスを展開する“extended stroke unit service（ESUS）”のシステムを開発した．そして，その治療成績を RCT として従来の SU での治療成績と比較検討するかたちで発表している[11]．

Indredavik らの ESUS は，地域のプライマリーヘルスケアを有効に活用することを前提に，mobile team と称する SU に所属する訪問チームが在宅でのリハビリテーションサービスを提供するシステムである．これによる治療成績は，26 週後の ADL 自立度（自立の定義は，mRS にて 2 以下，Barthel Index にて 95 以上とされている）と 6 週の自宅復帰率が有意に改善して，さらに施設滞在期間が 31.1 日から 18.6 日へと大幅に減少したことが報告されている[16]．

Langhorne らにより，RCT としてのデータ解析可能な ESD に関する 11 の論文（N=1,597）をメタ解析した結果が発表されている，それによると，専門的チームによる ESD のサービスを受けた患者群は，入院した全脳卒中患者群のうち中央値 41％であること，在院日数では平均 8 日の短縮が得られていること，さらに ADL スコアと自宅復帰定着率，サービスに対する満足度の面で有意差が認められることを報告している．ESD により望ましい治療成績が上げられるポイントは，洗練された専門的なチームにより実践されること，そして障害像としては，軽症から中等度のレベルとして評価される患者群を対象とすることと結論されている[17]．

こうした ESD の特性は，初期の目的は在院日数の短縮であったものの，結果的には自宅生活への定着率と患者の QOL 向上，さらに介護者の介護負担感の軽減にも結びついていることに着目すべきである．また Fjaertoft らは，脳卒中の急性期治療後に

図 1-2　退院後の継続的リハビリテーションの方法，早期退院支援システム

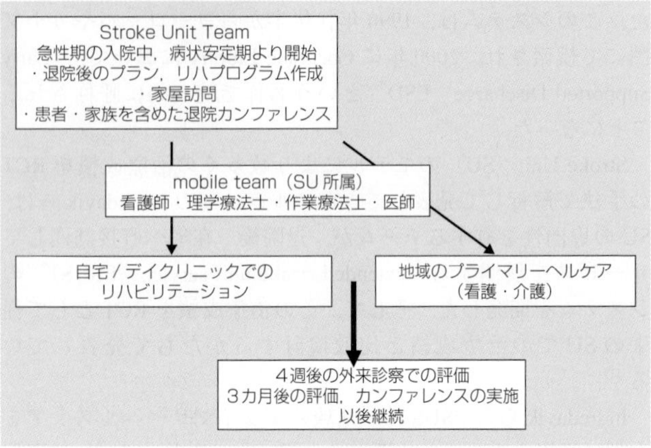

（Indredavik B，2000）[16]

は，リハビリテーション・ケアのために何らかのフォローアップシステムが不可欠であり，**図 1-2** に示すように，ESD は在宅復帰後のリハビリテーションをサポートする一つであること，さらに ESD という専門的訪問チームによるセキュリティシステムを在宅にて提供することができると強調している．住み慣れた環境におけるリハビリテーションの提供は，SU のシステムのなかでもその特性として掲げられている「リハビリテーションの効果を引き出す豊かな環境 “enriched environment”」を，患者と家族，双方に提供することを意味するとも論じている[18]．

図 1-3 と**表 1-5** は，筆者が在籍していた当時の相澤病院リハビリテーション科における脳卒中リハビリテーションの治療成績の一部である（2007～2008 年）．脳卒中リハビリテーション科に転科した患者の入院後平均在院日数は 26.7 ± 13.7 日で，自宅退院は 59.0％，回復期リハビリテーションへの転院は 40.2％であった．このうち ESD のフォローを実施した患者群は 17.1％であった．入院時の NIHSS での重症度分類別でのアウトカムは**表 1-5**（2008 年）に示す．軽症例では 24.4 日の在院日数で 93.0％が歩行獲得し，89.0％が自宅退院，中等度例では 38.1 日の在院日数で，75.6％が歩行獲得，自宅退院率は

図 1-3　相澤病院リハビリテーション科（2007，2008 年）における脳卒中リハビリテーション治療成績と早期退院支援システム

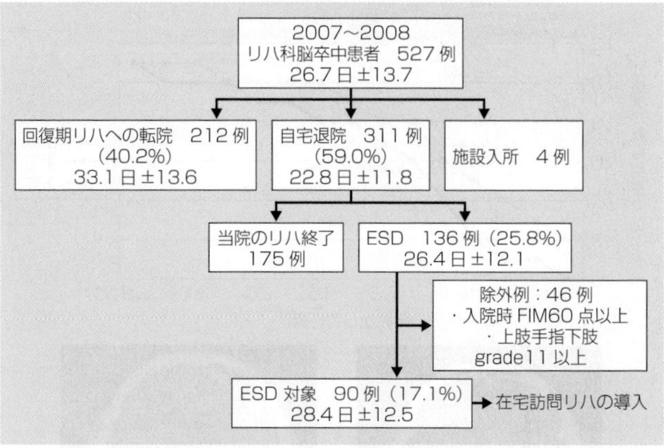

表 1-5　相澤病院リハビリテーション科における早期退院支援システムでの脳卒中リハビリテーション治療成績（2008）

脳卒中重症度 NISHH	N (%)	在院日数 （日）	歩行獲得率 (%)	自宅退院率 (%)
軽症例（≦6 点）	124（59%）	24.4	93.0	89.0
中等度例	59（28%）	38.1	75.6	71.2
重症例（15 点≦）	27（13%）	43.0	70.4	74.1

自宅復帰を左右する要因の一つは歩行の獲得

71.2%，重症例では 43.0 日の在院日数で 70.4%の歩行獲得，74.1%の自宅退院率であった．脳卒中急性期リハビリテーションで重要な目標の一つが早期の歩行獲得である．その達成により自宅復帰が可能となり，さらに上肢手指麻痺の改善のリハビリテーションを，在宅での訪問リハビリテーションなどで援助することが可能であることが示された．

図 1-4 と**図 1-5** には，急性期リハビリテーションにより早期の自宅退院を達成し，さらに通院リハビリテーションを継続することにより，上肢を含めて機能再建と復職を可能としたケースを示す．急性期治療と並行した早期リハビリテーションの展開により退院後のリハビリテーションシステムを整備すること

図 1-4　右被殻出血，左片麻痺例の回復経過

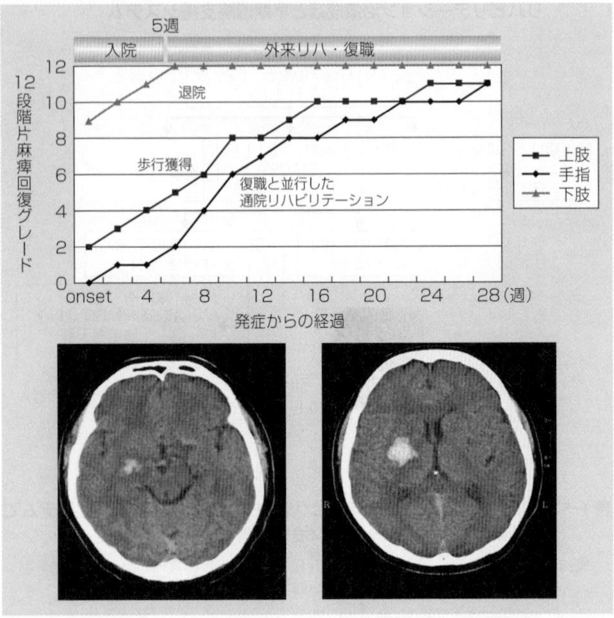

12 段階片麻痺回復グレードでの上肢・手指・下肢麻痺の回復経過を示す

脳卒中運動麻痺の評価法

本書では，片麻痺の機能評価法として「12 段階片麻痺回復グレード法」を多く使用する．この評価法は，Brunnstrom Recovery Stage（BRS）による片麻痺評価法を上田らにより細分化と基準化がされた評価法である．上肢・手指・下肢の 3 つの部位に分けて評価できることと，評価尺度として発症からの回復経過をグラフ化・可視化できるメリットを有している[20-21]．手指機能は，上下肢近位筋とは異なる運動制御系によるコントロールを受けている（後述）．そのため，3 つの部位別の評価法が必要となる．

一方，国際的には片麻痺の評価法として，Fugl-Meyer Assessment（FMA）が汎用されており，多くの脳卒中リハビリテーションの英文文献で採用されている．上肢と下肢での評価点にて表示される（詳細は 3 章の評価法を参照されたい）．

図 1-5　心原性脳塞栓症（右 MC 領域梗塞による左片麻痺）

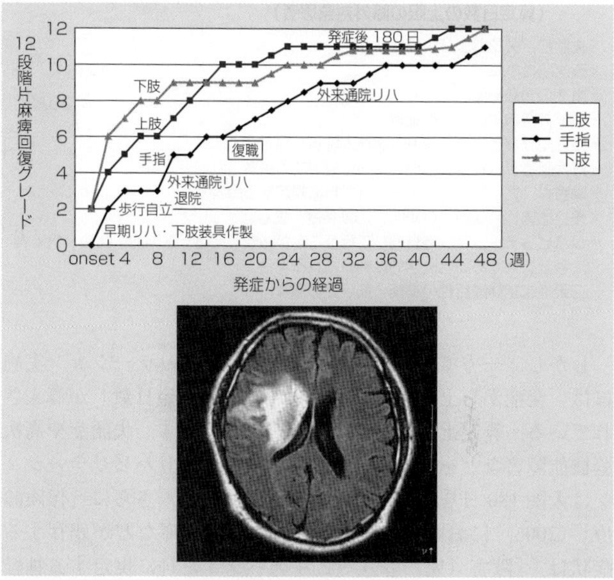

運動麻痺回復経過（12 段階片麻痺回復グレード）　（原，2013）[11]

で早期自宅退院が可能であり，機能回復と QOL の側面でも援助できる患者群が存在する．退院後の実生活のなかで麻痺肢をいかに使用していくか（不使用の克服）の指導，自宅で実施可能なリハビリテーションを指導していくことで患者のモチベーションを高める環境を提供できる視点も重要である．

4—脳卒中リハビリテーション医療を取り巻くわが国の現状とリハビリテーションチームに求められること

2006 年（平成 18 年）4 月の医療保険診療報酬改定により，脳卒中リハビリテーションの実施には，一日 9 単位（3 時間）のリハビリテーションの提供が保険診療で認められるようになった．それにより，急性期から一日 9 単位（3 時間）の早期リハビリテーション実施による治療効果が確実に期待できる環境が整備されている．

表 1-6　保険診療上算定日数の上限が適用されない疾患（算定日数の上限の除外対象患者）

- 失語症，失認および失行症
- 高次脳機能障害
- 重度の頸髄損傷
- 頭部外傷および多部位損傷
- 回復期リハビリテーション病棟入院料を算定する患者
- 難病患者リハビリテーション料に規定する患者
- 障害者（児）リハビリテーション料に規定する患者
- 慢性閉塞性肺疾患（COPD），心筋梗塞，狭心症
- リハビリテーションを継続して行うことが必要であると医学的に認められる者
- 治療上有効であると医学的に判断される場合
- 先天性または進行性の神経・筋疾患の患者

しかし，一方ではこの一日 9 単位のリハビリテーション実施には，発症から上限 180 日という「標準的算定日数」が導入されている．算定上限の除外項目を**表 1-6** に示す．失語症や高次脳機能障害などを有する場合には，脳卒中のリハビリテーションは入院 180 日を超えても実施が可能である．さらに『保険診療』（2006）において，脳卒中による運動麻痺などが残存する症状は，「障害（児）者リハビリテーション料に規定する神経障害による麻痺及び後遺症」に含まれるために，「治療を継続することにより状態の改善が期待できると医学的に判断される場合であれば」前記に該当し，算定日数上限規定の適用除外となることが記されている．こうした除外規定の場合にも，保険診療のレセプト処理上では，主治医が治療により改善が期待される回復可能性の根拠をコメント記載することが求められている．発症 180 日でもって，一律に医療保険から介護保険に移行するわけではない．

2006 年（平成 18 年）4 月の医療保険診療報酬改定を機に，脳卒中リハビリテーション医療においては，発症から「180 日」までが「回復期」であり，それ以後は「維持期」（その後「生活期」と名称変更）とする行政的な用語が使用されるようになった．また，この診療報酬改定により，介護保険でのリハビリテーション移行後には，医療保険による疾患別リハビリテーション料の算定が不可能となった．これは可能な制度を最大限活用して，可塑性に依拠した機能回復と自立を目指す脳卒中患者にとっては大きな制約となった．この点については，本書の

6章で，どのような選択が可能であるかを述べている．

しかし，本項のなかでも多くの回復例を提示しているように，損傷した脳組織の可塑性に依拠した機能の回復は，適切なリハビリテーションのデザインにより，発症から数年間は存在することが明らかになっている．また，復職というリハビリテーション上極めて重要なアウトカムの達成には，2〜3年のリハビリテーション医療の援助期間が必須となる．

こうした制度上の制約を意識しながらも，症例ごとに的確なリハビリテーションデザインを策定し，適切なアウトカムの設定とその達成を援助していく姿勢がリハビリテーションチームには求められている．

5—なぜ急性期からのリハビリテーションの介入が必要とされるのか

1. 脳卒中専用病棟のエビデンスに基づく早期離床・リハビリテーションの重要性

脳卒中医療における早期リハビリテーションのエビデンスは，1990年代にStroke Unit（SU）における急性期治療と並行実施するリハビリテーションのシステムによって明らかにされた．それがノルウェーのIndredavikの業績であり，**表1-7**はその概略である．そこには“acute rehabilitation”と明記され，24時間以内のmobilizationの介入開始と離床（out of bed），座位の開始（sitting），さらに72時間以内のmobilizationの継続とトランスファー訓練，座位，歩行訓練，ADL訓練の開始が記されている．さらに**表1-8**には，SUにおいて実施するリハビリテーションの特性を，General Ward（GW，一般病棟）と比較して表示している．SUでのリハビリテーションは病棟で実施すること，さらにリハビリテーション治療方法はmotor relearning approachを採用し，Bobath approachは採用しないこと，看護師も参加すること，家族を取り込むこと，それに“enriched environment”（離床を進め，麻痺肢を使用する環境を提供していくこと）が明記されている[22]．そして，このようなSUにおける急性期リハビリテーションの実施こそが，長期的な脳卒中治療成績における一般病棟との長期的なアウトカム

表 1-7　急性期治療と早期リハビリテーションを並行実施する北欧型 Stroke Unit における入院後の観察・治療・リハビリテーション

時間	診断	所見		急性期治療	急性期リハビリテーション
0～24	臨床検査	血圧	4 回／日	生食補液	刺激入力
	CT スキャン	心拍数	4 回／日	酸素	mobilization
	心電図	体温	2 回／日	解熱薬	ベッドサイドでの離床
	臨床化学	SSS	4 回／日		
24～72	超音波	血圧	4 回／日	二次予防	mobilization
	頸動脈*	心拍数	4 回／日	合併症の早期治療	移乗訓練
	心臓*	体温	2 回／日		座位，歩行
	その他*	SSS	4 回／日	必要なら補液	
		合併症	4 回／日		ADL 訓練

SSS：Scandinavian Stroke Scale　　(Langhorme P，2005)[17]

*選択された患者

表 1-8　Stroke Unit（SU）における急性期リハビリテーションの特性

特性		Stroke Unit	General Ward
チームアプローチ		+++	+
系統的チーム作業		+++	−
系統的観察		+++	+
標準化された評価		+++	+
脳卒中ケアのスタッフ教育		+++	+
脳卒中リハビリテーションのスタッフ教育		+++	+
病棟におけるリハビリテーションの実施		+++	+
リハビリテーション	motor relearning approach	+++	−
	Bobath approach	−	++
	看護師の参加	+++	+
家族の関わり		+++	+
"Enriched environment"		+++	+

+++：much，++：moderate，+：little，−：not present　　(Indredavik B，1999)[17]

General Ward（GW）：一般病棟

を左右する重要な要因であったことが論じられている．**図 1-6** には，一般病棟と比較して，SU で治療を受けた患者群における死亡率の減少と神経症状の長期的改善が認められたことが示されている．**図 1-7** には同様に，SU 群において長期的にみて，

図 1-6　Stroke Unit における長期的治療成績
一般病棟 General Ward（GW）との比較検討

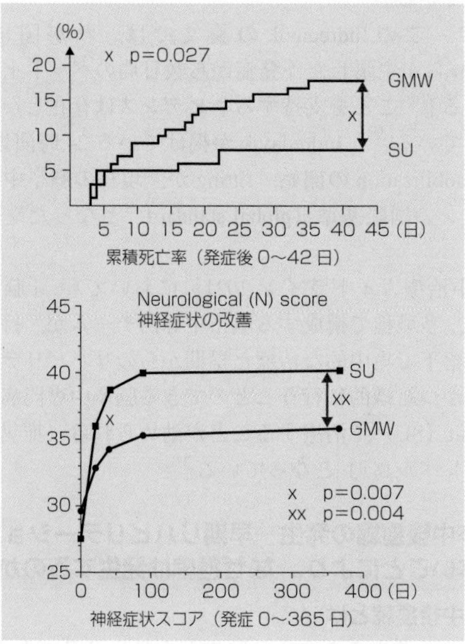

(Indredavik B, 1998)[25]

図 1-7　Stroke Unit と General Ward の長期的治療成績，アウトカム

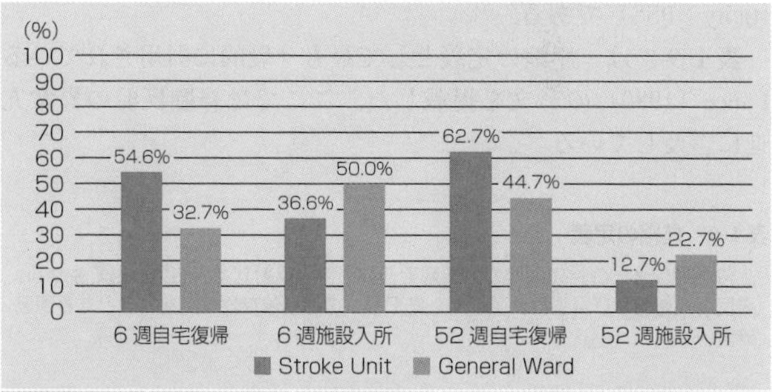

	6 週自宅復帰	6 週施設入所	52 週自宅復帰	52 週施設入所
Stroke Unit	54.6%	36.6%	62.7%	12.7%
General Ward	32.7%	50.0%	44.7%	22.7%

(Indredavik B,　1998)[25]

自宅復帰率が上がることと，施設入所率が減少することが明らかにされている[23-25]．

さらに，このIndredavikの論文では，わが国におけるYamaguchiらが主張した「発症から数日間のベッド上臥床安静を推薦する」[26]ことを支持するエビデンスは存在しないことも論じられている[22]．Indredavikが掲げている24時間以内のout of bed，mobilizationの開始，sittingが，現在の脳卒中リハビリテーションの国際基準（global standard）となった端緒の論文である．

『脳卒中治療ガイドライン2021』においても，「脳卒中急性期症例は，多職種で構成する脳卒中専門チームが，持続したモニター観察下で集中的な治療と早期からのリハビリテーションを計画的かつ組織的に行うことのできる脳卒中専門病棟であるStroke Unit（SU）で治療することが勧められる（推奨度A　エビデンスレベル高）」となっている[27]．

2. 脳卒中後痙縮の発生―早期リハビリテーション介入がないことにより，なぜ痙縮は発生するのか―

(1) 脳卒中後痙縮とは

脳卒中後に発生する二次的障害と合併症は多々あるものの，急性期の早期リハビリテーションが実施されないことで発生する最も代表的な症状が痙縮（脳卒中後痙縮，post stroke spasticity：PSS）である．

表1-9には，痙縮の定義として最も一般的に引用されているLance（1980）の一文を掲載した．ここでは脊髄反射の異常亢進に言及している[28]．

表1-9　痙縮の定義

上位運動ニューロン症候群の一要素であり，伸張反射亢進の結果として生じる，腱反射亢進および緊張性伸張反射（筋緊張）の速度依存性増加を特徴とする運動障害 “Spasticity is a motor disorder characterized by a velocity-dependent increase in tonic stretch reflexes (muscle tone) with exaggerated tendon jerks, resulting from hyperexcitability of the stretch reflex, as one component of the upper motor neuron syndrome.”

（Lance，1980）[28]

表 1-10　脊髄伸張反射（spinal stretch reflex）とは

相動性伸張反射 phasic stretch reflex

phasic：一過性
素早い（phasic）筋伸張で誘発される反射
α運動ニューロンが急激な phasic なインパルスの増加に反応する
腱反射亢進，クローヌス，伸張反射の他筋への波及

緊張性伸張反射 tonic stretch reflex

tonic：持続性
安静肢位にて関節を受動的，持続性（tonic）に動かすことに対する抵抗として評価される筋活動
緩徐な伸張では抵抗は少ない，速度が速くなると抵抗が増大する

（正門，2013）[29]

表 1-11　上位ニューロン症候群（Upper Motor neuron Syndrome：UMN）

positive phenomena 陽性徴候

muscle overactivity により惹起される症状の顕在化
伸張反射の亢進（腱反射亢進，筋緊張増加，痙縮，痙性ジストニア）
共同運動（synkinesis），痙性同時収縮（spastic co-contraction）
屈筋反射（flexor reflex），交叉性伸展反射（crossed extension reflex）
Babinski 反射

negative phenomena 陰性徴候

筋活動の減少，運動制御の障害，運動パフォーマンスの障害により惹起される症状の顕在化
筋力低下（喪失），スピード低下，巧緻性（精緻性）低下，努力性運動パターン，易疲労性

（Mayer NH，2003）[30]

脊髄の伸張反射には主に，相動性伸張反射（phasic stretch reflex）と緊張性伸張反射（tonic stretch reflex）の 2 つがある（**表 1-10**）．phasic とは一過性，tonic は持続性，という意味である[29]．

表 1-11 には上位ニューロン症候群を示した[30]．脳卒中発症直後には，通常は麻痺肢の伸張反射の亢進は認められず，発症後の時間的経過とともに，次第に異常な伸張反射亢進としての痙縮の発生を認めることになる．

痙縮の評価には，Modified Ashworth Scale（MAS）が使用される（5 章，163 頁参照）．MAS 評価時における筋の他動的伸張速度は，“rapid passive stretch” とすることとされている（Picelli,

図 1-8　脳卒中後痙縮（poststroke spasticity：PSS）の発生機序

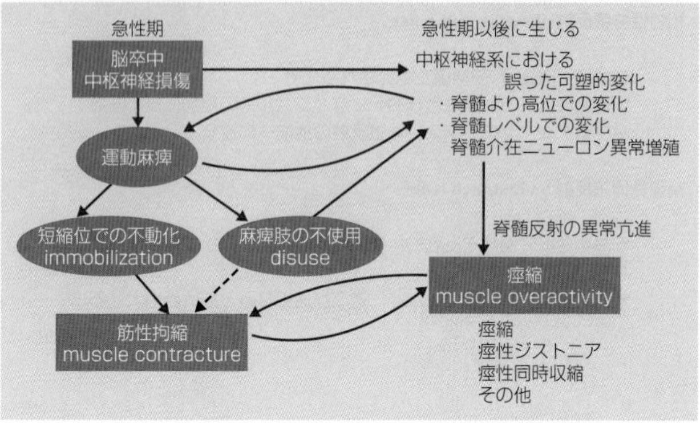

(Gracies JM, 2005)[32,33] より改変

2021)[31].

(2) 脳卒中後痙縮の発生メカニズム

なぜ，脳卒中発症後に痙縮が発生してくるのであろうか．**図 1-8** に，Gracies（2005）による痙縮発生のメカニズムを示した[32-33].

脳卒中発症後の安静臥床により，麻痺肢には短縮肢の不動化（immobilization）が生じる．これにより筋組織では筋内膜と筋周膜におけるコラーゲンの増生＝繊維化が発生する．そこから骨格筋の伸張性が低下して筋性拘縮，関節可動域の制限が生じる．さらに皮膚組織と関節包（滑膜）の繊維化も発生し“皮膚性拘縮”，“関節性拘縮”へと進展する[34].

末梢における上記のような病的変化に続いて，中枢神経系における変化が**図 1-8** の右側のように生じてくる．随意運動の指令は健常者においては，**図 1-9** に示すように，大脳運動野から生じる上位運動ニューロンの指令は脊髄介在ニューロンへとアクセスし，さらに脊髄前角細胞の α 運動ニューロンへと伝わる．それにより，末梢の筋活動が惹起される．しかし．脳卒中発症後には，上位運動ニューロンからの指令・コントロールがなくなることにより，脊髄の介在ニューロンは異常なシナプス増殖を引き起こしてくる（**図 1-10**）．その結果，上位運動ニューロンからのアクセスがきても，介在ニューロンの異常なシナプス増殖状態がそれをブロックしてしまう．上位運動ニューロンか

図 1-9　脊髄介在ニューロンを介する随意運動の指令（健常者）

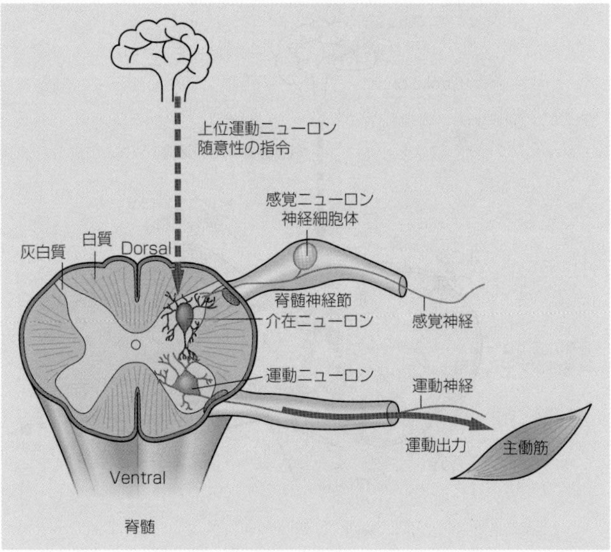

らの指令・コントロールが下位運動ニューロンに適切に伝わらなくなってしまうのである[35].

また痙縮の発生は，末梢の筋組織にも影響を及ぼす．痙縮により持続的な筋収縮が生じ，アクチンとミオシンフィラメントの間のクロスブリッジ（連絡橋）(**図 1-11**）により強結合状態が形成される．そのクロスブリッジの解除が困難となる結果，筋のいっそうの不動化へとつながる．さらなる筋線維化の進行，筋性拘縮の増悪という悪循環ともなる．また痙縮が強い筋ほど，筋のコラーゲン含量が増加していることも指摘されている[34].

この悪循環を絶つには，**図 1-12** に示すように，痙縮に対するボツリヌス療法，さらに拘縮に対する運動療法，運動麻痺に対する motor relearning の選択と，3 つの異なる機能障害に対する治療介入とリハビリテーションが必要となる[34].

(3) 痙縮に対するボツリヌス療法の効果

痙縮に対するボツリヌス療法は 5 章にて後述するが，4 週以

図 1-10　脳卒中発症後の post stroke spasticity 発生機序

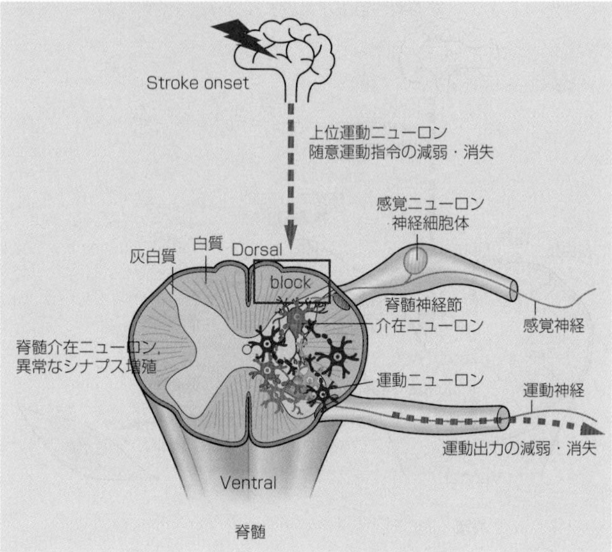

（Kaji R，2013）[35] より改変作図

図 1-11　筋収縮時のクロスブリッジ（連絡橋）

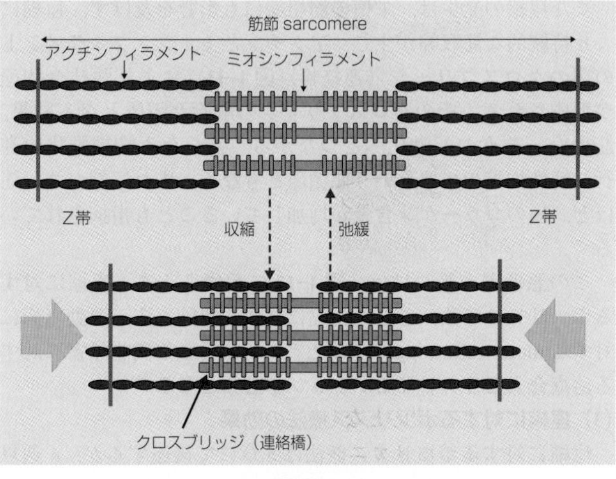

図 1-12　脳卒中リハビリテーションにおける 3 つの機能障害（impairment）とそれに対する個別治療・リハビリテーション

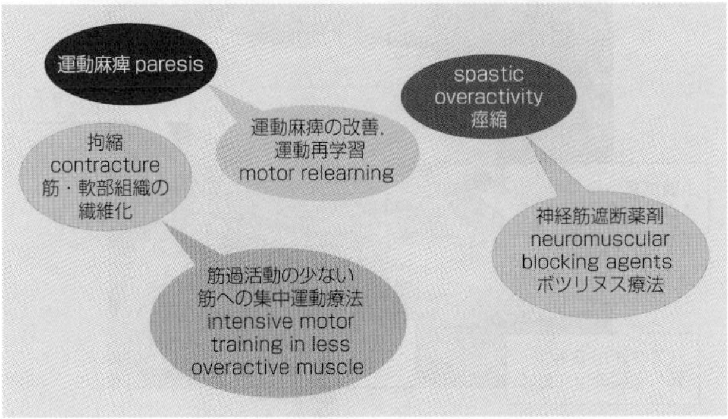

（Gracies JM，2005）[33] より改変作図

図 1-13　PSS へのボツリヌス毒素製剤投与による中枢性効果と介在ニューロン再編成の可能性

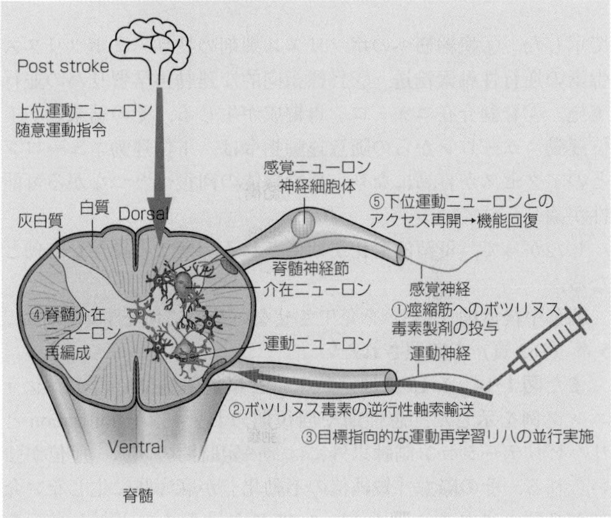

（Kaji R，2013）[35] より改変作図

上の長期不動化と不使用が生じていた痙縮例に対しては，ボツリヌス製剤投与の適応となり痙縮と運動麻痺の改善につながる．その際に生じるメカニズムを**図 1-13** に，中枢性効果とし

図 1-14　麻痺側上肢，臥床時ポジショニング方法例

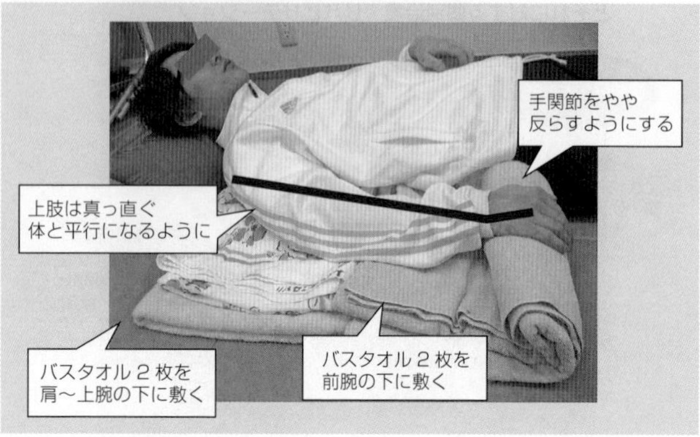

図の麻痺側上肢で手掌は下を向いている．しかし，手掌を上に向けてポジショニングする時間も必要となるため，交互に手掌を下向きと上向きにするポジショニングを時間帯ごとに設定していく．上肢の内旋位拘縮の予防につながる．

て示した．①痙縮筋へのボツリヌス製剤の投与，②ボツリヌス毒素の逆行性軸索輸送，③目標指向的な運動再学習リハの並行実施，④脊髄介在ニューロン再編成が生じる，その結果，⑤上位運動ニューロンからの随意運動指令は，下位運動ニューロンとのアクセスが容易になり，運動機能の回復へとつながる可能性が論じられている[30]．

したがって，可塑的変化が期待される時期での投与が有効となる．

脳卒中後痙縮（PSS）を発生させないために何をすべきかは，5 章（162 頁）を参照されたい．

また**図 1-14**，**1-15** には，臥床時と車椅子座位時のポジショニング例を示した．急性期や回復期において，mobilization とリハビリテーション訓練以外には，一定時間の臥床・座位が強いられる．その際も「短縮位の不動化」が麻痺肢に生じない介入が必要とされる．**図 1-14**，**1-15** におけるこのポジションを持続すると，肩関節の内旋拘縮につながる．肩内旋筋群の不動化・痙縮を防ぐために手掌を上に向けたポジショニングの時間も設定する介入が必要となる．

図 1-15　車椅子離床時ポジショニング方法例

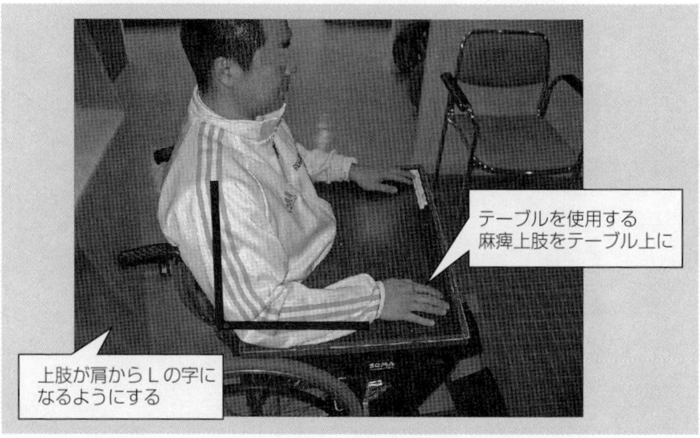

麻痺側上肢が体幹の内側に向く（内旋位）肢位が続くことのないように，外側に向く（外旋位）時間も増えるようにポジショニングを変換していく．手掌が上を向く時間帯も設定する．

3. 急性期から生じる病巣側の下行する運動路に生じるワーラー変性

急性期からの運動麻痺回復のリハビリテーションを進めるうえで，痙縮以外に阻害因子となる病理学的メカニズムが明らかにされている．それは病変部位から下行する皮質脊髄路（運動路の一つ）に生じるワーラー変性の進行であり，脳卒中慢性期の MRI 画像などで検出されている[36-37]．しかしこのワーラー変性は脳卒中発症の第 7 病日には，既に MRI 拡散強調画像（Diffusion Weighted Image：DWI）にて，病変側の中脳大脳脚で高信号（high-intensity）所見として描出されることが明らかにされている．同部位における ADC（Apparent Diffusion Coefficient）値の減少は，運動麻痺回復遅延の徴候となる所見であることも明らかにされている[38]．

このように，運動麻痺回復を阻害する皮質脊髄路のワーラー変性が，急性期から生じて進行している事実には着目すべきである．

図 1-16 には右中大脳動脈領域に生じた心原性脳塞栓症例の発症直後の急性期 MRI の拡散強調画像（DWI）所見を示す（自験例）．右基底核から放線冠にかけての梗塞巣が認められる．

図 1-16　心原性脳塞栓症例における急性期 MRI，拡散強調画像（DWI）

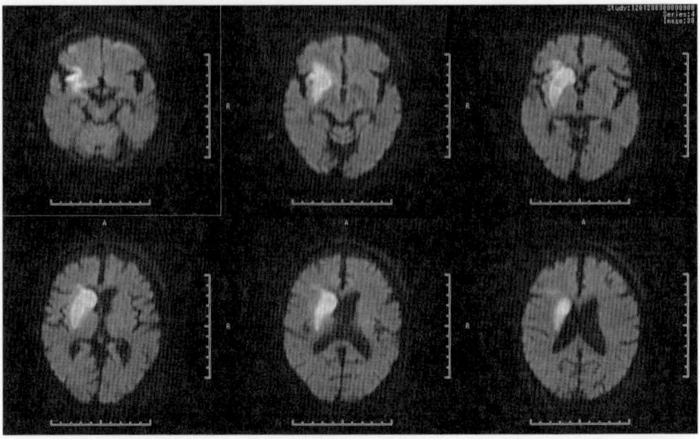

図 1-17　心原性脳塞栓症，発症 2 週に病変側の中脳大脳脚に MRI/DWI にて確認されるワーラー変性

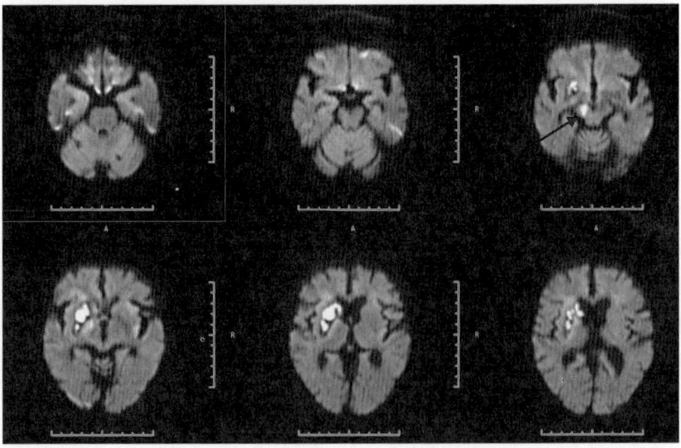

図 1-17 は同じ症例における発症から 2 週後の MRI の DWI 所見である．右側中脳大脳脚に高信号領域が認められている．この所見は新たな脳梗塞の発症ではなく，発症から 2 週までに生じたワーラー変性の所見と考えられる．皮質脊髄路 CST の走行は，中脳の大脳脚に集中して下行しており，ワーラー変性の所見が最もとらえやすい部位とされる．

図 1-18 に，右内包後脚部出血例における発症時の頭部 CT

図 1-18　右内包後脚部出血例

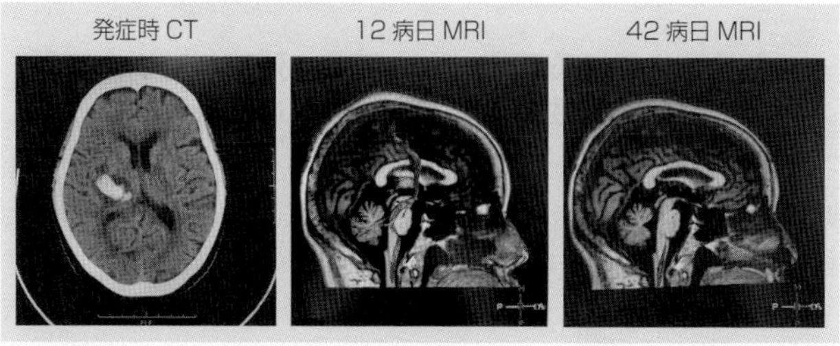

発症時頭部 CT と，12 病日と 42 病日の MRI 拡散テンソルトラクトグラフィ（ROI 設定：中脳大脳脚，M1）

と，発症から 12 病日と 42 病日における，中脳大脳脚に ROI を設定した皮質脊髄路の MRI 拡散テンソルトラクトグラフィの変化を示した．12 病日では運動野からのトラクトの残存を確認できるが，橋における錐体路走行部位（anterior pons）におけるトラクトは既に消失しており，posterior pons にトラクトの走行を認める．42 病日では皮質から下行するトラクトの描出が消失している．これはワーラー変性による皮質脊髄路 CST の病的変化の進行と考えられる．急性期においては，発症後の脳浮腫などによって，こうした運動路における退行的変化が急速に進んでいることがわかる．脳卒中の急性期と亜急性期においては，日々変化する深部腱反射などの理学所見と麻痺の経時的詳細な評価，それに麻痺肢への早期リハビリテーション介入を進めるべきであるという根拠を支持する所見である．

6—脳卒中リハビリテーションにおける運動麻痺回復のステージ理論

脳卒中リハビリテーション治療における最大の関心事は運動麻痺の回復である．今日までに，脳卒中後の神経回路再組織化に関する知見が明らかにされている．その一つに脳卒中発症後の経時的な運動麻痺回復の背景となる中枢神経再組織化のステージ理論がある[11)]．経頭蓋磁気刺激（Transcranial Magnetic Stimulation：TMS）を用いて，皮質脊髄路の興奮性の指標としての運動誘発電位（Motor Evoked Potential：MEP）などを計測し，手指麻痺の回復経過と対比することによって明らかにされた理論である[39-40]．

1. 急性期における回復メカニズム，残存している皮質脊髄路の興奮性に依拠する回復（1st stage recovery）

急性期の回復メカニズムは，残存している皮質脊髄路（錐体路）等の下行する運動路の興奮性（corticospinal excitability）に依拠しており（**図 1-19，1-20**），それにより麻痺の回復を促進する時期となる（1st stage recovery）．しかし，この興奮性に依拠する回復は，発症から 3 カ月までには消失するとされる．その減衰の背景には，損傷皮質脊髄路における，急性期から生じているワーラー変性（前述）の進行などがあげられる．

急性期において運動麻痺を回復させることができるリハビリテーションとは，いかに効果的に残存している corticospinal excitability を刺激できるか否かである．発症から数日間は，この興奮性は減弱しているともされる．限局する皮質下の梗塞・出血病変においては，残存している皮質脊髄路の興奮性を効果的に刺激するリハビリテーションが実施されるならば，この 1st stage のメカニズムにより運動麻痺の回復がかなり進む可能性がある．

図 1-21，1-22 に脳室穿破を伴う右視床出血による左片麻痺

図 1-19　運動麻痺回復のステージ理論
（motor output reorganization after stroke）

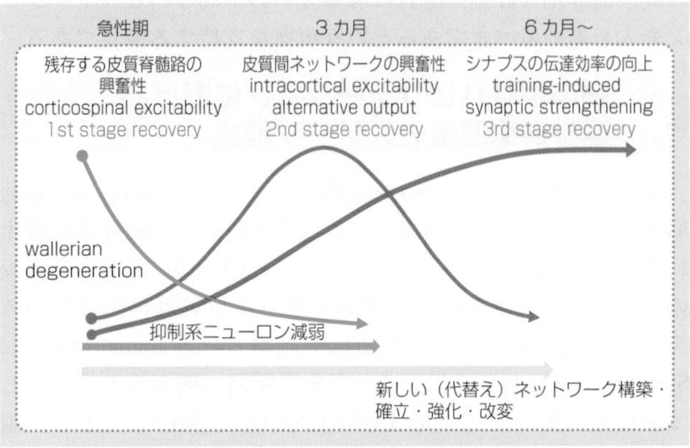

（Swayer OB，2008）[11]，（原，2011，2012）[39-40] より改変作図

図 1-20　3 つの運動麻痺回復ステージにおける主なメカニズム

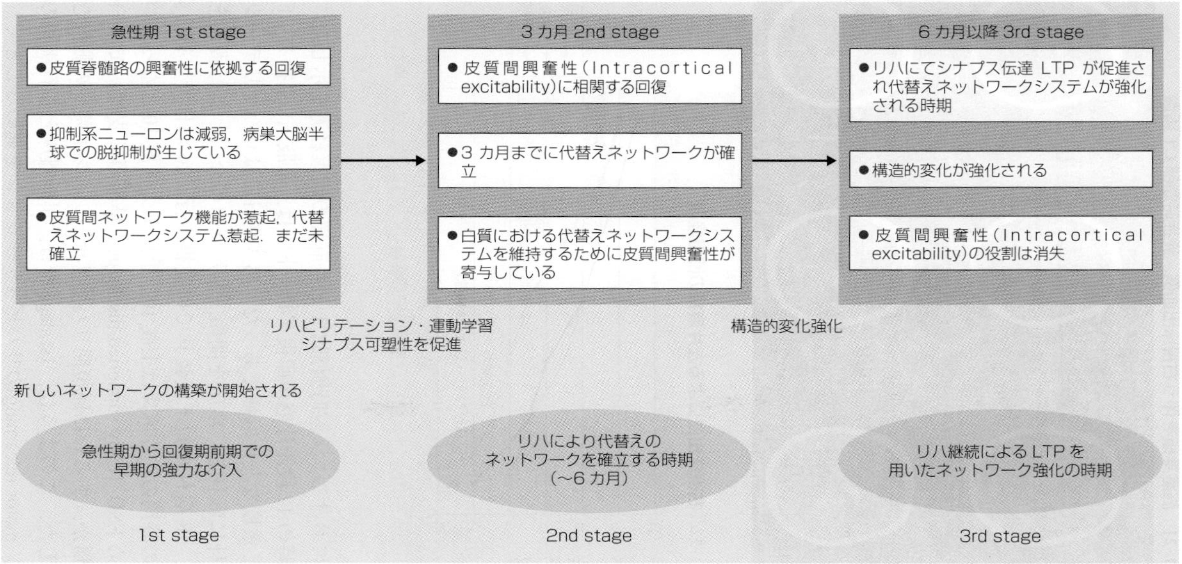

（Swayer OBC，2008）[11]

図 1-21　脳室穿破を伴う右視床出血例，発症時頭部 CT 画像

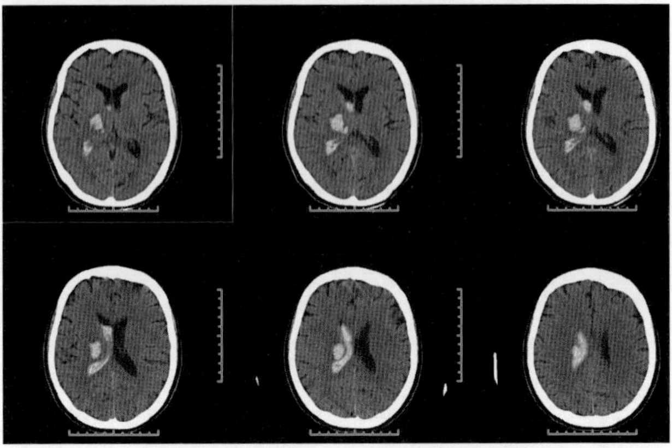

図 1-22　右視床出血による左片麻痺の回復経過

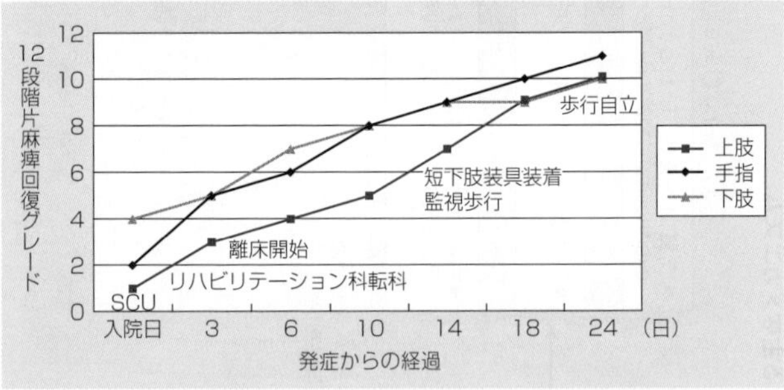

例における，入院時頭部 CT と片麻痺の回復経過を示した．入院時の 12 段階片麻痺回復グレードでは，上肢 1，手指 2，下肢 4 と重度な左片麻痺であった．第 3 病日にはリハビリテーション科に転科し，離床を開始，左片麻痺の介入と歩行獲得を進め，18 病日で短下肢装具での監視歩行，24 病日で歩行自立，その時期の左片麻痺は上肢 10，手指 11，下肢 10 となっていたため ESD（early supported discharge，早期退院支援）での自宅復帰か，あるいは回復期リハビリテーション病院への転院を検討した．このように，1st stage では，早期離床と歩行訓練の開始，motor relearning のリハビリテーションを進めることで，効

図 1-23　脳梗塞（BAD）右放線冠梗塞，入院時 MRI（拡散強調画像 DWI）

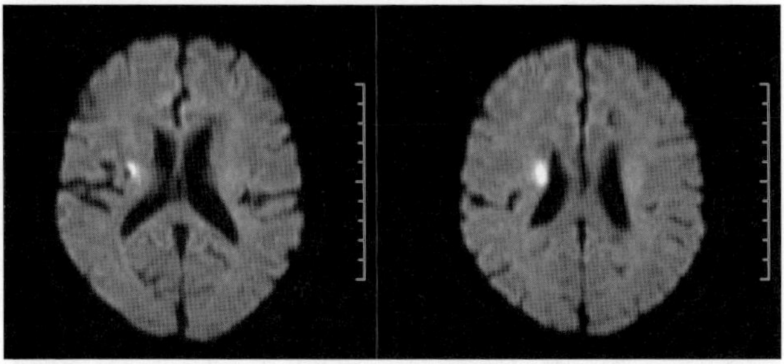

図 1-24　右放線冠梗塞，左片麻痺，回復経過

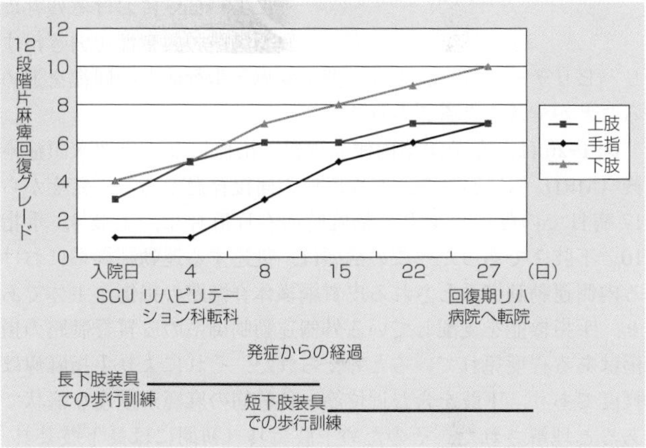

果的に痙縮と不使用（disuse）が予防でき，運動麻痺の回復へとつながる．

図 1-23，**1-24** に，右放線冠の脳梗塞（BAD）による左片麻痺例の回復経過を示した．発症時の左片麻痺は 12 段階片麻痺回復グレードにて，上肢 3，手指 1，下肢 4 であった．長下肢装具(knee ancle foot orthosis：KAFO）を用いて歩行訓練を開始，15 病日では短下肢装具（ancle foot orthosis：AFO）での歩行が可能となっている．27 病日では上肢 7，手指 7，下肢 10 まで左片麻痺は回復を示したが，上肢手指麻痺の回復にはまだリハビリテーションの延長が必要であると考えられて，回復期リハ

ビリテーション病院への転院となった.

図 1–25 には，脳画像 axial plane での放線冠における皮質脊髄路の走行を示す[41)]．限局する放線冠梗塞例では，皮質脊髄路走行マップの一部を占めているものの，残存している皮質脊髄路の存在が示唆される．そのため，たとえ重度麻痺であっても，このように 1st stage における残存皮質脊髄路の興奮性を引き出すリハビリテーションにより，運動麻痺と歩行能力の回復を進めることができると考えられる.

図 1–25　放線冠における皮質脊髄路の走行

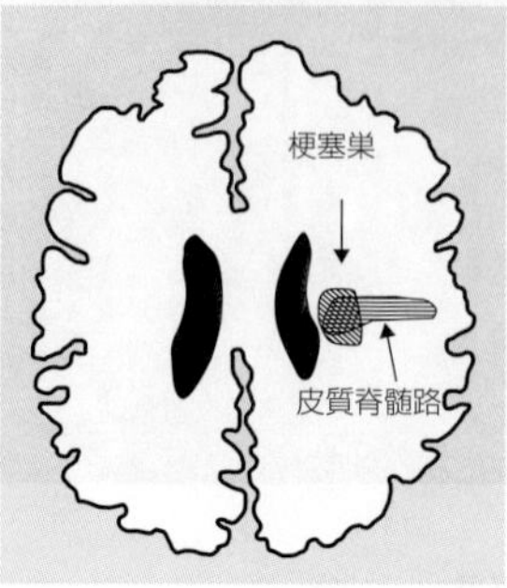

（Mark VW，2008）[41)]

図 1–26 は，左前頭葉内側面皮質下出血による急性水頭症術後（MRI）例における，右片麻痺の回復経過である．発症から 17 病日での転院であり，転院時の右片麻痺は，上肢 4，手指 10，下肢 2 であった．この病態は，後述する運動制御系における内側運動制御系とされる皮質網様体脊髄路の損傷が主体であり，手指機能を支配している外側運動制御系の皮質脊髄路の損傷はある程度免れていると考えられた．それにより手指麻痺は軽度であり，下肢を含む近位筋・体幹筋の麻痺が重度な病状であると理解された．そのため下肢装具（初期には長下肢装具，その後短下肢装具）を用いた歩行訓練を中心とした motor relearning のリハビリテーションを進めた．入院から約 5 週で，右片麻痺は上肢 12，手指 12，下肢 12 まで回復し，装具なし歩行自立も達成できた.

下行する運動路としては，主に皮質脊髄路と皮質網様体脊髄路，さらに赤核脊髄路などが複数存在しており，たとえ一つの運動路が損傷していても，他の残存する運動路における機能代償により回復を補うことが可能であるとされる.

したがって，1st stage においては，複数の下行する運動路を効果的に刺激するリハビリテーションの実施が奏功し，機能回復を早期に進めることができると考えられる.

図 1-26　左前頭葉内側面皮質下出血/急性水頭症術後・右片麻痺例の回復経過頭部 MRI（Flair 画像）と右片麻痺の回復経過

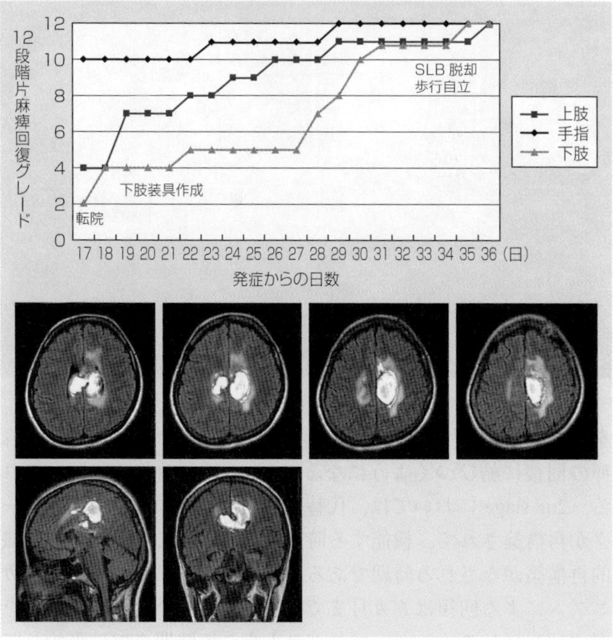

2. 3カ月を中心とした回復，皮質間ネットワークの興奮性に依拠する回復（2nd stage recovery）

次の回復は，発症から3カ月を中心とした時期における回復である．この時期における回復は，皮質脊髄路の興奮性に依拠する回復ではなく，皮質間における新しいネットワークの興奮性（intracortical excitability）に依拠する回復の時期とされる．発症から3カ月をピークとした時期に，このメカニズムが再構築される（2nd stage recovery）．

この時期には皮質間の抑制が解除（disinhibition）されていることに相関する回復メカニズムが機能する．皮質間におけるGABA$_{A}$ などが関与する抑制系ニューロンの機能は，発症後から減弱をしている．それが新しい代替えのネットワークの形成

図 1-27　心原性脳塞栓症，発症時の頭部 MRI（拡散強調画像），右片麻痺・失語例

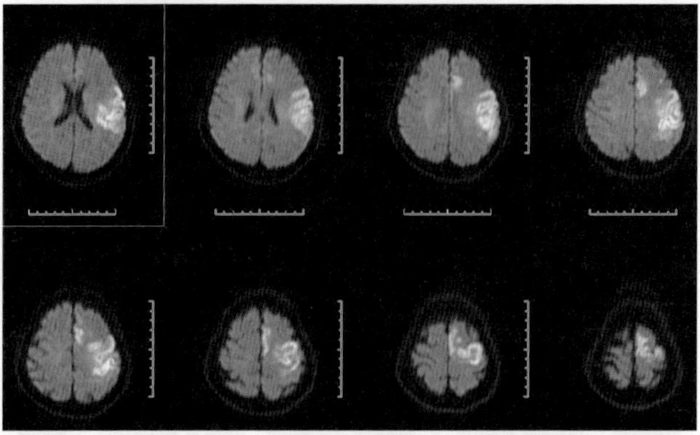

を押し進めていく基盤となっている．このメカニズムが運動麻痺の回復に結びつくようになるのが，3 カ月前後の時期とされる．2nd stage においては，代替え出力としての皮質ネットワークが再構築されて，機能する時期となる．つまり大脳での組織的再構築がなされる時期であると考えられる．そしてこのメカニズムによる回復は 6 カ月までには消失するため，再組織化を促すリハビリテーションプログラムをこの時期までに集約して成果を引き出すことが求められる．

しかし，この 2nd stage の回復が進むためには，1st stage におけるリハビリテーションが奏功していることがベースとなる．1st stage において，immobilization や disuse が生じている場合には，2nd stage での機能回復は進まない可能性がある．

図 1-27，1-28 は左中大脳動脈皮質枝領域における心原性脳塞栓による右片麻痺と，失語を呈した症例の発症時頭部 MRI（拡散強調画像），発症から 14 週における右上肢での課題指向性訓練の場面である．初期には重度な右片麻痺であったが，1st stage のリハビリテーションを経て，発症から 14 週では右上肢での課題指向型訓練が可能となっており，2nd stag の回復に移行してきているといえる．上肢手指機能には，掴む（grasp），握る（grip），つまむ（pinch），粗大運動（gross movement）の 4 つの要素がある．その 4 要素の検査法が

図 1-28　発症から 14 週，麻痺肢右上肢での課題指向性訓練 task oriented training 新しい複合的運動パターン学習の時期

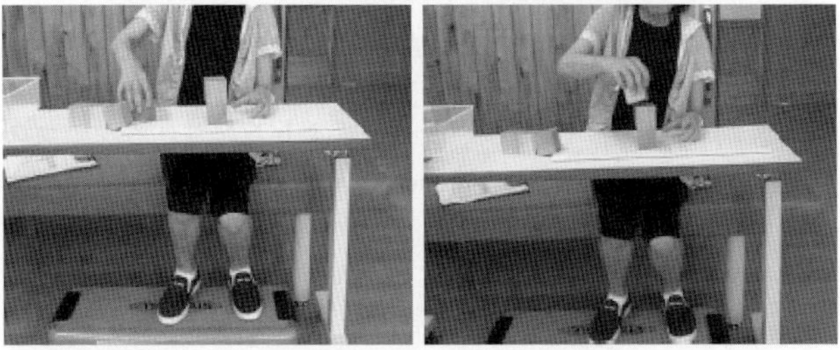

麻痺側上肢手指にてブロックの積み上げ作業が可能となっている．
上肢を用いた複合動作であり 2nd stage の回復に相当する．

Action Research Arm Test（ARAT）である（検査法の項参照）．つまり 2nd stage においては，上肢機能では ARAT で評価される複合した分離運動の改善を進める時期である．

一方で，この 2nd stage における皮質間の抑制が解除されるステージでは，maladaptive plasticity（誤った可塑性）と称される好ましくない可塑性が形成される時期でもある．その代表的な現象が痙縮の発生である[42]．

痙縮治療へのボツリヌス療法の施行による痙縮軽減時に健側大脳半球における皮質間抑制の機能が，健常レベルまでの復活が認められる知見が指摘されている．つまり 2nd stage の皮質間抑制の減少のメカニズムはすべてにおいて望ましい運動麻痺の回復につながるとは限らない点に十分留意すべきであり，いっそう精巧なリハビリテーションプログラムが求められると言える．このように 2nd stage recovery は脳卒中リハビリテーションにおいては“諸刃の剣（もろはのつるぎ）”のステージでもある．

したがって，2nd stage でのリハビリテーションを成功させるには，1st stage におけるリハビリテーションが奏功していることを前提に，麻痺肢の分離運動を十分に引き出していく時期となる．つまり，痙縮の発生を上回る麻痺肢の機能改善を引き出していくことが，この時期における痙縮の発生を抑制することにつながる．「痙縮を凌駕する」運動麻痺の回復を引き出していくことが望まれるステージとなる[43]．

3. 6カ月以後も持続する回復，シナプスの伝達効率の向上に依拠する回復（3rd stage recovery）

その後，6カ月以後も持続して徐々に強化される機能回復メカニズムとは，リハビリテーションにより惹起されるシナプス伝達効率の向上（training-induced synaptic strengthening, Long-term potentiation）に依拠するとされる（3rd stage recovery）．2nd stage により再構築された新しい代替えのネットワークにおいて，そのシナプス伝達が効率化されることにより，出力のネットワークがいっそう強化され，確立していく時期になる．

2nd stage および 3rd stage においては，随意運動出力としての新しいネットワークが要求される時期に移行しており，そのような出力ネットワークの再構築が形成されるべくリハビリテーションのプログラムを進めることが求められる．

また 1st stage で良好な帰結を経ずして，2nd stage，さらに 3rd stage へと移行することは理論的にはありえない．したがって急性期からのリハビリテーションの開始とその連続性，さらに stage 理論を意識したリハビリテーションプログラムの施行とその成否が重要となる．3rd stage においては，運動麻痺の回復の最終段階に移行している．手指機能でいうならば，巧緻性，精緻性，スピード，連続性といった要素をさらに引き上げて，upper level までの回復を目指していく段階となる，また日常生活における麻痺肢の使用頻度を上げていく段階であるともいえる．

図 1–29 には，右放線冠に脳梗塞（branch atheromatous disease：BAD）を発症した左片麻痺例の MRI 画像（拡散強調画像）と回復経過を示した．

左下肢麻痺は不全麻痺であり，1st stage にてグレード 12 まで改善した．左上肢麻痺と手指麻痺は，ほぼ完全麻痺から，2nd stage では上肢 11，手指 10 まで改善し，上肢 Fugl-Meyer 評価では 62 点まで改善している．しかし，簡易上肢機能検査（STEF）で評価される上肢手指機能の実用性は，3rd stage によって引き出されていることが示されている．つまり，3rd stage でのリハビリテーション治療は，上肢手指機能の巧緻性，精緻性，スピードといった要素の回復が促進され，日常生活上

図 1-29　右放線冠梗塞（BAD），左片麻痺　ステージ理論に依拠する回復

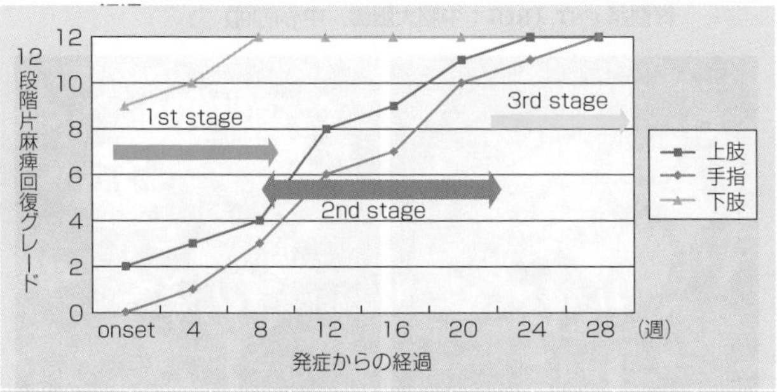

		4 週	8 週	12 週	16 週	20 週	24 週	28 週
STEF	0	0	0	0	4	20	46	72
FMA 上肢	6	12	20	37	48	56	62	62
運動 FIM	106	106	112	116	117	120	126	126

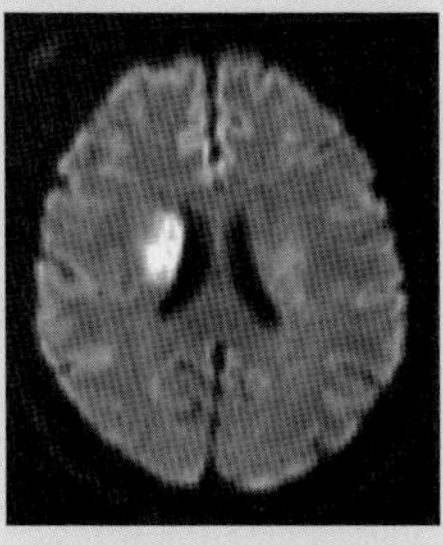

MRI 拡散強調画像

FMA：Fugl Meyer Assessment

の使用頻度が向上する時期となる．

本症例は，発症から 10 カ月後に，反復性経頭蓋磁気刺激 rTMS（1 HZ）治療と集中リハビリテーション治療（NEURO-15・慈恵医大リハビリテーション医学講座，2008）を実施した．その結果，簡易上肢機能検査（STEF）は 94 から 100（点）へ，Action Research Arm Test（ARAT）では 49 から 57（点）へ，10 秒指折りテストは 70 から 95（本）へなど，上肢機能を upper level まで引き上げることができた．こうした機能回復を引き出すことが，3rd stage でのリハビリテーション治療ということになる．これは 1st stage から 3rd stage までのリハビリテー

図 1-30　右放線冠梗塞（BAD）例 MRI 拡散テンソルトラクトグラフ皮質脊髄路 CST（ROI：中脳大脳脚，中心前回）

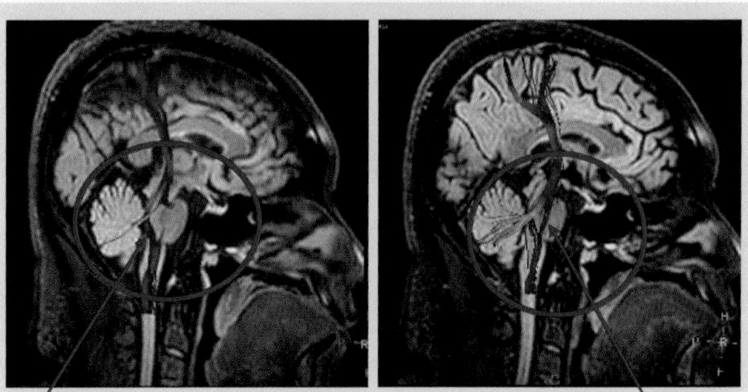

ション治療の継続性と，full recovery を希求していくリハビリテーションの重要性を示唆している．

本症例において，発症から 10 カ月と 37 カ月において，頭部 MRI 拡散テンソルトラクトグラフィを撮影した（**図 1-30**）．10 カ月における患側皮質脊髄路の再建は良好にみえる．しかし橋の走行に着目すると．下行するトラクトは posterior pons を走行している．ここは本来の皮質脊髄路の走行部位とは異なる部位であり，皮質網様体脊髄路と赤核脊髄路による代償性運動路が描出されている．さらに発症から 37 カ月後の拡散テンソルトラクトグラフィを右に示した．この 時期には anterior pons において下行するトラクトが再建されている所見が認められる．つまり損傷側大脳皮質からの出力経路は経時的に変化してきていることを示している．

このように，1st stage から 3rd stage までのリハビリテーション治療の継続性のなかで，脳梗塞により損傷した皮質脊髄路の機能再建が年余のスパンで進められており，代替えの運動路の代償による機能回復は進められること，そして 3rd stage において本来の皮質脊髄路の機能再建がなされることが明らかにされている．こうした連続した回復プロセスにおいて，治療の連続性が絶たれることがあれば，痙縮の発生などにつながる可能性が考慮される[40].

1st stage，2nd stage，3rd stage は，それぞれ現在のわが国の脳卒中医療リハビリテーション治療体制における急性期，回復期，生活期リハビリテーションに該当する．わが国における急性期リハビリテーションの時期は短縮してきており発症から2週前後，長くても4週までであるために，1st stage 後半から 2nd stage が回復期リハビリテーションの時期となる．1st stage から 3rd stage に及ぶリハビリテーションを俯瞰した評価と戦略を進めることが求められている．

（原　寛美）

■ **文献**

1）高橋眞一・他：脳血管障害の最近の動向（北川泰久・他監）．脳血管障害 診療のエッセンス．日医師誌 第146巻・特別号（1），2017，pp30-34.
2）中川原譲二：脳虚血の therapeutic window．神経研究の進歩．45：978-984，2001.
3）小張昌宏：therapeutic time window とは．Medicina 43：202-204，2006.
4）日本脳卒中学会 脳卒中ガイドライン委員会（編）：脳卒中治療ガイドライン 2021．協和企画，2021，p4.
5）Biernaskie J, et al. : Efficacy of Rehabilitative Experience Declines with Time after Focal Ischemic Brain Injury. J Neurosci. 24 : 1245-1254, 2004.
6）David MM, et al. : Constrain-Induced Therapy Approach to Restoring Function After Neurological Injury. Top Stroke Rehabil 8 : 16-30, 2001.
7）Nick S, et al. : Mechanisms Underlying Recovery of Motor Function After Stroke Arch Neurol 61 : 1844-1848 : . 2004.
8）Nudo RJ, et al. : Role of adaptive plasticity in recovery of function after damage to motor cortex. Muscle Nerve 24 : 1000-1019, 2001.
9）Takeuchi N, et al. : Rehabilitation with Poststroke Motor Recovery : A Review with a Focus on Neural Plasticity. Stroke Research and Treatment Volume 2013, Article ID 128641, 13 pages. http://dx.doi.org/10.1155/2013/128641
10）Early Supported Discharge Trialists. Services for reducing duration of hospital care for acute stroke patients（Cochrane review）. In : Cochrane Library, issue 2［database online］, Oxford, UK: Cochrane Library; 2000.
11）Swayer OBC, et al. : Stages of Motor Output Reorganization after Hemispheric Stroke Suggested by Longitudinal Studies of Cortical Physiology. 16 Cerebral Cortex 18 : 1909-1922, 2008.
12）日本脳卒中学会脳卒中ガイドライン委員会：脳卒中治療ガイドライン 2021．協和企画.
13）Hara T, et al. : The Effect of Repeated Botulinum Toxin A Therapy Combined with Intensive Rehabilitation on Lower Limb Spasticity in Post-Stroke Patients. Toxins, 10.9 : 349, 2018.
14）原　寛美・他：脳機能回復理論と治療選択（特集 脳機能回復と理学療法）．理学療法ジャーナル 49：779-786，2015.

15）島本祐輔：ボツリヌス治療と下肢装具脱却へのプロセス．エビデンスに基づくボツリヌス治療．三輪書店，2022，pp176-181.

16）Indredavik B, et al. : Benefit of an Extended Stroke Unit Service With Early Supported Discharge. A Randomized, Controlled Trial. Stroke 31 : 2989-94, 2000.

17）Langhorme P, et al. : Early supported discharge services for stroke patients: a meta-analysis of individual patient's data. Lancet 365 : 501-506, 2005.

18）Fjaertoft H : Acute stroke unit care combined with early supported discharge. Long-term effects on quality of life. A randomized controlled trial. Clinical Rehabilitation 18 : 580-586, 2004.

19）原　寛美：脳卒中急性期リハビリテーション―急性期リハビリテーションから在宅復帰に向けて―．第 5 回高齢者リハビリテーション研究会．2003. 11. 17（口演）.

20）上田　敏・他：片麻痺機能テストの標準化-12 段階「片麻痺回復グレード法」．総合リハ 5：746-766，1977.

21）上田　敏・他：片麻痺手指機能テストの標準化．リハ医学 22：143-160，1985.

22）Indredavik B, et al. : Treatment in a combined acute and rehabilitation stroke unit. Which aspects are most important ? *Stroke* 30. 917-923, 1999.

23）Indredavik B, et al. : Stroke unit treatment. 10-year follow-up. Stroke 30 ; 1524-1527, 1999.

24）Indredavik B, et al. : Benefit of a Stroke Unit : A Randomized Controlled Trial. Stroke 1991.

25）Indredavik B, et al. : Stroke unit treatment. Lomg-term effects. Stroke 29 : 1861-1866, 1998.

26）Yamaguchi T, et al. : General care in acute stroke. Cerebrovasc Dis 7 : 77-84, 1997.

27）日本脳卒中学会 脳卒中ガイドライン委員会（編）：脳卒中治療ガイドライン 2021．協和企画，2021，p42.

28）Lance JW : Symposium Synopsis, in : Spasticity : disordered motor control (ed by Feldman RG et al), Year Book Medical Publishers, Chicago, 1980, pp485-494.

29）正門由久：痙縮の病態生理．Jpn J Rehabil Med 50 : 505.510, 2013.

30）Mayer NH, et al. : Muscle overactivity and movement dysfunction in the upper motoneuron syndrome. Phys Med Reahabil Clin N Am 14 : 855-883. 2003.

31）Picelli A, et al. : Early Botulinum Toxin Type A Injection for Post Stroke Spasticity : A Longitudinal Cohort Study. Toxins 13, 374. 2021. https://doi.org/10.3390/toxins13060374

32）Gracies JM : Pathophysiology of spastic paresis I. *Muscle Nerve* 31 : 535-551, 2005.

33）Gracies JM : Pathophysiology of spastic paresis Ⅱ. *Muscle Nerve* 31 : 552-571, 2005.

34）沖田　実：痙縮発生後の関節可動域制限のメカニズム．エビデンスに基づくボツリヌス治療．三輪書店，2022，pp74-87.

35）Kaji R. Direct central action of intramuscularly injected botulinum toxin : is it harmful or beneficial? J Physiol (2013) 591 : 749-749, 2013.

36）Kuhn MJ, et al. : Wallerian degeneration : evaluation with MR imaging.

Radiology 168 : 199-202, 1988.
37) Matsusue E, et al. : Wallerian degeneration of the corticospinal tracts : postmortem MR-pathologic correlations. Acta Radiol 48 : 690-694, 2007.
38) DeVetten G, et al. : Acute Corticospinal Tract Wallerian Degeneration Is Associated With Stroke Outcome. Stroke 41 : 751-756, 2010.
39) 原　寛美：脳卒中運動麻痺回復可塑性理論とステージ理論に依拠したリハビリテーション．脳神経ジャーナル 21：516-526，2012.
40) 原　寛美：急性期から開始する脳卒中リハビリテーションの理論と実際．臨床神経 51：1059－1052，2011
41) Mark VW, et al. : Poststroke Cerebral Peduncular Atrophy Correlates with a Measure of Corticospinal Tract Injury in the Cerebral Hemisphere. Am J Neuroradiol 29 : 354-58. 2008.
42) Huynh W, et al. : Botulinum toxin modulates cortical maladaptation in post-stroke spasticity. Muscle Nerve 48 : 93-99, 2013.
43) Li S : Spasticity, motor recovery, and neural plasticity after stroke, Front. Neurol. 8 120.2017 doi : 10.3389/fneur.2017.00120

2

脳卒中リハビリテーションに必要な基礎知識

1—脳卒中の病型分類

脳卒中リハビリテーション治療の開始にあたり，最初のステップは，脳卒中の病型診断と画像診断である．症状・障害像の分析と，その後のリハビリテーション治療の戦略に直結する極めて重要な作業となる．

表 2–1 に出血性脳卒中と虚血性脳卒中の分類を示した．さらに虚血性脳卒中の臨床病型を**表 2–2** に示した．

表 2–1　脳卒中の病型分類

出血性脳卒中	脳出血 くも膜下出血
虚血性脳卒中	脳梗塞 一過性脳虚血発作

表 2–2　虚血性脳卒中の臨床病型

- 脳梗塞
  1）アテローム血栓性脳梗塞
  2）心原性脳塞栓症
  3）ラクナ梗塞
  4）その他（分類不能）
- 一過性脳虚血発作

1. 脳梗塞の病型

脳梗塞の病型とその頻度について，Fukuoka Stroke Registry（FSR）の報告による病型内訳と頻度を**図 2–1** に示した[1]．病型では，アテローム血栓性脳梗塞，心原性脳塞栓症，ラクナ梗塞がほぼ同等の発症頻度であることが示されている．さらに分類不能とされる病型のなかには，分枝アテローム血栓性（branch atheromatous disease：BAD），大動脈原性脳塞栓症，動脈解離，奇異性塞栓症，もやもや病，抗リン脂質抗体症候群などが含まれる．さらに原因が特定できない脳梗塞群があり，潜因性脳梗塞ともいわれている．その多くは塞栓性の機序であり，塞栓源不明脳塞栓症（embolic stroke of undetermined source：ESUS）という診断がされている．このESUSのなかには，発作性心房細動が原因疾患として潜んでいることが指摘されている[2]．

図 2-1　脳梗塞の病型別頻度

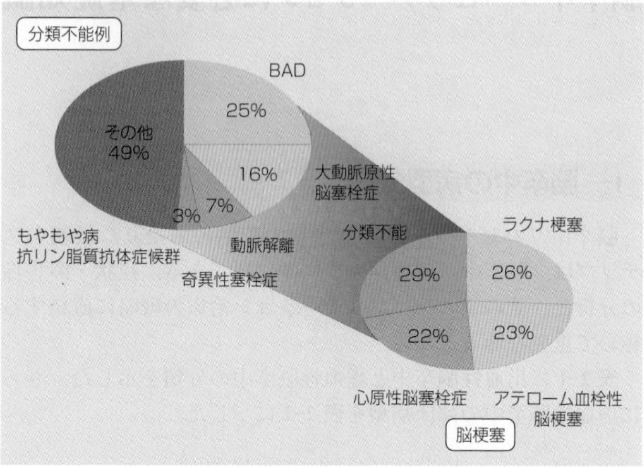

（北園，1990）[1]

表 2-3　ラクナ症候群

名称	臨床症候	障害部位
pure motor hemiparesis	・顔面を含む一側半身の完全・不完全麻痺 ・感覚障害や失調を伴わない	・内包後脚や近傍の被殻，放線冠 ・橋底部，延髄腹側
pure sensory stroke	・一側の顔面・上下肢の感覚障害 ・運動麻痺や失調を伴わない	・多くは視床 ・橋
ataxic hemiparesis	・一側の軽度の片麻痺と同側の運動失調	・内包後脚から放線冠 ・橋上部腹側
dysarthria-clumsy hand syndrome	・構音障害と一側の手の巧緻運動障害	・橋上底部背側 ・内包・放線冠
sensorimotor stroke	・同側の感覚障害を伴う片麻痺	・視床から内包 ・内包後脚からの放線冠

（牧原，2022）[2]

(1) ラクナ梗塞

主幹動脈から分枝する穿通枝動脈の閉塞により生じる 1.5 cm 以下の脳梗塞である．好発部位は，橋，内包，視床，基底核，放線冠である．**表 2-3** に，典型的なラクナ症候群の病型と臨床

図 2-2　橋梗塞例，右片麻痺　回復経過

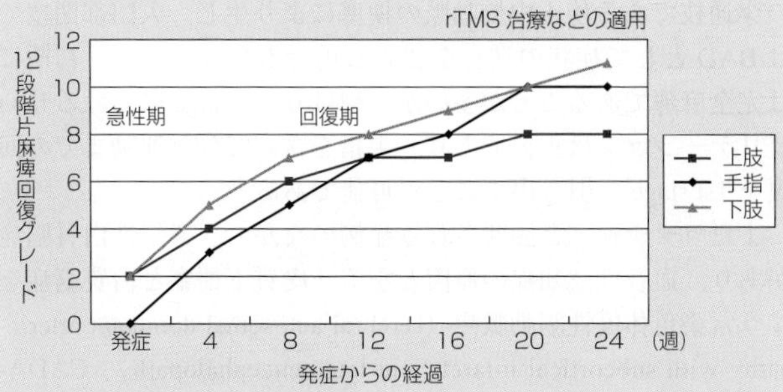

	発症	4 週	8 週	12 週	16 週	20 週	24 週
上肢 Fugl-Meyer Assessment	8	25	27	42	45	46	52
簡易上肢機能検査（STEF）	0	0	0	0	0	2	15

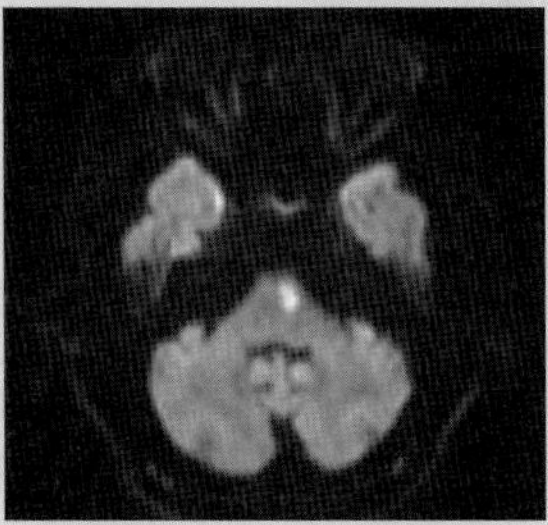

MRI 拡散強調画像

症状を示した．

一方，初期にラクナ梗塞と診断されたものの，入院後に運動麻痺の増悪が認められ，梗塞巣が拡大する場合がある．これが分枝アテローム血栓性（BAD）の病型であると考えられる．BAD は主幹動脈から穿通枝が分枝する起始部に生じたプラークにより，穿通枝が閉塞する病型であり，アテローム血栓性脳梗塞に近い病態であるとされる．このような場合にも，運動麻痺の増悪など急性期の症状に変化はあるものの，1st stage におけるリハビリテーションは極めて重要であり，リハビリテーション開始の遅延がないように進めていくべきである．

図 2-2 に橋梗塞の MRI 拡散強調画像と，それにより生じた

右片麻痺の回復経過を示した．この部位の梗塞は脳底動脈からの穿通枝である傍正中橋動脈の梗塞により生じ，入口部閉塞ではBADとして症状の進行を認める場合も少なくない．初期には完全麻痺であることが多いが，やはり1st stageにおけるリハビリテーションは重要であり，手指を含めて分離運動までの回復を1st stageで引き出すことが可能である[3]．

またラクナ梗塞と診断される症例のなかで，遺伝性白質脳症があり，血管性認知症の原因となる「皮質下梗塞と白質脳症を伴う常染色体優性脳動脈症（cerebral autosomal dominant arteriopathy with subcortical infarcts and leukoencephalopathy：CADASIL）」の鑑別診断が必要となる症例がある．MRI画像の分析と，運動麻痺のみならず後述する認知機能の検査（3章，89頁）が必要となる[4-5]．

(2) アテローム血栓性脳梗塞

頸部血管や頭蓋内主幹動脈のアテローム性硬化性病変（通常50%以上の狭窄や閉塞）により生じる脳梗塞である．高血圧，糖尿病，脂質異常症，喫煙などの危険因子の複合により生じやすい．動脈血管の支配領域における梗塞巣や，分水嶺梗塞（血行力学性の虚血）を発症する（**図2-3**）．

現在，近位血管閉塞（アテローム血栓性脳梗塞，心原性脳塞栓症）に対しては，アルテプラーゼ（rtPA）静注に加えて，血管内治療による血栓回収術（EVT）が発症から6時間以内などのクライテリアを満たす場合には可能である．**図2-4**に示すように，血栓回収術を加えた群のアウトカム（3カ月後のmodified Rankin Scale：mRS）が良好であることが報告されている．mRSでの死亡や中重症度障害（mRS 4，5，6）の比率の減少が明らかにされている[6]．

リハビリテーション治療は，こうした急性期での治療ストラテジーの進化に応じて，より早期からの介入が可能となる．**図2-5**に，心原性脳塞栓症による右内頸動脈閉塞例であり，rt-PA＋血管内治療血栓回収術後の第3病日の頭部CTを示す．組織の虚血性病変や炎症性の反応などによる脳浮腫を右大脳半球に認めている．こうした時期からの早期リハビリテーションの介入が求められており，1st stageでの効果的なリハビリテーション介入の如何が，アウトカムを左右する．

図 2-3　左中大脳動脈起始部（M1）閉塞の MRA（a）と MRI（b）（T2 強調画像）

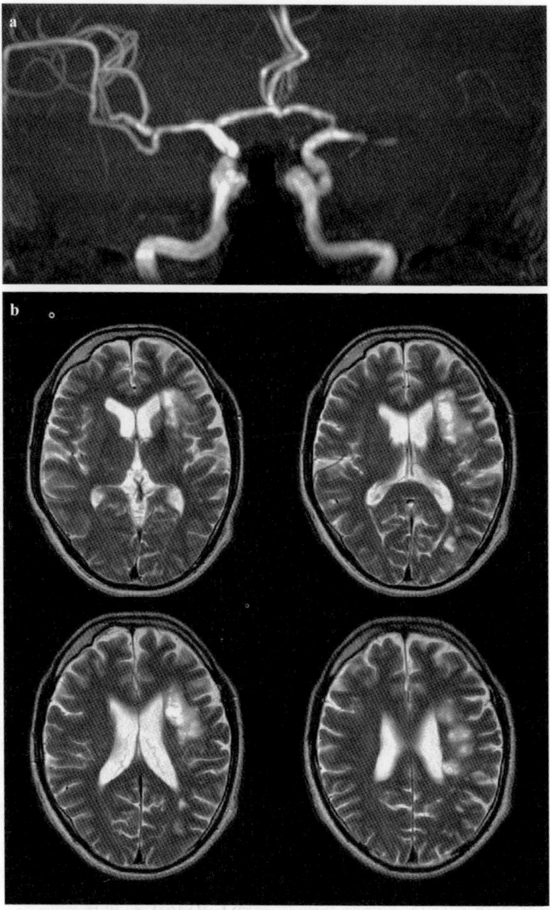

b：T2 強調画像．左尾状核から放線冠に梗塞巣が散在する

（3）心原性脳塞栓症

不整脈や弁膜症などの心疾患により，心臓内に形成された血栓が，塞栓子となって脳血管を閉塞することにより生じる脳梗塞である．**表 2-4** に原因となる心疾患を示した[2)]．このなかでは心房細動による脳塞栓症が最も頻度が高いとされる．現在，

図 2-4　近位血管閉塞（IC 閉塞，M1 閉塞など）に対する rt-PA 投与に加えた血栓回収療法大規模 study

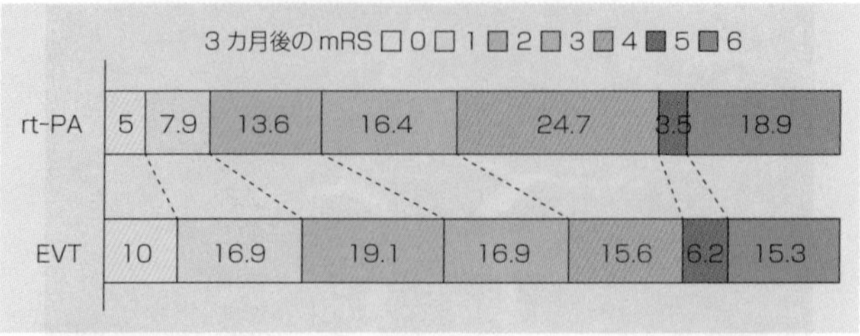

近位血管閉塞に対するアルテプラーゼ（rt-PA）静注と，血栓回収術（EVT）を加えた 2 群間での 3 カ月後の mRS（modified Rankin Scale）でのアウトカムの比較

（平野，2017）[6]

表 2-4　心原性脳塞栓症の原因となる心疾患

高リスク塞栓源	人工弁，心房細動を伴う僧帽弁狭窄，心房細動（孤立性を除く），左房血栓，洞不全症候群，心筋梗塞（4 週未満），左室血栓，拡張型心筋症，左室壁運動失調，左房粘液腫，感染性心内膜炎
中等度リクス塞栓源	僧帽弁逸脱，僧帽弁輪石灰化，心房細動を伴わない僧帽弁狭窄，左房もやもやエコー，心房中隔瘤，卵円孔開存，心房粗動，孤立性心房細動，生体弁，非細菌性血栓性心内膜炎，うっ血性心不全，左室壁運動障害，心筋梗塞（4 週以上 6 カ月以内）

（牧原，2022）[2]

心房細動における抗凝固療法のガイドラインが提示されている．従来はワルファリンが抗凝固療法として使用されていたが，2011 年から直接経口抗凝固薬（direct oral anticoagulant：DOAC）が，脳塞栓症の一次予防，二次予防に使用され主流となっている．ワルファリンに比して出血性脳卒中の有害事象が有意に少ないことが報告されている[7]．

脳塞栓症において，ヘパリンないし DOAC の投与が開始されている場合には，安静の継続ではなく，リハビリテーションの開始が可能となる．

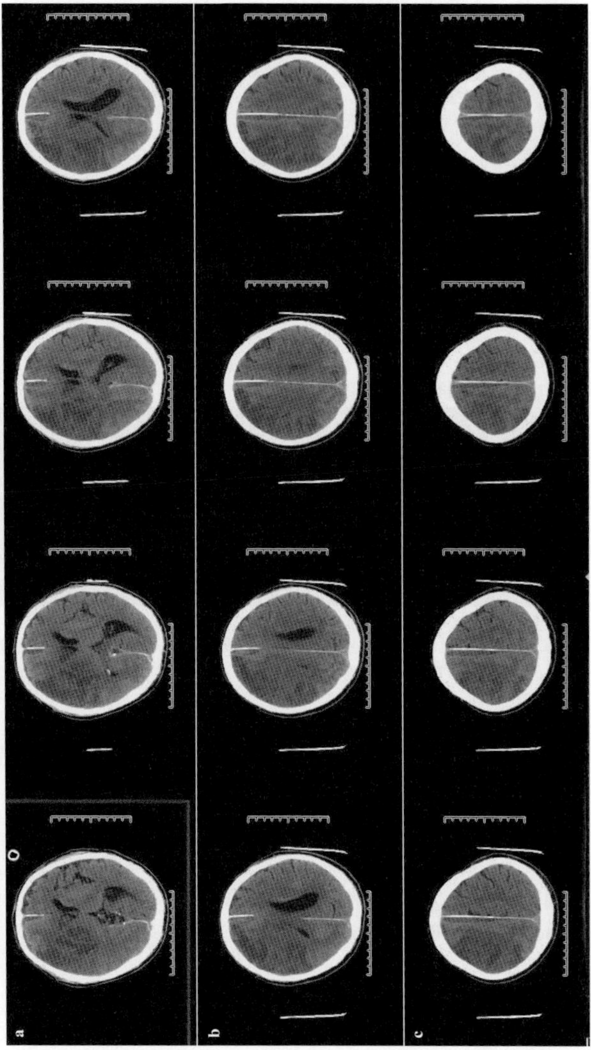

図 2-5　心原性脳塞栓症（a），右内頸動脈閉塞症（b），rt-PA＋血管内治療血栓回収術後第 3 病日頭部 CT（c）

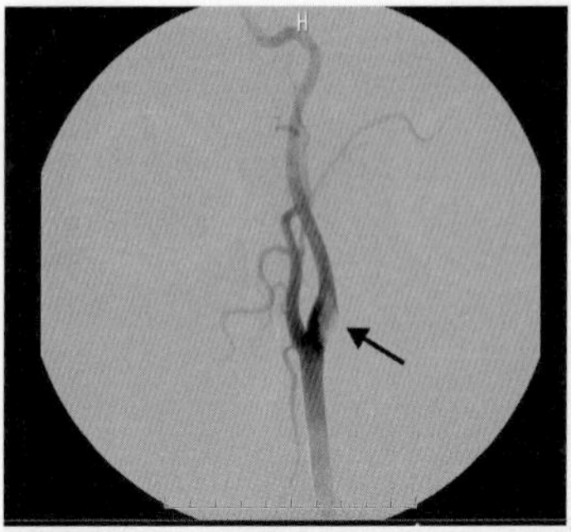

図 2-6　大動脈性脳塞栓症，内頸動脈壁在血栓（矢印）による A-to-A 塞栓症

図 2-7　椎骨動脈解離による脳梗塞例

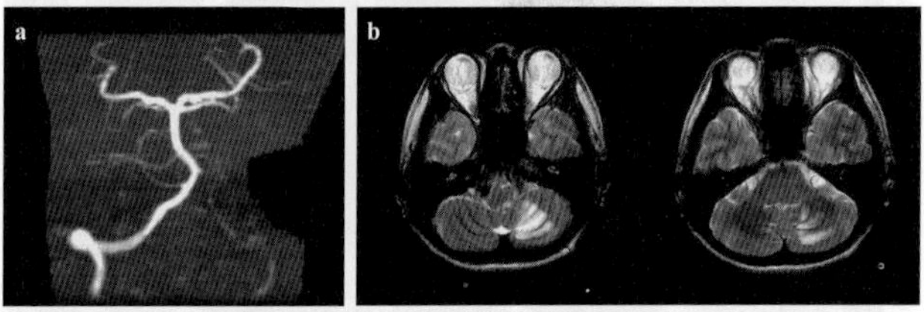

a：左椎骨動脈解離の MRA（左椎骨動脈が描出されていない）
b：a に起因する左延髄背外側部梗塞と左小脳半球梗塞を示す MRI（T2 強調画像）

(4) その他の原因による脳梗塞

図 2-6 に内頸動脈壁在血栓による Artery-to-Artery 塞栓症（A to A 塞栓症）における，頸動脈部の DSA を示した．**図 2-7** には，左椎骨動脈解離による左延髄背外側部梗塞と左小脳半球梗塞を，また**図 2-8** には，後下小脳動脈領域梗塞の MRI 拡散強調画像を示した．動脈解離に起因する脳梗塞は，前述の Fukuoka Stroke Registry では，分類不能脳梗塞のなかで 7% を占めるとされている．

図 2-9 では右延髄背外側部梗塞の MRI 拡散強調画像を示したが，延髄背外側部梗塞ではワレンベルグ症候群を発症して，症状として嚥下障害，Horner 症候群（嗄声，縮瞳，眼瞼下垂），小脳性失調症，解離性感覚障害などを呈する．画像所見の診断と特徴的な臨床症状を評価し，早期からのリハビリテーション治療介入が求められる代表的な症候群である．

図 2-8　左後下小脳動脈 PICA 閉塞の MRI，拡散協調画像

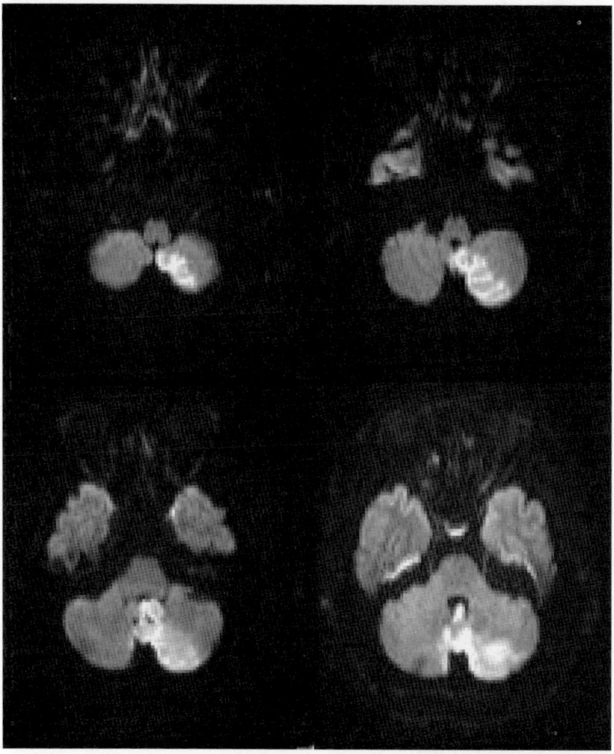

図 2-9　ワレンベルグ症候群（延髄背外側部症候群）の MRI，T2 強調画像

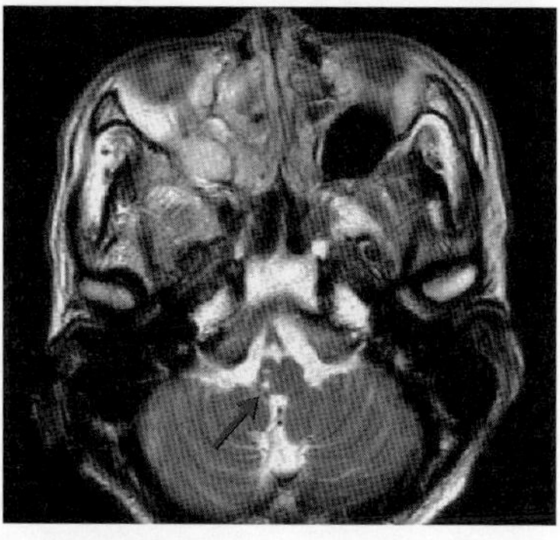

右延髄背外側部梗塞
嚥下障害，右側食道入口部開大不全
Horner 症候群（嗄声，縮瞳，眼瞼下垂）
小脳性失調症
解離性感覚障害（同側顔面の温痛覚消失，反対側半身の温痛覚消失）

2. 脳出血の病型

脳出血の病型と発症頻度を**表 2–5** に示した．**表 2–6** には脳出血の発症原因を示した．

最も頻度が高いのが高血圧性脳出血であり，多年に及ぶ高血圧症が未治療であった場合などに発症する．穿通枝動脈などの細い血管が高血圧により変性してきて，破綻し出血するとされる．そのため，被殻や視床などの深部領域での出血が多くみられる．

高血圧性脳出血では，15% に血腫の増大が認められ，そのうち 80% が 2 時間以内，さらに 18% が 6 時間までの増大であるとされる[8)]．そのため，6 時間後，あるいは翌日の頭部 CT にて血腫の増大がないか，診断が必要とされる．

図 2–10 に左被殻出血，**図 2–11** に右視床出血の頭部 CT を提示した．モンロー孔が認められる軸状断スライス面で，側脳室前角中心から側脳室後角端を結ぶライン上に，皮質脊髄路が下行する内包後脚が位置するとされる．そのため血腫の広がりにより，皮質脊髄路を侵襲して，反対側の運動麻痺が生じる．視床も被殻も下行する運動路は位置していないものの，視床は多くの領域から感覚・運動系の入力を受けている．また被殻は，大脳皮質の広い領域や視床から入力を受ける大脳基底核の一部である．そのため，筋緊張の変化，姿勢異常，不随運動，歩行障害などの症状が出現する．

したがって，被殻出血と視床出血においては，内包後脚部と放線冠への血腫波及の程度の評価と，被殻，視床における神経ネットワークの基礎的な情

表 2–5　脳出血の病型と発症頻度

- 被殻出血 55%
- 視床出血 15%
- 大脳皮質下出血 10%
- 橋・中脳出血 10%
- 小脳出血 10%

表 2–6　脳出血の発症原因

血管病変による脳出血	高血圧性脳出血，脳動静脈奇形，脳動脈瘤，もやもや病，アミロイドアンギオパチー，海綿状血管腫，出血性梗塞，血管炎
血液凝固異常による脳出血	血液疾患，肝不全，抗凝固薬・抗血小板薬，抗悪性腫瘍薬
脳腫瘍による脳出血	原発性脳腫瘍，転移性脳腫瘍

図 2-10　左被殻出血

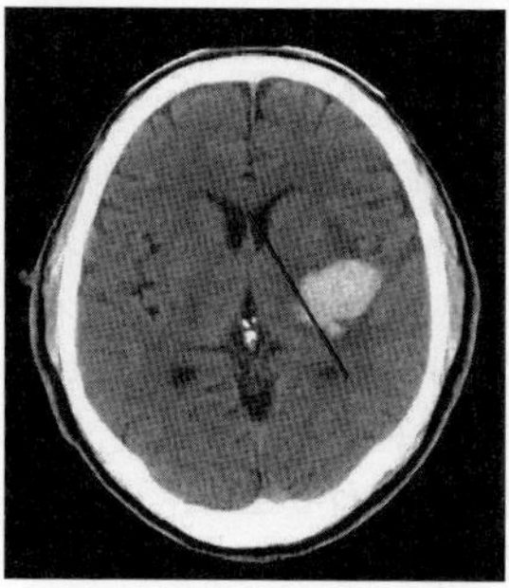

内包後脚の局在

図 2-11　右視床出血

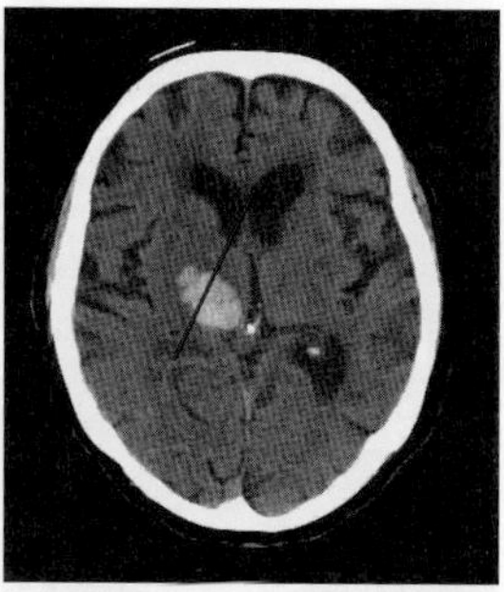

内包後脚の局在

報を基に，臨床所見の詳細な評価が求められる[9].

図 2-12 に，左視床出血の T2*強調画像を示した．反対側に微小出血（microbleeds：MBs, ヘモジデリン沈着）の所見を認めており，既往に微小出血を発症していた可能性を示唆する所見である．血圧管理を含めた危険因子の医学的管理がいっそう必要とされる．

図 2-13，14 には，脳幹部（橋）

図 2-12　MRI T2*強調画像
左視床出血の既往

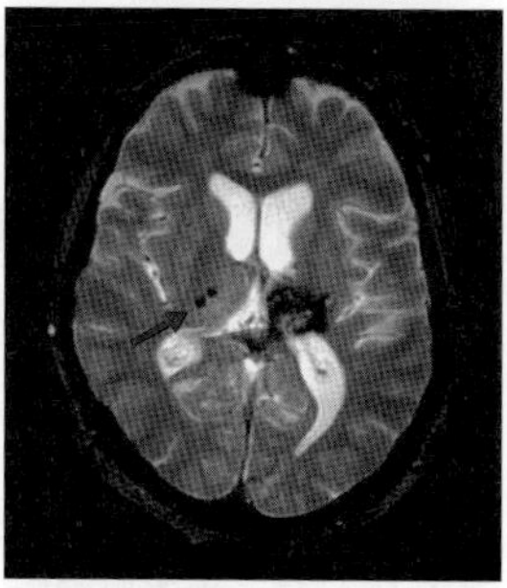

微小出血（MBs：microbleeds）の所見＝微小血管障害

図 2-13　脳幹部（橋）出血の CT

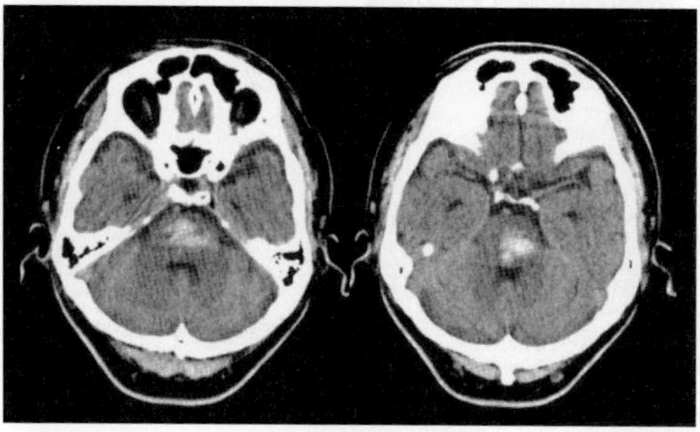

図 2-14　小脳出血の CT

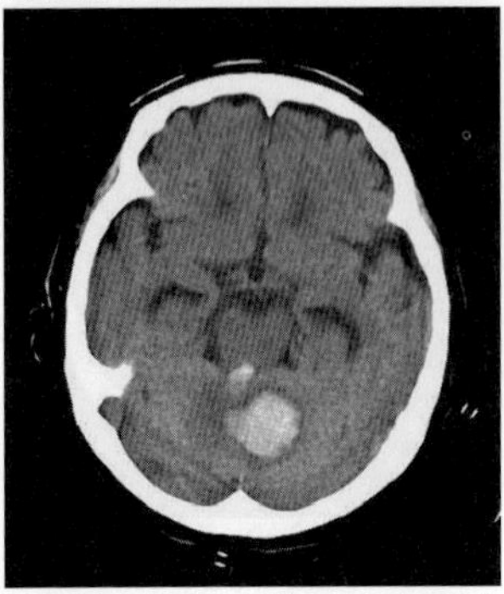

左歯状核から虫部に波及する出血．第四脳室へ出血が穿破

出血と小脳出血の CT を示した．橋背側部出血では脳神経麻痺症状と感覚障害，皮質-橋-小脳ネットワークの損傷による失調症を生じる（失調症に対するリハビリテーションは 4 章，135 頁で後述）．

小脳病変においては，協調運動に関わる運動ループと，認知情動面に関わる認知ループが明らかにされている．後者は，小脳が前頭連合野とのネットワークを形成していることから生じる小脳性認知情動障害（cerebellar cognitive affective syndrome：CCAS）と診断され，認知機能の評価とリハビリテーションが必要とされる[10]．

2—脳血管支配別の臨床症状

生じている脳卒中の画像所見から，どの血管領域に病巣があるのか，情報を把握していく作業が必要となる．そのためには，それぞれの脳血管（前大脳動脈，中大脳動脈，後大脳動脈，椎骨脳底動脈系）の支配領域を把握しておく必要がある．**図 2-15** には，前大脳動脈，中大脳動脈，後大脳動脈，それぞれの大脳皮質の血流支配領域を示した．

図 2-15　大脳皮質の血流支配の領域

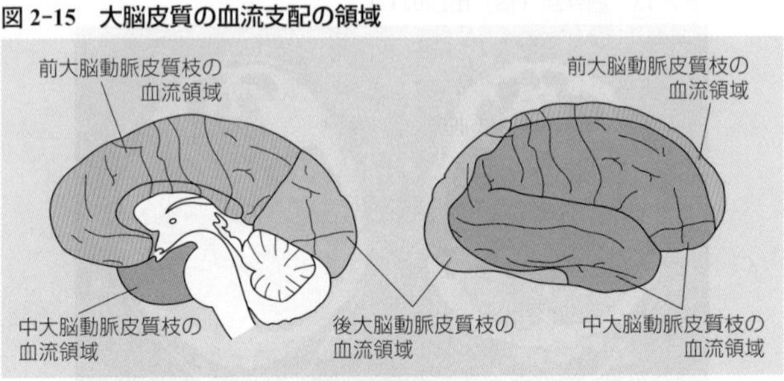

左：右大脳半球内側面　右：右大脳半球外側面

図 2-16　右前大脳動脈領域の脳梗塞例頭部 CT，右前頭葉内側面の梗塞

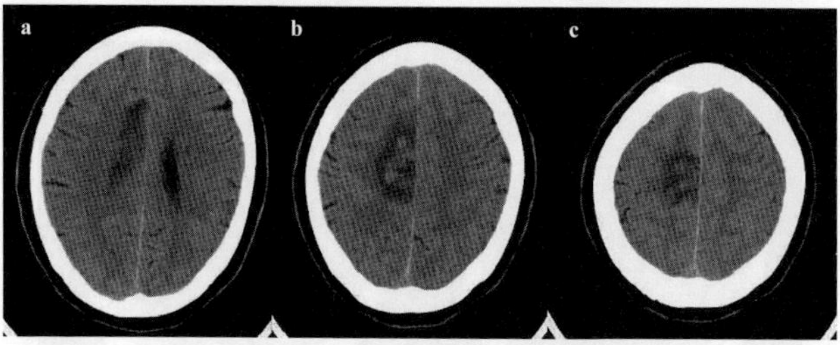

図 2-17　椎骨脳底動脈から分枝する小脳への動脈系

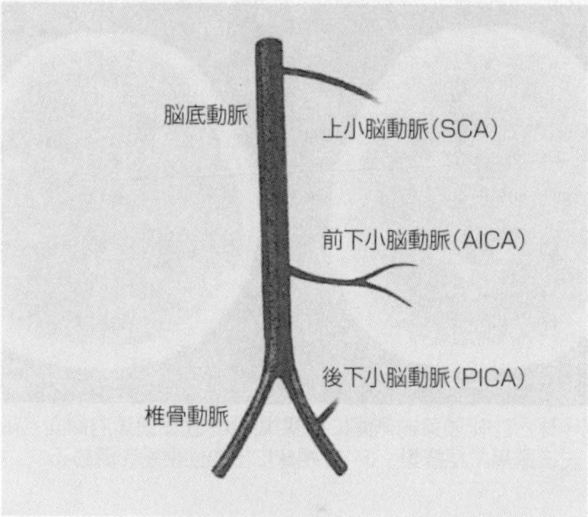

図 2-16 には，右前大脳動脈領域に生じた脳梗塞の CT 写真を示す．この病巣により，体幹と左下肢麻痺，それに前頭葉内側面損傷による遂行機能の障害が生じていることが予測される．リハビリテーションでは左下肢の機能回復，下肢装具作製，認知リハビリテーションが計画されていく．

図 2-17 には，椎骨脳底動脈系の脳血管の走行を示した．画像所見よりどの血管病変であるのか診断がなされる．

図 2-18 には，rt-PA を投与した脳底動脈血栓症の治療経過上で生じた，top of the basilar syndrome の CT 写真を示した．脳底動脈から左後大脳動脈領域に梗塞が散在性に生じている．本症例では失調症，右上下肢感覚障害，側頭葉内側面障害による記憶障害に対するリハビリテーションがデザインされる．

図 2-18　脳底動脈血栓症の治療経過上で生じた top of the basilar syndrome（rt-PA 投与例）

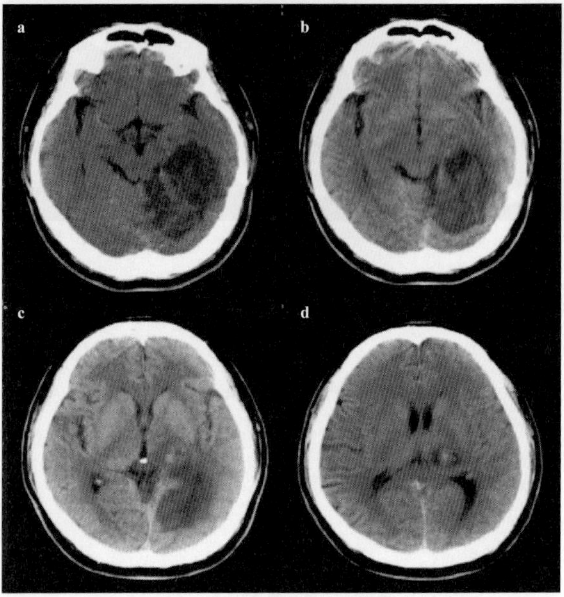

a．左小脳半球と左側頭葉内側面に梗塞巣，b．左側頭葉内側面と後頭葉に梗塞巣，c．左後頭葉に梗塞巣，d．左視床に出血性梗塞を認める

3—神経線維束の健常性を評価する MRI 拡散テンソルトラクトグラフィ

下行する主要な運動路である皮質脊髄路（錐体路）と皮質網様体脊髄路を同定する MRI 拡散テンソルトラクトグラフィ（DTT）[12] による描出が可能となっている．ここでは，脳卒中における神経線維束の健常性を評価し可視化できるバイオマーカー（biomarker）としての MRI 拡散テンソルトラクトグラフィについてふれる．脳卒中の運動機能の予後予測上，極めて有用な検査法であることが明らかにされてきている [13]．

表 2-7 に MRI 拡散テンソルトラクトグラフィ（**図 2-19，2-20**）の背景と作成手順を示した．

MRI の拡散強調画像（Diffusion Weighted Imaging：DWI）と

表 2-7　MRI 拡散テンソルトラクトグラフィの背景と作成手順

- 拡散とは分子が熱運動により移動する現象．生体内での拡散現象は，水分子がブラウン運動することにより生じる．
- 水分子の拡散は障壁がない場合には球体（等方性拡散）となるが，障壁がある場合には楕円球（異方性拡散）となる．
- FA（fractional anisotropy，異方性度）値が，画素ごとに算出される．
- 神経線維束が密の場合には FA 値は 1 に近づき，粗の場合には 0 に近づく．また神経線維が直角に交叉している場合にも FA 値は 0 となる．
- 拡散異方性の強さを表す指標が，FA マップ，楕円球の配列マップとして表示される．
- 1 画素ずつベクトル（楕円球の配列）でつなぎ合わせ，立体表示することで，拡散テンソルトラクトグラフィができあがる（**図 2-19**，全脳のトラクトグラフィ）．
- 拡散テンソル画像の楕円球表示上で，関心領域（region of interest：ROI）を設定，seed ROI と target ROI を設定し，それを結ぶことにより，2 つの領域を通る運動路などの拡散テンソルトラクトグラフィを作成することができる（**図 2-20**）．
- FA マップや拡散テンソル解析の場合には，最低限 6 軸（通常撮像では 3 軸）の撮像が必要となる．

（妹尾，2018）[12] より一部改変

図 2-19　MRI 拡散テンソルトラクトグラフィ（全脳，健常例）

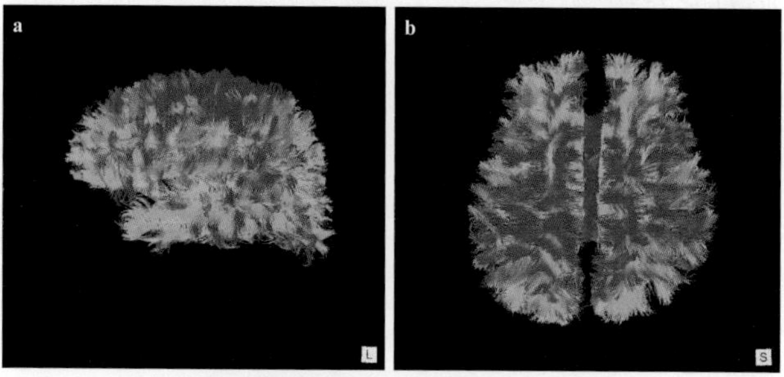

（東京都立大学健康福祉学部放射線学科 妹尾敦史先生との共同研究）

図 2-20　MRI 拡散テンソルトラクトグラフィ（DTT）

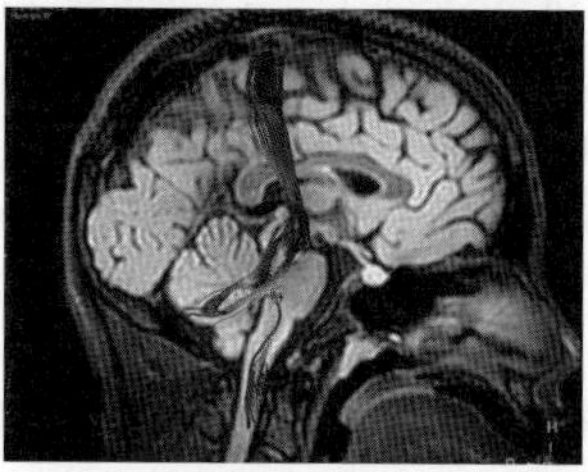

（Lateral view，ROI：seed 中脳大脳脚-target M1 一次運動野）

図 2-21　左放線冠梗塞例における発症時 MRI 拡散強調画像 DWI（a）と拡散テンソルトラクトグラフィ（慢性期，冠状断）（b）

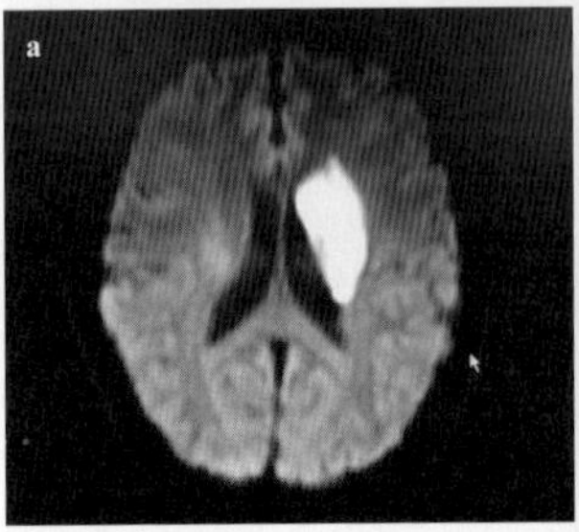

発症時 MRI，DWI

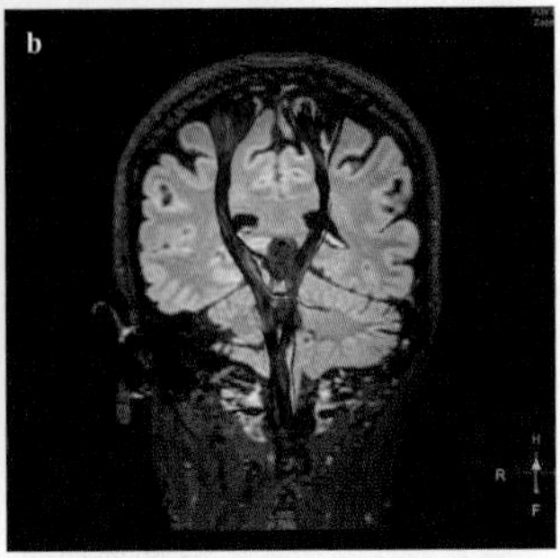

左放線冠 BAD（分枝アテローム血栓症）による右片麻痺，回復期リハビリテーション期の MRI 拡散テンソルトラクトグラフィ

は，脳の神経線維間に存在する水分子の拡散強調現象を可視化する解析法である．水分子の拡散は障壁がない場合には球体（等方性拡散）となるが，障壁がある場合には楕円球（異方性拡散）となる．

FA は等方性拡散のときには 0 に，異方性拡散のときには 1 の値となる．神経線維間が密の場合には FA 値は 1 に近づき，粗の場合には 0 に近づく．また神経線維が直角に交叉している場合にも FA 値は 0 となる．

脳梗塞急性期には拡散強調画像で，梗塞巣とその周辺が白く描出される．これは梗塞によって神経線維が腫れていることで密となっているために，水分子の拡散異方性が高くなる結果とされる（**図 2-21**）．

さらに 1 画素ずつベクトル（楕円球の配列）をつなぎ合わせ，立体表示することで，拡散テンソルトラクトグラフィができあがる（**図 2-19**，全脳のトラクトグラフィ）．拡散テンソル画像の楕円球表示上で，関心領域（region of interest：ROI）を設定する．seed ROI と target ROI の 2 カ所を設定し，それを結ぶことにより，2 つの領域を通る運動路などの拡散テンソルトラクトグラフィ（Diffusion Tensor Tractography：DTT）を作成することができる（**図 2-20，2-21**）．関心領域（ROI）の設定部位によって皮質脊髄路，皮質網様体脊髄路，弓状束，上縦束などを描出できる．どこに ROI を設定するかは，統一されていない．また上肢運動皮質からの皮質脊髄路の線維束は，前後に走行する上縦束と神経線維がクロスするために，FA値は小さくなるとされる．特に直角の場合にはFA値が0となることを考慮する必要性がある．

急性期・亜急性期において，下行する主要な運動路である皮質脊髄路と皮質網様体脊髄路の健常性を確認する作業は，予後予測とリハビリテーション治療プログラムにも有用な情報となる．

図 2-22　右内包後脚部梗塞，MRI STIR 画像

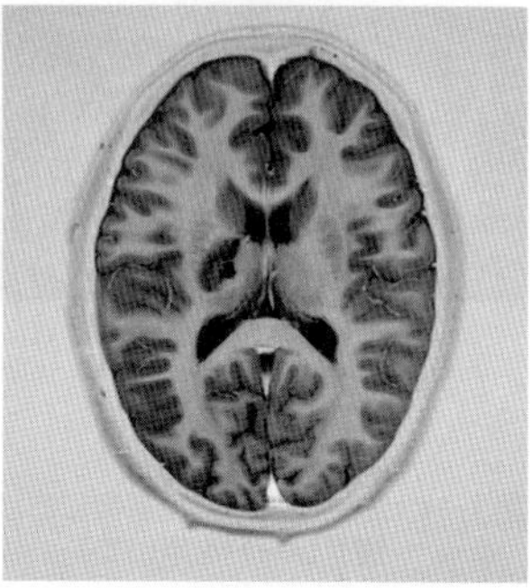

DTTの数値的指標としては，Fiber volume（線維量）とFA値（fractional anisotropy value）などが使用されている．

(1) 中大脳動脈領域広範囲脳梗塞における MRI 拡散テンソルトラクトグラフィでの解析

中大脳動脈領域の広範な脳梗塞群37例に対して，発症5～30日でMRI拡散テンソルトラクトグラフィを用いて，6カ月後の上肢機能と歩行能力を分析した報告がある．梗塞巣周辺にDTTが残存する（A，16例），梗塞部位で中断している（B，9例），DTTが描出されない（C，12例）の3群に分けている．6カ月後A群では上肢機能と歩行能力の改善が有意に良好であったことが報告されている[14]．

これは急性期におけるCTやMRI上での梗塞巣や出血巣が広範囲であるという所見での予後予測は困難であり，残存する皮質脊髄路を確認するMRI拡散テンソルトラクトグラフィでの評価が勝ることを意味している．

橋梗塞，放線冠梗塞，被殻出血における解析も報告されており，同様な結論になっている[15-17]．FA値を用いて，予後予測をする方法も提案されている[18]．

(2) 脳梗塞自験例提示

図 2-22 に右内包後脚部梗塞（前脈絡叢動脈閉塞）例のMRI画像を示した．梗塞巣は内包後脚部を占める病変であった．**図**

図 2-23　右内包後脚部梗塞例における MRI 拡散テンソル画像 DTT 損傷側皮質脊髄路 CST の推移（ROI：seed 中脳大脳脚-target M1）

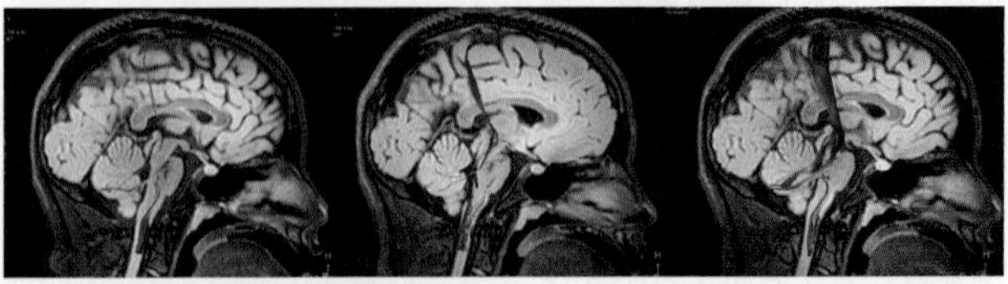

3 週（1st stage）　fiber volume ratio 0.04

12 週（2nd stage）　fiber volume ratio 0.29

24 週（3rd stage）　fiber volume ratio 0.95

図 2-24　右内包後脚部梗塞例における左片麻痺回復経過（12 段階片麻痺回復グレードを用いて）

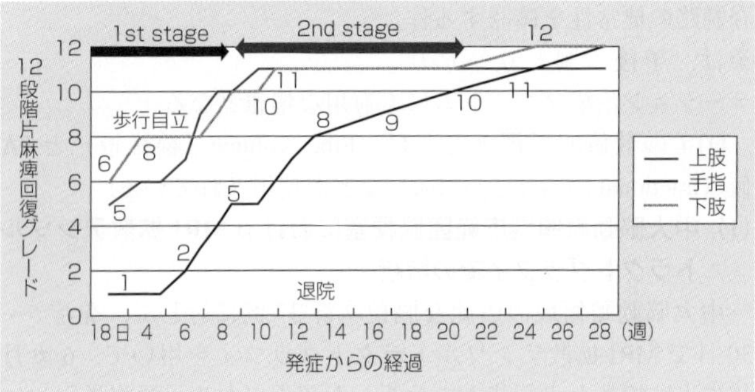

2-23 には，発症 3 週（亜急性期）からの MRI 拡散テンソル画像 DTT での損傷側皮質脊髄路 CST の lateral view の経過（3 週：1st stage，12 週：2nd stage，24 週：3rd stage）を示した．ここで重要なのは 3 週において，梗塞巣の周辺（peri-infarct area）を通る残存する皮質脊髄路の残存が確認された点である．

図 2-24 には左片麻痺の回復経過を 12 段階片麻痺回復グレード法にて示した．3 週リハビリテーション開始時には，上肢 5，手指 1，下肢 6 と重度麻痺であったが，28 週までには上肢 11，手指 12，下肢 12 までの回復を得ることができた．**図 2-23** における DTT の fiber volume も増大し，健側との比（ratio）は 0.95 まで回復を認めた．

このように健常皮質脊髄路の可視化を可能にする MRI DTT の所見は，運動麻痺回復の有用なバイオマーカーとなる．

図 2-25　右内包後脚部梗塞例における左上肢手指麻痺回復経過〔簡易上肢機能テスト（STEF）を用いて〕

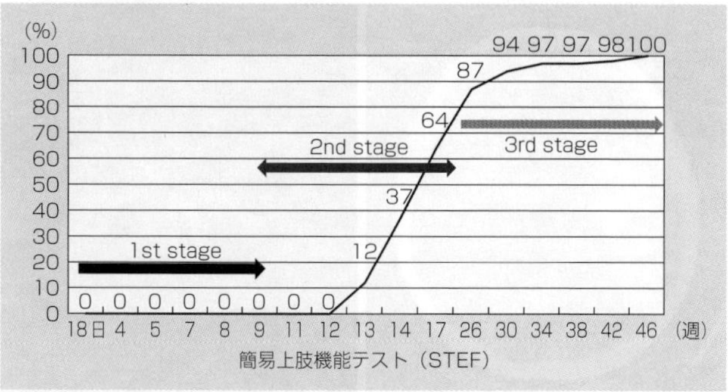

図 2-23 における 24 週の lateral view にて，橋における DTT の走行部位に着目すると posterior pos を走行している．本来の CST の走行部位である anterior pons には描出を認めていない．これは 1 章の**図 1-30**（36 頁）において解説したが，皮質網様体脊髄路と赤核脊髄路による代償性運動路が描出されていると理解される．この時期では分離運動の回復は良好であるものの，まだ CST は再建途上であると理解される．つまり 1 章で述べた 3rd stage リハビリテーションの継続が重要となる．**図 2-25** は麻痺側左上肢手指機能を，簡易上肢機能テスト（STEF）を用いて評価を行った経過図である．STEF でのスコアが評価できるようになったのは 13 週からである．2nd stage の後半からようやく実用的な麻痺側上肢機能の回復が始まっている．3rd stage においては，さらに巧緻性の改善をみている．46 週で STEF は 100 点となった．しかし STEF は 100 点でも再建途上と理解すべきである．STEF の下位項目におけるスコア上限の時間は健常人の平均値であるからである．

(3) 皮質網様体脊髄路による歩行能力（歩行再建）の解析

歩行能力に関しては，皮質網様体脊髄路の DTT での評価が有用であるとされている．

病変側における皮質脊髄路と皮質網様体脊髄路がともに損傷している場合には，反対側の大脳半球における皮質網様体脊髄路が代償して歩行再建に寄与することが DTT 解析にて明らか

図 2-26　右被殻出血例における頭部 CT（発症時）と MRI 拡散テンソルトラクトグラフィ DTT（皮質脊髄路 CST，皮質網様体脊髄路 CRP）

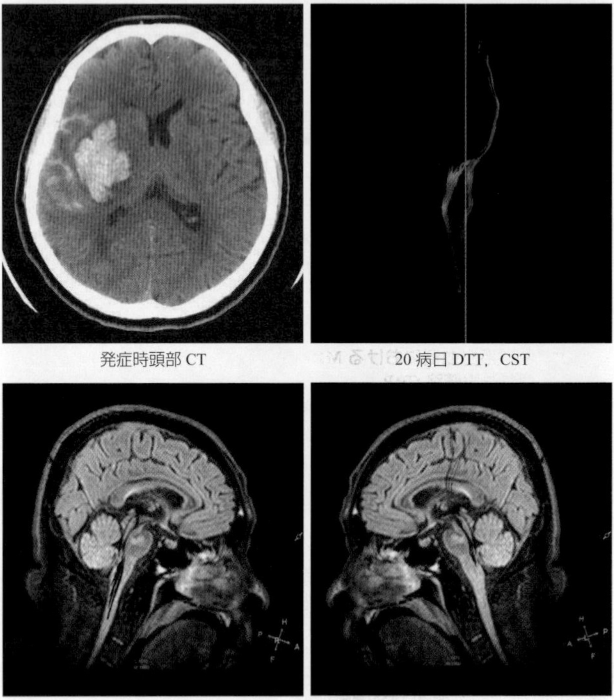

発症時頭部 CT　　20 病日 DTT，CST

20 病日 DTT，CRP（左：患側，右：健常側）

にされている[21]．

図 2-26 に右被殻出血例（自験例）の頭部 CT と MRI 拡散テンソルトラクトグラフィを示した．重度な左片麻痺であり，DTT では皮質脊髄路と皮質網様体脊髄路がともに描出されなかった．長下肢装具を用いた歩行訓練などを進めるとともに，下肢痙縮に対するボツリヌス療法を 5 回（発症から 7 週，20 週，34 週，47 週，60 週）実施した．65 週にて Functional Ambulation Categories 評価で 4 となり，短下肢装具での平地歩行自立のレベルとなった（**表 2-8**）．

DTT での皮質網様体脊髄路は，病巣と反対側の健常側にて fiber volume が次第に増大しており，健常側大脳半球の皮質網

表 2-8　右被殻出血による左片麻痺の障害像と歩行能力の変化

	20 病日	180 病日	330 病日	自宅退院後 460 病日
左下肢麻痺 12 Grade	3	8	8	8
ROM（背屈制限）	−20°	−20°	−15°	−15°
痙縮評価 MAS（腓腹筋）	1+	2	1+	1+
Functional Ambulation Categories（FAC）	0 歩行不能	1 持続的な 介助歩行	2 間歇的な 介助歩行	4 平地歩行 自立
歩行状況	長下肢装具 全介助	長下肢装具・ 短下装肢具併用 中等度介助	短下肢装具 軽介助	短下肢装具 自宅内自立

図 2-27　右被殻出血例における MRI 拡散テンソルトラクトグラフィ皮質網様体脊髄路 CRP

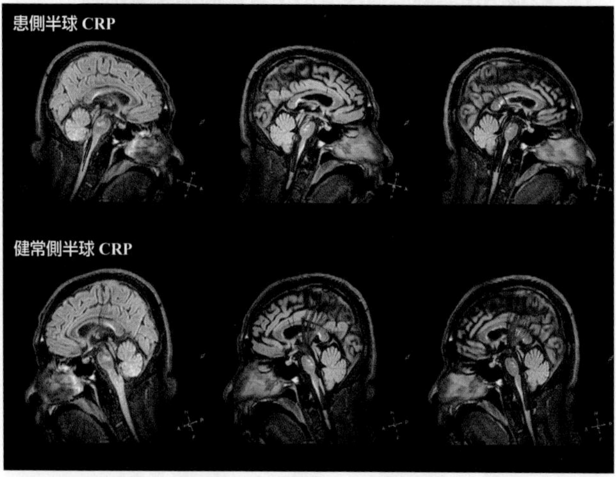

20 病日　180 病日　330 病日

様体脊髄路の代償による歩行能力の再建が進んだと理解された（**図 2-27, 2-28**）[22].

図 2-28　MRIDTT 皮質網様体脊髄路の fiber volume の変化

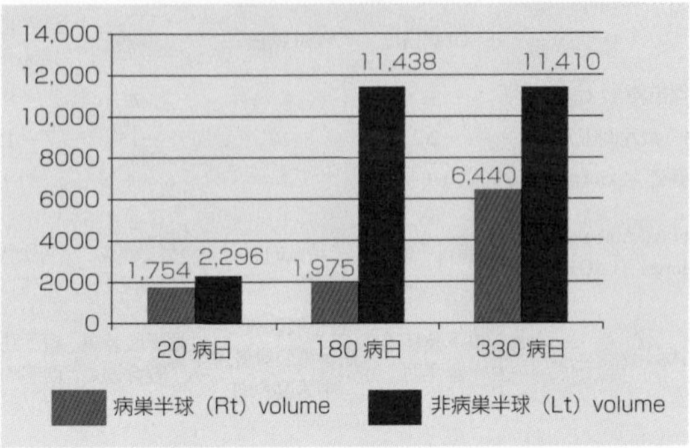

4 ―脳卒中後運動麻痺はどのように回復するのか

(1) 虚血動物モデルでの知見（図 2-29～2-31）

脳梗塞の動物実験モデルでの発症後に大脳皮質の反応性に着目し，いかなる変化が生じているのか知見が明らかになっている．大脳皮質において重要なことは，発症 1 カ月は回復に向かうシナプス可塑性に富んでいる時期であること，さらにこの時期（30 日以内）に効果的な介入がされないと，シナプス可塑性を引き出すのは困難となることが指摘されている．

図 2-29　脳卒中発症後の運動路への侵襲

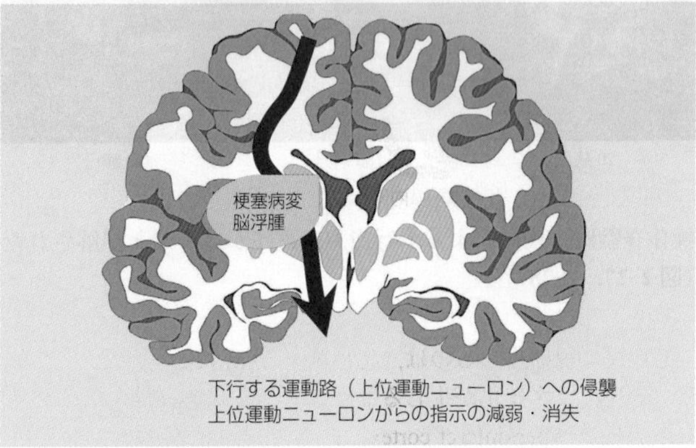

図 2-30　脳卒中発症後の下行する運動路の消失とリハビリテーションの開始

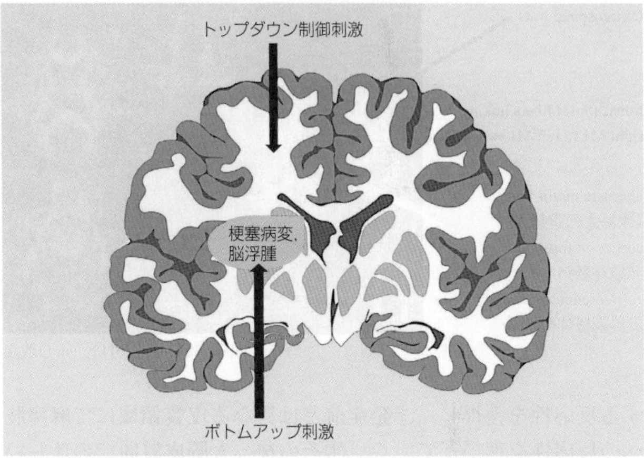

図 2-31　脳卒中発症後の大脳における変化

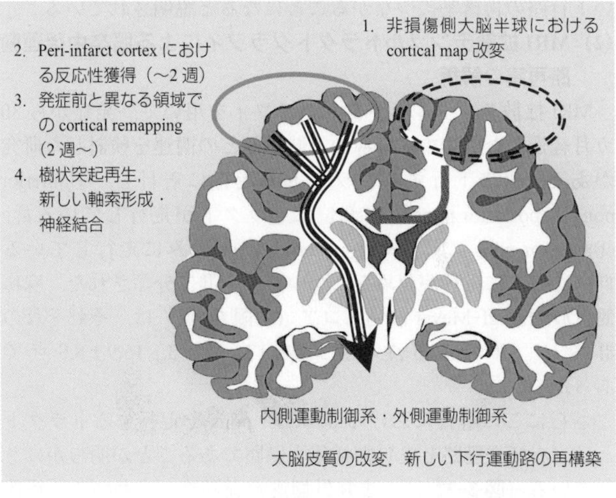

発症後に認められるのは，①梗塞巣の反対側大脳皮質における反応性にまず変化が生じること，②そして 2 週以内には梗塞巣周辺皮質（peri-infarct cortex）において末梢からの刺激に対

図 2-32　MRI 拡散テンソル画像による代替えの下行路の解析

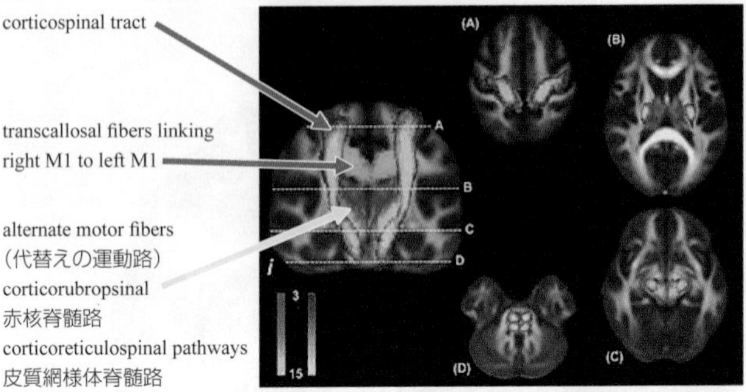

(Lindenberg R et al., 2011)[25] より改変

する反応性を獲得し，③発症前とは異なる皮質領域にて麻痺肢への反応性を獲得していく．④その後，大脳皮質間での新しい神経結合が形成されていく．樹状突起のターンオーバーと新しい軸索形成がされていく(**図 2-31**)．それが皮質下における新しい下行路の再構築につながることになると説明されている[23]．

(2) MRI 拡散テンソルトラクトグラフィによる脳卒中後運動路再建の解析

MRI 拡散テンソルトラクトグラフィを用いて，発症から 30 カ月経過した脳卒中片麻痺の上肢機能との関連を検討した研究がある．橋の下行するトラクトの走行に着目し，①anterior pons と posterior pons の両部位にトラクトが走行している群，②anterior pons には認めず posterior pons のみに走行している群，③ともに走行が認められない群の 3 群に分類された．麻痺側上肢の Fugl-Meyer 評価スコア（上限 66 点）は，それぞれの群で，1．50.0±10.6 点，2．33.6±12.0 点，3．15.9±8.8 点であった[24]．

さらにこの解析における posterior pons を走行するトラクトとは，赤核脊髄路と皮質網様体脊髄路であることが明らかにされている（**図 2-32**）．つまり外側皮質脊髄路，いわゆる「錐体路」のみではなく，脳卒中後の運動麻痺の回復過程においては，皮質から下行するすべての運動路が麻痺の回復に寄与していることが明らかにされている[25]．

回復のある時期においては，赤核脊髄路と皮質網様体脊髄路が，下行する代替えの皮質脊髄路のネットワークとしての機能を担っている．そして，前述の症例（**図 1-30**）にみられるように，やがて本来の皮質脊髄路の走行部位に下行路が再建されていくことになる．さらにまたその逆のパターンとして，皮質脊髄路が，皮質網様体脊髄路の機能を代償して回復を担っていく場合も想定される．

図 2-33　左被殻出血　発症時頭部 CT

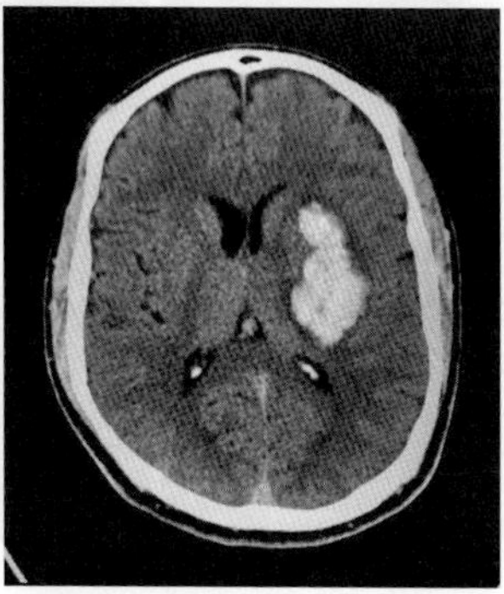

(3) 左被殻出血における MRI DTT での回復経過

図 2-33 に左被殻出血の発症後頭部 CT を示した．重度な右片麻痺と失語が認められた．MRI 拡散テンソルトラクトグラフィ解析では，急性期には病変側にトラクトの描出は認められていなかったが，発症後 10 週では血腫の内側にトラクトの描出が認められ，18 週ではさらにもう一本のトラクトの描出が認められた（**図 2-34**）．脳幹部（橋）のスライス面でのトラクト走行部位を確認すると，10 週で認められたトラクトは anterior pons を，18 週で認められたトラクトは posterior pons を走行していることが確認された（**図 2-35**）．10 週では「錐体路」のトラクトが，18 週では皮質網様体脊髄路のトラクトが再建されてきていると考えられた．皮質脊髄路の再建が先行し，その後皮質網様体脊髄路の再建が認められていると理解された．

本症例の右片麻痺の回復経過を**図 2-36**，**2-37** に示したが，完全麻痺から 16 週までに次第に分離運動レベルまでの回復を認めている．急性期・亜急性期において，MRI の DTT でトラクトが認められない重症例においても，急性期からのリハビリテーション介入によって皮質脊髄路のトラクトの再建と片麻痺の回復を得ることができている．本例では，早期からの下肢装具での歩行訓練と反復性経頭蓋磁気刺激 rTMS などのニューロリハビリテーションの介入が行われた．

図 2-34　MRI 拡散テンソルトラクトグラフィ

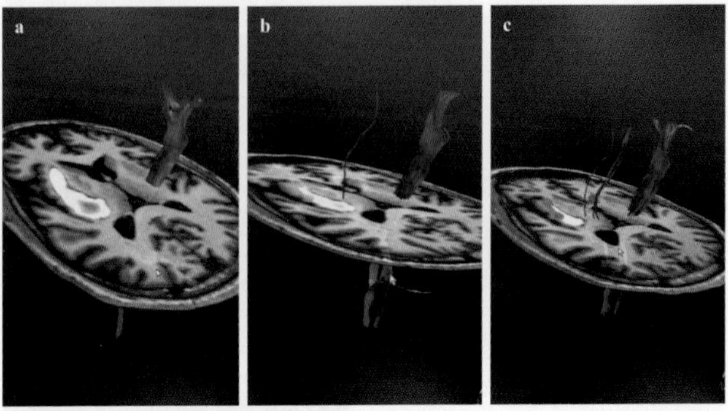

a：発症後 8 週，b：発症後 10 週，c：発症後 18 週

図 2-35　MRI 拡散テンソルトラクトグラフィ

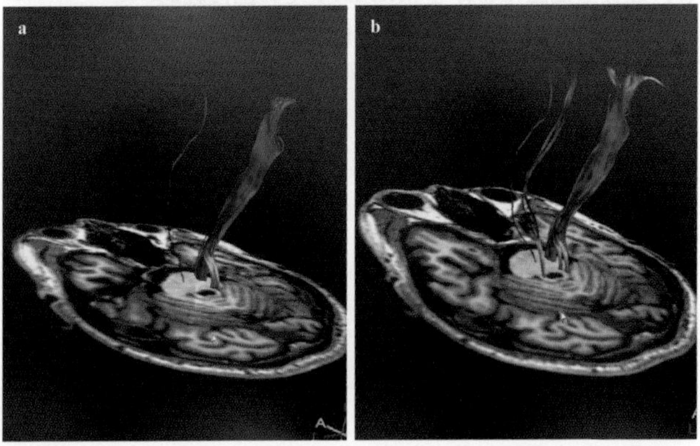

a：発症後 10 週，b：発症後 18 週

(4) MRI トラクトグラフィのバイオマーカーとしての感受性と特異度

残存する皮質脊髄路の健常性の評価には，MRI のトラクトグラフィの解析と，もう一つの評価法として，経頭蓋磁気刺激（TMS）による運動誘発電位（Motor Evoked Potential：MEP）の計測がある[26]．MRI の DTT と MEP の 2 つの評価を用いて，運動麻痺回復のバイオマーカーとしての感度と特異度を検証した研究が行われている．それによると，放線冠部脳梗塞例にお

図 2-36　右片麻痺の回復経過

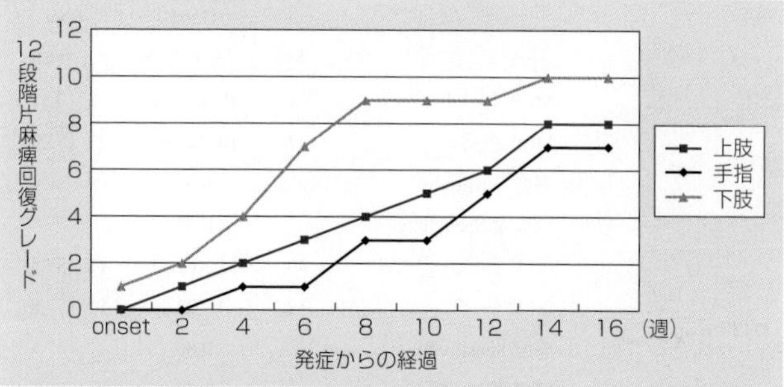

	0 週	2 週	4 週	6 週	8 週	10 週	12 週	14 週	16 週
上肢	0	1	2	3	4	5	6	8	8
手指	0	0	1	1	3	3	5	7	7
下肢	1	2	4	7	9	9	9	10	10

図 2-37　右上下肢機能評価 FMA（Fugl-Meyer assessment）

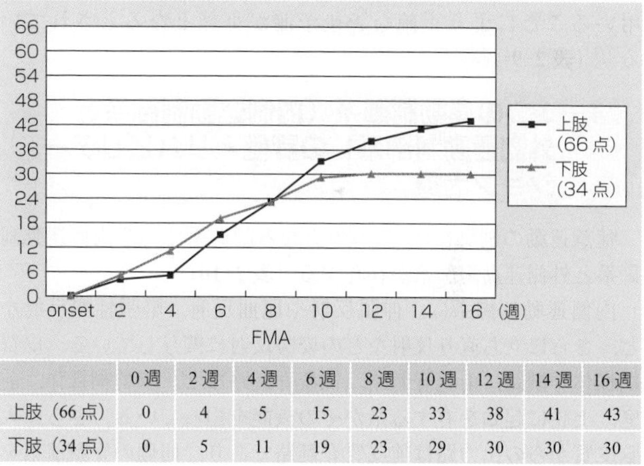

	0 週	2 週	4 週	6 週	8 週	10 週	12 週	14 週	16 週
上肢（66 点）	0	4	5	15	23	33	38	41	43
下肢（34 点）	0	5	11	19	23	29	30	30	30

いて急性期に MEP と DTT を計測し，6 カ月の麻痺側手指の運動機能を評価している．結果は，特異度では MEP は 0.93 であり，DTT の 0.48 を上回っていた．感度（sensitivity）は DTT が 0.86 で MEP の 0.66 を上回っていた．これにより，MEP の測定は回復不良群の予測には優れているが，MEP と DTT を 2 つ

表 2-9　TMS による MEP と，MRIDTT との予後予測の感度と特異度

			Good	Poor
		N	n（%）	n（%）
TMS group	MEP（＋）	21	19（90.5）	2（9.5）
	MEP（－）	37	10（27.0）	27（73.0）
	感度 Sensitivity		0.66	
	特異度 Specificity		0.93	
DTT group	DTT（＋）	40	25（62.5）	15（37.5）
	DTT（－）	18	4（22.2）	14（77.8）
	感度 Sensitivity		0.86	
	特異度 Specificity		0.48	
TMS and DTT groups	MEP（＋）DTT（＋）	19	17（89.5）	2（10.5）
	MEP（＋）DTT（－）	21	8（38.1）	13（61.9）
	MEP（－）DTT（＋）	2	2（100.0）	0（0.0）
	MEP（－）DTT（－）	16	2（12.5）	14（87.5）

（Kwon TH，2011）[27] より改変

用いることにより正確な予後予測が可能となるとされている[27]（**表 2-9**）.

4―2つの運動制御系（内側運動制御系と外側運動制御系）の評価とリハビリテーション治療

随意運動の制御には，2つの異なる制御系である内側運動制御系と外側運動制御系が存在する（**表 2-10**）[28].

内側運動制御系は，伸張反射や屈曲反射，緊張性頸反射など，さらに立ち直り反射などの姿勢反射に関与している．皮質網様体脊髄路，前庭脊髄路，視蓋脊髄路など，脳幹網様体，前庭，上丘に起始を有する系がその機能を担っている．さらに大脳皮質からの出力路は前皮質脊髄路であり，同側の脊髄前策を下行する．この系のなかで特に重要な役割を果たしているのが皮質網様体脊髄路とされる．支配部位は体幹と両側上下肢近位筋であり，その随意性や運動・姿勢を制御している．

一方，外側運動制御系の中核は外側皮質脊髄路で，錐体路の90～95%を占め，延髄にて対側に交叉して脊髄背側索を下行する．また，赤核脊髄路を動員する．支配部位は運動野体部位局

表 2-10　随意運動の 2 つの運動制御システム

内側運動制御系	
前皮質脊髄路	錐体路の 5～10%
皮質網様体脊髄路，前庭脊髄路，視蓋脊髄路	重要な役割を果たしているのが網様体脊髄路（皮質網様体脊髄路）
出力路は同側の脊髄前索を下行する前皮質脊髄路	支配は体幹と上下肢近位筋 姿勢反射，体幹機能と歩行に関与
外側運動制御系	
外側皮質脊髄路	錐体路の 90～95%，延髄で対側に交叉
赤核脊髄路を動員，脊髄背側索を下行	支配は反対側上下肢遠位部 手指の巧緻性
一次体性感覚（3，2，1 野）野が運動時の体性感覚入力の制御に関与	

（高草木，2008）[28] より改変

在に対応する反対側の体幹・上下肢筋遠位部の運動制御である．反対側手指の精緻運動は，外側皮質脊髄路の重要な制御対象となる．

「錐体路」と称されている運動系はこの外側皮質脊髄路であることが多い．**図 2-38** [29] には，MRI 拡散テンソルトラクトグラフィを用いて，外側皮質脊髄路（Corticospinal tract：CST）と，皮質網様体脊髄路（Cortico-reticular pathway：CRP）の走行路の描出が可能である [51]．CST と CRP の走行は近接するものの，中脳以下では異なる走行部位となる．脳卒中病変の広がりや，一方に限局する場合などは，CST と CRP の侵襲程度に差異が生じる．そのため CST と CRP の評価とリハビリテーション治療には個別性が必要とされる．上肢近位部と下肢の麻痺は改善するが．手指麻痺の改善には時間を要し，限界が残る場合が多い．その理由としてこのような背景があることを理解してリハビリテーションを進める必要性がある．

（原　寛美）

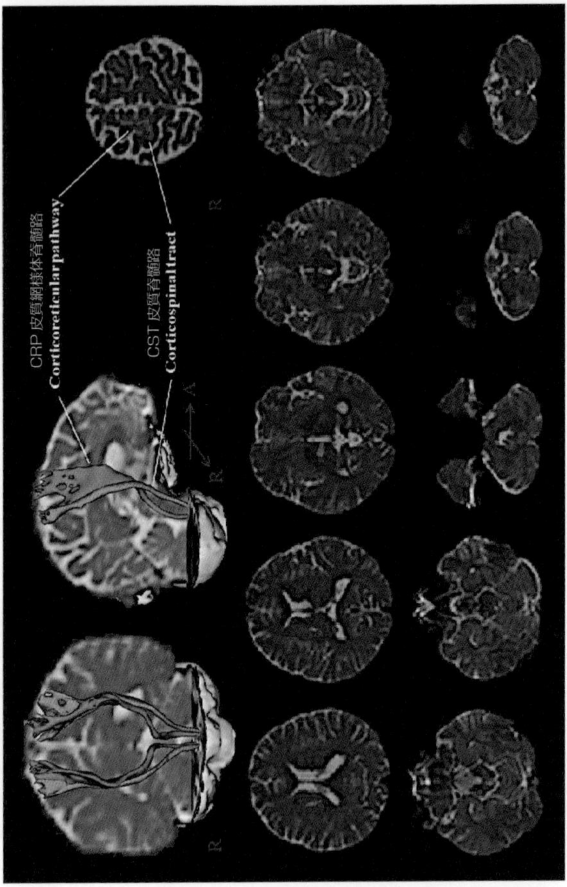

図 2-38　MRI 拡散テンソルトラクトグラフィによる皮質脊髄路 CST（オレンジ）と皮質網様体脊髄路 CRP（ブルー）の描出

（Yeo SS, 2012）[29]

■ **文献**

1）北園孝成・他：多施設共同脳卒中データベース．Fukuoka Stroke Registry：FSR から見えてきた脳梗塞急性期の病態と予後．脳卒中 32：65-70，1990.

2）牧原典子・他：脳卒中の原因と病態．第 4 版 脳卒中理学療法の理論と技術 . メジカルビュー社，2022，pp104-122.

3）原　寛美：急性期から開始する脳卒中リハビリテーションの理論とリスク管理．第 4 版 脳卒中理学療法の理論と技術．メジカルビュー社，2022，pp167-199.

4）難病情報センター https://www.nanbyou.or.jp/entry/4444

5） 猪原匡史：ラクナ梗塞と過小診断される遺伝性認知症 CADASIL とその治療法探索．第 17 回日本脳卒中学会学術集会．2022（口演）．
6） 平野照之：第 2 次パラダイムシフトを迎えた脳梗塞治療．臨床神経 2017；57：203-207.
7） 湯浅浩之：脳卒中の内科的治療．第 4 版 脳卒中理学療法の理論と技術．メジカルビュー社，2022，pp123-142.
8） 大野喜久郎：脳卒中急性期の神経症状増悪要因―離床を待機すべき病態．医学のあゆみ 183：397-400，1997.
9） 吉尾雅春（編）：症例で学ぶ脳卒中リハ戦略．医学書院．2018.
10） 原　寛美（編）：高次脳機能障害ポケットマニュアル．第 3 版．医歯薬出版，2015，p30.
11） Aguirre GK, el al. : Topographical disorientation. Brain 122 ; 1613-1628, 1999.
12） 妹尾敦史：拡散テンソル解析．高次脳機能障害のリハビリテーション Ver.3．医歯薬出版，2018，pp180-184.
13） Moura LM : Diffusion Tensor Imaging Biomarkers to Predict Motor Outcomes in Stroke:. A Narrative Review. Frontiers in Neurology. May 2019 | Volume 10 | Article 445.
14） Kim EH, et al. : Motor outcome prediction using diffusion tensor tractography of the corticospinal tract in large middle cerebral artery territory infarct. Neuro Rehabilitation 32 583-590 : 2013.
15） Cho SH, et al. : Motor outcome according to diffusion tensor tractography findings in the early stage of intracerebral hemorrhage. Neuroscience Letters 421, 142-146, 2007.
16） Cho SH, et al. : Motor outcome according to the integrity of the corticospinal tract determined by diffusion tensor tractography in the early stage of corona radiata infarct. Neuroscience Letters 426, 123-127, 2007.
17） Jang SH, et al. : Motor Outcome Prediction using Diffusion Tensor Tractography in Pontine Infarct. Ann Neurol 64 : 460-465, 2008.
18） 小山哲男：脳卒中リハビリテーションにおける画像診断の進歩―拡散テンソル法 MRI の予後予測への応用―．MB Med Reha 161：29-35, 2013.
19） 澤木優治・他：頭頂葉白質上縦束病変により日本語と英語の混同を呈したバイリンガル失語の 1 例―機能的 MRI および拡散テンソル画像を用いた検討―．臨床神経学 62：707-714，2002.
20） 安保雅博，角田　亘（編著）：脳卒中後遺症に対する rTMS 治療とリハビリ．金原出版，2013.
21） Jang SH, et al. : Functional Role of the Corticoreticular Pathway in Chronic Stroke Patients. Stroke 44 : 1099-1104, 2013.
22） 島本祐輔・他：脳卒中患者における MRI 拡散テンソルトラクトグラフィでの皮質網様体路の変化に着目して一症例．第 5 回日本ボツリヌス治療学会（口演），2018.
23） Krakauer JW, et al. : Getting rehabilitation right-What can we learn from animal models? Neurorehabil Neural Repair 26 : 923-931, 2015.
24） Lindenberg R : Structural integrity of corticospinal motor fibers predicts motor impairment in chronic stroke. Neurology 74（4）: 280-287, 2010.
25） Lindenberg R, et al. : Predicting functional motor potential in chronic stroke patients using diffusion tensor imaging. Hum Brain Map 37 : 1040-1051,

2011.
26）Kim BR, et al. : Transcranial Magnetic Stimulation and Diffusion Tensor Tractography for Evaluating Ambulation after stroke. J Stroke 18 : 220-226, 2016.
27）Kwon YH, et al. : Combined study of transcranial magnetic stimulation and diffusion tensor tractography for prediction of motor outcome in patients with corona radiata infarct. J Rehabil Med 43 : 430–434, 2011.
28）高草木　薫：大脳基底核による運動の制御．臨床神経 49：325-334, 2009.
29）Yeo SS, et al. : Corticoreticular pathway in the human brain : Diffusion tensor tractography study. Neurosci Lett 508 : 9-12, 2012.

3

脳卒中のリハビリテーション評価

1—脳卒中の重症度評価，急性期からの評価の流れ

1. 脳卒中リハビリテーションの評価の流れ

リハビリテーションを進めるうえで，脳卒中の重症度および身体機能の機能評価が必須となる．**表 3-1** に脳卒中の重症度評価の項目をまとめた．

表 3-1　脳卒中の重症度評価

分類	評価項目
意識障害	Japan Coma Scale（JCS），Glasgow Coma Scale（GCS）
総合評価	National Institutes of Health Stroke Scale（NIHSS），Japan Stroke Scale（JSS），Fugl-Meyer assessment（FMA），Stroke Impairment Assessment Set（SIAS）
運動麻痺	Brunnstrom Recovery Stage，12 段階片麻痺回復グレード法，簡易上肢機能テスト（STEF），Action Research Arm Test（ARAT），WMFT，10 秒テスト
筋緊張	Modified Ashworth Scale，Modified Tardieu Scale
失調症	Scale for the assessment and rating of ataxia（SARA），International Cooperative Ataxia Rating Scale（ICARS）
体幹機能	Trunk control Test，臨床的体幹機能検査（FACT ），Berg Balance Scale, Ability of Basic Movement Scale（ABMS Ⅱ）
言語機能	標準失語症検査（SLTA），運動性構音障害の検査法，意味記憶検査，語想起・語の流暢性検査
摂食嚥下機能	反復唾液嚥下テスト（RSST），水飲みテスト，フードテスト，嚥下内視鏡検査（VE），嚥下造影検査（VF），
認知機能（高次脳機能）	Mini Mental State Examination（MMSE），ウエクスラー成人知能検査（WAIS-Ⅳ），行動性無視検査（BIT），リバーミード行動記憶検査（RBMT），ウエスクラー記憶検査（WMS-R），Kohs 立方体組み合わせテスト，慶應版 Wisconsin Card Sorting Test（KWCST），遂行機能障害の行動評価（BADS），Trail Making Test 日本版（TMT-J）
ADL	Barthel Index（BI），機能的自立度評価法（Functional Independence Measure：FIM），modified Rankin Scale（mRS），Glasgow Outcome Scale（GOS）

図 3-1　脳卒中リハビリテーションの評価手順

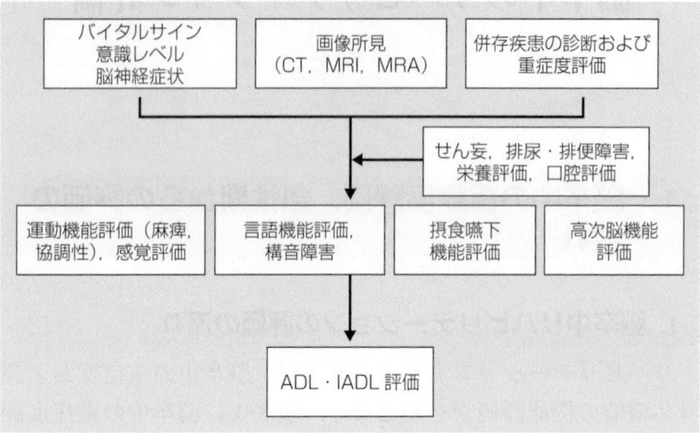

評価手順を**図 3-1** に示す．評価は安静度に従い，ベッド上で可能なものから実施する．また，スクリーニングとして行い，早期に症状を把握しながら，徐々に詳細な評価を行っていく．

2. 意識障害の評価

まず，バイタルサインと意識障害の評価を行う．意識障害は Japan Coma Scale（JCS），Glasgow Coma Scal（GCS）を用いる[1]．入院時の重度から中等度の意識障害では，生活期でも高次脳機能障害が残存する可能性がある[2]ため，初期の意識障害の把握は重要である．

3. 脳卒中重症度総合評価

National Institutes of Health Stroke Scale（NIHSS）は，脳卒中の神経学的重症度の評価として世界的に広く使用されている方法の一つである（**表 3-2**）．意識，眼球運動，視野，顔面神経麻痺，四肢の筋力，失調，感覚，言語などの 15 項目を，各項目 3～5 段階で評価する．合計 0 点が正常で，点数が高いほど重症となる．静注血栓溶解療法の適応の判断には必須の評価法となっている．

わが国では 1997 年に Japan Stroke Scale（JSS）が開発された．意識，言語，無視，視野，眼球運動，瞳孔異常，顔面麻痺，足

表 3-2　National Institutes of Health Stroke Scale（NIHSS）

NIHSS	患者名　　　　評価日時　　　　評価者
1a. 意識水準	□0：完全覚醒　□1：簡単な刺激で覚醒 □2：繰り返し刺激，強い刺激で覚醒　□3：完全に無反応
1b. 意識障害—質問 （今月の月名及び年齢）	□0：両方正解　□1：片方正解　□2：両方不正解
1c. 意識障害—従命 （開閉眼，「手を握る・開く」）	□0：両方正解　□1：片方正解　□2：両方不正解
2. 最良の注視	□0：正常　□1：部分的注視視野　□2：完全注視麻痺
3. 視野	□0：視野欠損なし　□1：部分的半盲 □2：完全半盲　□3：両眼性半盲
4. 顔面麻痺	□0：正常　□1：軽度の麻痺 □2：部分的麻痺　□3：完全麻痺
5. 上肢の運動(右) *仰臥位のときは45 度右上肢	□0：90 度*を 10 秒間保持可能(下垂なし) □1：90 度*を保持できるが，10 秒以内に下垂 □2：90 度*の挙上または保持ができない □3：重力に抗して動かない □4：全く動きがみられない □9：切断，関節癒合
上肢の運動(左) *仰臥位のときは45 度左上肢	□0：90 度*を 10 秒間保持可能(下垂なし) □1：90 度*を保持できるが，10 秒以内に下垂 □2：90 度*の挙上または保持ができない □3：重力に抗して動かない □4：全く動きがみられない □9：切断，関節癒合
6. 下肢の運動(右)	□0：30 度を 5 秒間保持できる(下垂なし) □1：30 度を保持できるが，5 秒以内に下垂 □2：重力に抗して動がみられる □3：重力に抗して動かない □4：全く動きがみられない □9：切断，関節癒合
下肢の運動(左)	□0：30 度を 5 秒間保持できる(下垂なし) □1：30 度を保持できるが，5 秒以内に下垂 □2：重力に抗して動がみられる □3：重力に抗して動かない □4：全く動きがみられない □9：切断，関節癒合
7. 運動失調	□0：なし　□1：1 肢　□2：2 肢　□9：切断，関節癒合
8. 感覚	□0：障害なし　□1：軽度からの中等度　□2：重度から完全
9. 最良の言語	□0：失語なし　□1：軽度からの中等度　□2：重度の失語 □3：無言，全失語
10. 構音障害	□0：正常　□1：軽度からの中等度　□2：重度 □9：挿管または身体的障壁
11. 消去現象と注意障害	□0：異常なし □1：視覚，触覚，聴覚，視空間，または自己身体に対する不注意，あるいは 1 つの感覚様式で 2 点同時刺激に対する消去現象 □2：重度の半側不注意あるいは 2 つ以上の感覚様式に対する半側不注意

（Lyden, et al.，1994）[13]

底反射，感覚，運動の10項目からなり，各項目の点数は重みづけされており，脳卒中急性期の重症度を定量的に比例尺度として評価できるスケールである[4]．

4. ADL評価

日常生活動作（ADL）の評価として，Barthel Index（BI）（**表3-3**）と機能的自立度評価法（Functional Independence Measure：FIM）（**表3-4**）がある．BIは「できるADL」，FIMは「しているADL」を評価する．BIは10項目からなり各項目を合計した0～100点で点数をつける．FIMは1～7点で点数をつけ，運動項目（13～91点）と認知項目（5～35点）から構成される．FIM利得＝退院時FIM得点－入院時FIM得点となり，FIM効率＝FIM利得÷入院日数となる．

5. 帰結評価

脳卒中におけるADLの帰結の評価指標としてはmodified Rankin Scale（mRS）（**表3-5**）がある．

表3-3　Barthel Index（BI）

項目	点数	記述	基準
1. 食事	10	自立	皿やテーブルから自力で食物をとって，食べることができる．自助具を用いてもよい．食事を妥当な時間内に終える．
	5	部分介助	なんらかの介助・監視が必要（食物を切り刻むなど）．
2. 椅子とベッド間の移乗	15	自立	すべての動作が可能（車椅子を安全にベッドに近づける．ブレーキをかける．フットレストを持ち上げる．ベッドへ安全に移る．臥位になる．ベッドの縁に腰かける．車椅子の位置を変える．以上の動作の逆）．
	10	最小限の介助	上記動作（1つ以上）に最小限の介助または安全のための指示や監視が必要．
	5	移乗の介助	自力で臥位から起き上がって腰かけられるが，移乗に介助が必要．
3. 整容	5	自立	手と顔を洗う．整髪する．歯を磨く．髭を剃る（道具は何でもよいが，引き出しからの出納も含めて道具の操作・管理が介助なしにできる）．女性は化粧も含む（ただし髪を編んだり，髪型を整えることは除く）．

（つづく）

表3-3　Barthel Index（BI）（つづき）

項目	点数	記述	基準
4. トイレ動作	10	自立	トイレの出入り（腰かけ，離れを含む），ボタンやファスナーの着脱と汚れないための準備，トイレット・ペーパーの使用，手すりの使用は可．トイレの代わりに差し込み便器を使う場合には便器の清浄管理ができる．
	5	部分介助	バランス不安定．衣服操作，トイレット・ペーパーの使用に介助が必要．
5. 入浴	5	自立	浴槽に入る，シャワーを使う，スポンジで洗う．このすべてがどんな方法でもよいが，他人の援助なしで可能．
6. 移動	15	自立	介助や監視なしに45 m以上歩ける．義肢・装具や杖・歩行器（車付きを除く）を使用してよい．装具使用の場合には立位や座位でロック操作が可能なこと．装着と取り外しが可能なこと．
	10	部分介助	上記事項について，わずかの介助や監視があれば45 m以上歩ける．
	5	車椅子使用	歩くことはできないが，自力で車椅子の操作ができる．角を曲がる，方向転換，テーブル，ベッド，トイレ等への操作など．45m以上移動できる．患者が歩行可能なときは採点しない．
7. 階段昇降	10	自立	介助や監視なしに安全に階段の昇降ができる．手すり，杖，クラッチの使用可．杖を持ったままの昇降も可能．
	5	部分介助	上記事項について，介助や監視が必要．
8. 更衣	10	自立	通常着けている衣類，靴，装具の着脱（細かい着方までは条件としない；実用性があればよい）が行える．
	5	部分介助	上記事項について，介助を要するが，作業の半分以上は自分で行え，妥当な時間内に終了する．
9. 排便自制	10	自立	排便の自制が可能で失敗がない，脊髄損傷患者などの排便訓練後の座薬や浣腸の使用を含む．
	5	部分介助	座薬や浣腸の使用に介助を要したり，ときどき失敗する．
10. 排尿自制	10	自立	昼夜とも排尿自制が可能．脊髄損傷患者の場合，集尿バッグなどの装着・清掃管理が自立している．
	5	部分介助	ときどき失敗がある．トイレに行くことや尿器の準備が間に合わなかったり，集尿バッグの操作に介助が必要．

（Mahoney FI et al.，1965）[5)]

表 3-4　機能的自立度評価法（Functional Independence Measure：FIM）

レベル	7　完全自立（時間，安全性含めて）	介助者なし
	6　修正自立（補助具使用）	
	部分介助	介助者あり
	5　監視	
	4　最小介助（患者自身で 75% 以上）	
	3　中等度介助（50% 以上）	
	完全介助	
	2　最大介助（25% 以上）	
	1　全介助（25% 未満）	

		入院時	退院時	フォローアップ時
セルフケア				
A．食事	箸 スプーンなど			
B．整容				
C．清拭				
D．更衣（上半身）				
E．更衣（下半身）				
F．トイレ動作				
排泄コントロール				
G．排尿コントロール				
H．排便コントロール				
移乗				
I．ベッド，椅子，車椅子				
J．トイレ				
K．浴槽，シャワー	浴槽 シャワー			
移動				
L．歩行，車椅子	歩行 車椅子			
M．階段				
コミュニケーション				
N．理解	聴覚 視覚			
O．表出	音声 車椅子			
社会的認知				
P．社会的交流				
Q．問題解決				
R．記憶				
合計				

注意：空欄は残さないこと．リスクのために検査不能の場合はレベル 1 とする．

〈機能レベルとその得点についての解説〉

自立……活動に際して他人の介助は必要ない（介助者なし）

7　完全自立……ある活動を構成しているすべての課題を，一部を修正することなく，また，補助具や介助なしに通常通りに，かつ適切な時間内に安全に遂行できる

6　修正自立……ある活動に際して次のうち一つ以上が必要である：補助具の使用，通常以上の時間，安全（危険）性の考慮

介助……活動に際して他人の監視または介助を要す．またはその動作を行っていない（介助者必要）．

部分介助……患者が半分（50%）以上の労力を行う．必要な介助のレベルは以下の通り

5　監視または準備……患者は身体に直接触れられなくてもよいが，待機，指示または促しなどを必要とする．また，介助者が必要な物品を準備したり装具を装着したりする．

4　最小介助……患者は手で触れる程度の介助を必要とする．そして患者が 75% 以上の労力を自分で行う．

3　中等度介助……患者は手で触れる程度以上の介助を必要とする．または 50% 以上 75% 未満の労力を自分で行う．

完全介助……患者は半分（50%）未満の労力しか行わない．最大または全介助が必要である．または活動を行わない．必要な介助のレベルは以下の通り

2　最大介助……患者は 50% 未満の労力しか行わないが，少なくとも 25% は行っている．

1　全介助……患者は 25% 未満の労力しか行わない．　（千野，1991）[6]

表 3-5　modified Rankin Scale（mRS）

	modified Rankin Scale	参照にすべき点
0	まったく症候がない	自覚症状および他覚徴候がともにない状態である．
1	症候はあっても明らかな障害はない：日常の勤めや活動は行える．	自覚症状あるいは他覚徴候はあるが，発症以前から行っていた仕事や活動に制限はない状態である．
2	軽度の障害： 発症以前の活動がすべて行えるわけではないが，自分の身の回りのことは介助なしに行える．	発症以前から行っていた仕事や活動に制限はあるが，日常生活は自立している状態である．
3	中等度の障害： 何らかの介助を必要とするが，歩行は介助なしに行える．	買い物や公共交通機関を利用した外出などには介助*を必要とするが，通常歩行†，食事，見だしなみの維持，トイレなどには介助*を必要としない状態である．
4	中等度から重度の障害： 歩行や身体的要求には介助が必要である．	通常歩行†，食事，身だしなみの維持，トイレなどには介助*を必要とするが，持続的な介護は必要としない状態である．
5	重度の障害： 寝たきり，失禁状態，常に介護と見守りを必要とする．	常に誰かの介助*を必要とする状態である．

*介助とは，手助け，言葉による指示および見守りを意味する．
†歩行は主に平地での歩行について判定する．なお，歩行のための補助具（杖，歩行器）の使用は介助には含めない．
（篠原，2007）[7]

（髙橋忠志）

2—運動麻痺，失調症の評価

1. 脳卒中の運動麻痺と評価

運動制御には様々なネットワークやシステムが関与しているが，特に運動指令の起点である大脳皮質の運動野と運動指令を脳幹や脊髄を通じて骨格筋へと伝える下行性伝導路（**表 3-6**）は重要な役割を果たす．脳卒中などにより中枢神経を損傷すると随意運動が困難となる運動麻痺が出現する．また，**表 3-6** で示した下行性伝導路が損傷していないにもかかわらず運動の出現がみられないことも多々ある．

代表的なものは運動前野や補足運動野が損傷され運動の企図

表 3-6　運動麻痺に関する主な下行性伝導路

大脳皮質に 起始細胞が存在する下行性経路	脳幹部に 起始細胞が存在する下行性経路
皮質脊髄路	網様体脊髄路
皮質延髄路	前庭脊髄路
皮質網様体路	赤核脊髄路
	視蓋脊髄路

（プログラミング）が障害されることで，運動が発現しない，またはぎこちない運動になる．また，感覚障害による触覚，深部感覚，温痛覚などにより感覚のフィードバックが入力されず，ぎこちない運動となり，運動麻痺様の障害を呈することもある．つまり，「運動が出現しないこと」=「随意運動の低下」=「運動麻痺」として一概にとらえないことも重要である．皮質脊髄路の損傷の判断指標としては深部腱反射などと組み合わせて評価することが必要である．

運動麻痺の評価は病態把握や予後予測，効果判定において重要である．『脳卒中治療ガイドライン 2021』においては，総合評価として Fugl-Meyer assessment（FMA），National Institutes of Health Stroke Scale（NIHSS），Japan Stroke Scale（JSS），運動麻痺として Brunnstrom Recovery Stage（BRS）などで評価することが推奨されている[1]．ここでは BRS と 12 段階片麻痺回復グレード法，FMA を紹介する．FMA は総合評価であるものの運動麻痺の評価として使用することも多いため，本節で解説する．

2. Brunnstrom Recovery Stage

Brunnstrom Recovery Stage（BRS）（**表 3-7**）は，上肢，手指，下肢をⅠ～Ⅵの 6 段階で評価する．Ⅰは筋肉の収縮がみられない完全麻痺である．Ⅱは共同運動がわずかに出現，また非麻痺側の随意運動収縮時に麻痺側の筋緊張増加を認める．Ⅲは随意運動がみられ，十分な共同運動が出現する．Ⅳ以上は分離運動が出現してくる．BRS は国内で多く用いられているが，一概に段階に沿って回復するわけではないことや関節ごとに評価ができない点，基準が曖昧なことなどを考慮する必要がある．また，協調性，スピードなどは評価に加味されていないため，よく

表 3-7　ブルンストローム回復ステージ（Brunnstrom Recovery Stage：BRS）

stage	内容	検査課題		
		上肢（腕）	手指	下肢
Ⅰ	随意運動がみられない	• 弛緩麻痺	• 弛緩麻痺	• 弛緩麻痺
Ⅱ	共同運動が一部出現 連合反応が誘発される	• わずかな屈伸筋共同運動	• 全指屈曲がわずかに出現	• わずかな屈伸筋共同運動 • Raimiste 現象の出現
Ⅲ	十分な共同運動が出現	• 関連運動を伴う屈筋共同運動	• 全指屈曲で握ることが可能だが，離すことができない	• 関連運動を伴う屈筋共同運動
Ⅳ	分離運動が一部出現	• 腰の後ろに手をもっていく • 肘伸展位で肩屈筋 90° • 肘屈曲 90° での前腕回内外	• 不十分な全指伸展 • 横つまみが可能で母指の動きで離すことができる	• 膝を 90° 以上屈曲した足の後方への移動 • 踵接地での足背屈（座位）（3 種類の補助テスト）
Ⅴ	分離運動が全般的に出現	• 肘伸展位・前腕回内位での肩外転 90° • 肘伸展位で手を頭上まで挙上 • 肘伸展肩屈曲 90° での前腕回内外	• 対向つまみ • 円柱または球握り • 全可動域の全指伸展	• 股伸展位での膝屈曲 • 踵接地での足背屈（立位）（3 種類の補助テスト）
Ⅵ	分離運動が自由にできる やや巧緻性に欠ける	• ステージⅤ間での課題がすべて可能だが，非麻痺側と比し円滑さに欠ける	• ステージⅤまでの課題すべてと個別の手指運動が可能	• 座位での股内外旋（下腿動作） • 立位での股外転

（日本脳卒中学会，2021）[1]

観察し，具体的な動きを備考として記録しておく必要がある．BRS は最も基本的な片麻痺の評価法である．

3. 12 段階片麻痺回復グレード法

12 段階片麻痺回復グレード法はわが国で標準化されたものであり，BRS を基にして評価基準が細分化され標準化が行われた．さらに手指の評価法も標準化作業を経て加えられた評価

表 3-8　ブルンストロームの片麻痺回復ステージと 12 段階片麻痺回復グレード法

ステージ	回復状態	グレード
stage I	随意運動が認められない	グレード 0
stage II	連合運動を認める	グレード 1，2
stage III	共同運動を認める（屈筋共同運動パターン，伸筋共同運動パターン）	グレード 3，4，5，6
stage IV	共同運動パターンから逸脱し，徐々に個々の関節の分離運動発現を認める	グレード 7，8
stage V	分離運動・個々の関節の随意的パターンを認める	グレード 9，10，11
stage VI	運動の協調性・スピード性の回復を認める	グレード 12

（原，2007）[8)]

法である．完全麻痺であるグレード 0 の段階から，スピードテスト非麻痺側の 1.5 秒以内に可能となる 12 の段階まで，13 の評価尺度として構成されている（**表 3-8**）[8)]．脳卒中運動麻痺の評価法としては最も汎用性に富んでおり，急性期からの運動麻痺の回復過程を詳細に評価するには優れている．片麻痺の回復過程をグラフ化して，患者と家族に，それまでの回復過程と到達段階を説明する際の重要なツールとして用いることができる[9, 10)]．1，2 章において片麻痺の回復経過図を示したが，片麻痺運動機能の評価法として，臨床経過の反応性（responsiveness）の把握に優れた評価法である．

4. Fugl-Meyer Assessment

Fugl-Meyer Assessment（FMA）（**表 3-9**）は上肢，手関節・手指，下肢の運動機能と協調性，バランス，感覚，関節可動域を統合的に評価する．検査に必要な所要時間は 30 分程度で，各項目は 0 点（無・不可），1 点（不十分），2 点（有・十分）の 3 段階で評価する．運動機能が 100 点満点（上肢 66 点，下肢 34 点），総合得点は 226 点となる[11)]．運動項目だけで運動麻痺を評価し，経時的に回復を評価する場合もある．急性期において上肢運動項目が 10 点改善すると FIM セルフケア項目が 1.5 点，下肢運動項目が 10 点改善すると FIM 移動項目が 1.9 点，上下肢運動項目が 10 点改善すると FIM セルフケアと移動

表 3-9　Fugl-Meyer Assessment（FMA）の評価（上肢，下肢を抜粋）

A．上肢	姿勢条件	テスト項目	配点
I．反射	座位	1．屈筋（上腕二頭筋，指の屈筋） 2．伸筋（上腕三頭筋）	各 2 点（なし 0 点，あり 2 点）
II．共同運動	座位	1．屈筋共同運動（非麻痺側の膝から麻痺側の耳に手を動かす） 2．伸筋共同運動（麻痺側の耳から非麻痺側の膝に手を動かす）	各 2 点（なし 0 点，部分的 1 点，完全 2 点）
III．共同運動の混合	座位	1．手を腰椎に動かす 2．肘伸展位，回内回外中間位で肩 90° 屈曲 3．肩下垂位（0°）肘屈曲 90° で回内回外	各 2 点（なし 0 点，部分的 1 点，完全 2 点）
IV．共同運動のない運動	座位	1．肘伸展 0°，前腕回内位で肩外転 90° 2．肘伸展位，回内回外中間位で肩 180° 屈曲 3．肩屈曲 30〜90°），肘伸展位で回内回外	各 2 点（なし 0 点，部分的 1 点，完全 2 点）
V．正常な反射活動	座位（IV が満点だったときのみ評価）	上腕二頭筋，指の屈筋，上腕三頭筋	0 点（IV が 0 点，または 2 つ以上の顕著亢進） 1 点（1 つの顕著な亢進） 2 点（顕著な亢進がみられない）
E．下肢	姿勢条件	テスト項目	配点
I．反射	背臥位	1．屈曲（膝屈曲） 2．伸展（膝蓋腱，アキレス腱）	各 2 点（なし 0 点，あり 2 点）
II．共同訓練	背臥位	1．屈曲共同運動（股，膝，足関節の屈曲） 2．伸展共同運動（屈曲位からの股，膝，足関節の伸展）	各 2 点（なし 0 点，部分的 1 点，完全 2 点）
III．共同運動の混合	座位	1．90° 以上の膝屈曲 2．十分な足の背屈（非麻痺側と比較して）	各 2 点（なし 0 点，部分的 1 点，完全 2 点）
IV．共同運動のない運動	立位	1．股関節 0° での膝屈曲 2．十分な足の背屈（非麻痺側と比較して）	各 2 点（なし 0 点，部分的 1 点，完全 2 点）
V．正常な反射活動	臥位（IV が満点だったときのみ評価）	膝屈筋，膝蓋腱，アキレス腱	0 点（IV が 0 点，または 2 つ以上の顕著亢進） 1 点（1 つの顕著な亢進） 2 点（顕著な亢進がみられない）

表 3-10　ABMS Ⅱ

動作	評価	点数
寝返り	1＝禁止 2＝全介助 3＝部分介助 4＝見守り 5＝修正自立 6＝自立	
起き上がり		
座位保持		
立ち上がり		
立位保持		
合　計		/30

寝返り：仰臥位から好きな側を向いて寝返るように指示する．
起き上がり：仰臥位からベッドの端に座るよう指示する．
座位保持：端座位のまま姿勢を 30 秒以上保持するように指示する．
立ち上がり：端座位からベッドサイドで足を床につけて立つように指示する．
立位保持：ベッドサイドで 30 秒以上立っているように指示する．

（Taira Tanaka et al.，2010）[14]

項目の合計点が 3 点改善するとされる[12]．また，臨床的に意味のある最小変化量（Minimal Clinically Important Difference：MCID）は生活期の軽度から中等度の患者で，手の握る能力 4.25 点，手を放す能力 5.25 点，腕を動かす能力 7.25 点，上肢全体 5.25 点とされる[13]．よって，これらの点数が意味のある改善とされるため，治療目標となる．

5. Revised Version of the Ability for Basic Movement Scale（ABMS Ⅱ）

Revised Version of the Ability for Basic Movement Scale（ABMS Ⅱ）は脳卒中発症早期に，ベッドサイドで簡便に基本動作能力を評価することが可能である（**表 3-10**）．ABMS Ⅱ は BI などと相関を認めており，また 4 週後の BI の予測因子であることが報告されている[14]．また，回復期リハビリテーション病院入院時に 16 ポイント以上の場合，自立歩行の獲得が多くなることが報告されている[15]．

6. 体幹機能の評価

体幹機能は座位，立位，歩行に至るまで重要である．これらを客観的に評価する指標として，Trunk Impairment Scale（TIS）や Trunk Control Test（TCT）がある．

TIS は脳卒中の体幹機能の評価法として開発された．静的座

表 3-11　Trunk Control Test（TCT）

テスト項目	検査のためのガイドライン
①患側への寝返り（筋力の弱い側）	非麻痺側上肢によりベッドを引いたりするのは許可する
②非麻痺側への寝返り（筋力の強い側）	背臥位で患側上下肢を持ち上げて行う．非麻痺側の上下肢で介助した場合 12 点にする
③背臥位からの起き上がり	背臥位から上肢を用いて，押すか引く．柵やシーツを引っ張った場合 12 点とする
④端座位におけるバランス	座位をとり両足を床から離して 30 秒間バランスを保持する．姿勢保持のために両手を支えにした場合 12 点．どのようにしても，30 秒間保持できなければ 0 点

0 点	自力では不可能
12 点	可能ではあるが，介助力を要しない援助のみ必要（ベッド柵の利用など）
25 点	正常な方法で可能

（高見，2022）[17]

位バランス（3 項目），動的座位バランス（10 項目），協調動作（4 項目）をそれぞれ，7 点，10 点，6 点の 23 点満点で評価する．2020 年に楠本らによって日本語版[16]が作成されている．

TCT（**表 3-11**）は起居動作で構成されるため，離床時を観察することにより，ベッド上で評価が可能である[17]．

7. 失調症の評価

運動失調とは運動の滑らかな動きである協調性が障害された状態である．運動失調には小脳性運動失調，感覚性運動失調，大脳性運動失調などがある（**表 3-12**）．

小脳梗塞では四肢の失調が 59%，体幹失調が 45% に認められ，小脳梗塞後の ADL の予後は 69% で自立，21% で介助，10% で寝たきりか死亡である[19]．

運動失調の重症度評価は International Cooperative Ataxia Rating Scale（ICARS）が国際基準として用いられていたが 19 項目と多いためあまり普及せず，2006 年に半定量的な運動失調の包括的な評価として Scale for the Assessment and Rating of Ataxia（SARA）（**表 3-13**）が報告された[20]．SARA の検査時間は約 4 分と ICARS の約 1/3 とされている．SARA は脊髄小脳変性症の評価として開発されたが，脳卒中に対しても有用性が示されている[21]．脳卒中による失調症のカットオフ値とし

表 3-12　失調症の分類

	小脳性運動失調	感覚性運動失調	大脳性運動失調
病変部位	小脳病変 小脳脚（下小脳脚，中小脳脚）病変 脳幹部橋核（大脳皮質からの興奮を小脳に伝える中継核）部病変	視床（後腹側核）病変 視床-内包後脚病変 脳幹部内側毛帯〔延髄視床路（bulbothalamic tract）〕部病変	大脳小脳神経回路（運動ループ）*の病変
症状	失調性構音障害 四肢協調運動障害 姿勢調節障害 眼球運動障害（眼振） 筋緊張低下	Romberg 徴候陽性（閉眼による体幹動揺の悪化） Pian-finger sign〔障害側の手指伸展時の偽アテトーゼ現象（pseudoathetosis）〕 異常感覚の出現	視覚誘導性の協調運動障害

*大脳小脳神経回路の運動ループ：皮質脊髄路は脳幹を下行し橋を通過する際，橋核にも信号を伝える（皮質橋路）．橋核で情報を得た横橋線維は橋腹側をぐるりと反対側へ回って中小脳脚から小脳虫部・中間部の皮質に入力する（橋小脳路）．小脳中部・中間部の皮質で統合された運動に関する情報は上小脳脚から出てすぐに左右交叉し，視床外側腹側核を経由して補足運動前野，運動前野，運動野へと到達して運動ループを形成する[18]．

（原，2007）[8]

表 3-13　SARA の評価項目

項目	評価内容	配点
歩行	壁から安全な距離をとって歩き，方向転換して介助なしで継ぎ足歩行	0（正常）～8（介助ありでも歩けない）
立位	靴を脱いで開眼で，1）自然な姿勢，2）足をそろえて，3）継ぎ足で立つ	0（正常）～6（片手で支えても 10 秒以上立てない）
座位	開眼し，両上肢を前方に伸ばした姿勢で，足を浮かせてベッドに座る	0（正常）～4（支えなければ 10 秒以上座れない）
言語障害	会話する	0（正常）～6（単語を理解できない．言葉が出ない）
指追い試験	検者の人差し指をできるだけ早く指さす	0（測定障害なし）～4（行えない）
鼻指鼻試験	対象者の鼻と検者の指を交互に普通の速度で指さす	0（振戦なし）～4（行えない）
手回内回外運動	大腿部の上で回内回外を早く正確に 10 回繰り返す	0（正常に 10 秒以内に可能）～4（行えない）
踵-すね試験	臥位で一方の踵を他方のすねの上に沿って 1 秒以内に滑らせ，もとの位置に戻す	0（正常）～4（行えない）

（I. Yabe, et al.，2008）[20]

図 3-2　感覚の分類

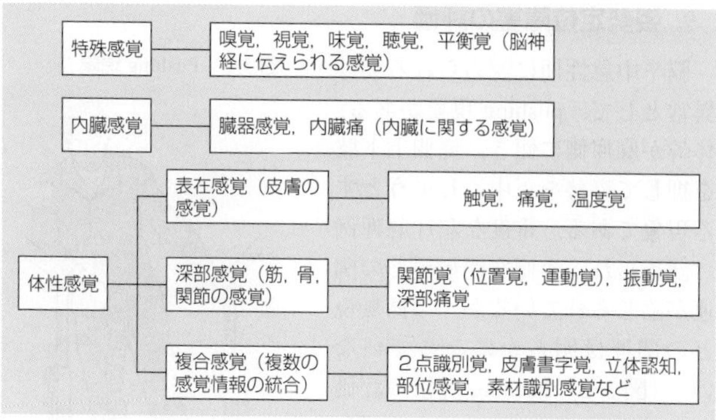

て独歩自立は 8 点以下，4 点杖歩行は 11.5 点以下，歩行器歩行は 12.25 点以下とされている[22]．

8. 感覚障害の評価

感覚障害は脳卒中の症状のなかでも出現頻度の多いものの一つである．感覚が障害されると巧緻運動が拙劣になること（感覚性運動失調）や足底感覚の低下から，立位バランスが不安定になる．感覚障害により上肢の不良肢位を繰り返すことで肩痛が発生する場合や，閉眼時に立位バランスを崩す（Romberg 徴候陽性）ことで洗顔時や夜間の転倒リスクが高くなる．また，温度覚や痛覚が障害されると熱傷や外傷を負うことが懸念される．このように ADL に影響を及ぼすため感覚障害の評価が必要である．感覚は**図 3-2**[22] のように分類される．

脳卒中における感覚障害では，大脳皮質感覚野の損傷や感覚神経の中継点である視床後外側部（VPL 核，VPM 核）の損傷，VPL 核・VPM 核から大脳感覚野に投射される内包後脚や放線冠の損傷により感覚障害が生じる．また，脳幹部病変では延髄背外側病変の Wallenberg 症候群が代表的である．Wallenberg 症候群では触覚は正常に保たれ，病巣と同側の顔面および反対側半身の温痛覚障害を呈する．

9. 姿勢定位障害の評価

脳卒中急性期に認められる姿勢異常として，pushing 現象がある．体幹が麻痺側に傾き，健側上下肢を押して姿勢を正中にしようとする現象である．重度な左片麻痺例に認められ，半側空間無視との関連が論じられているが，半側無視との関連は明らかになっていない[23)] (**図 3–3**). Pushing 現象の評価として Scale for Cotraversive Pushing（SCP）と Burke Lateropulsion Scale（BLS）がある．

図 3–3　Pushing 現象

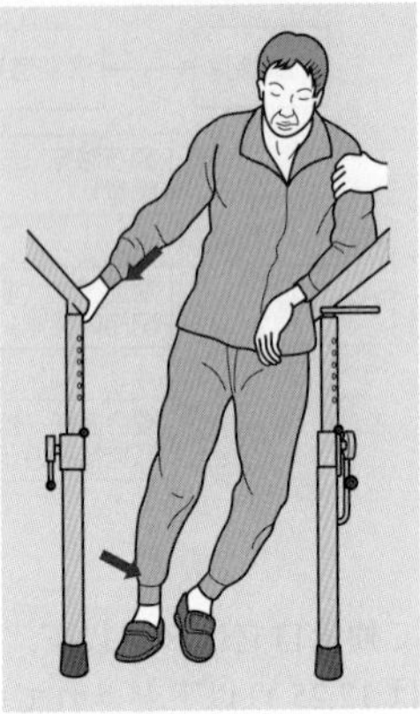

10. バランス評価

姿勢制御は筋骨格系, 感覚, 神経系, 協調性, 予測機構など様々な要素でコントロールされている．脳卒中においては多様な症状により，転倒などが発生するため，バランス評価は重要である．バランス評価の代表的なものとしては Functional Reach Test（FRT），Timed Up and Go Test（TUG）などがある．FRT とは肩幅での立脚にて，一側上肢を 90 度挙上して遠方に伸ばした距離を測定する．TUG とは椅子座位から立ち上がり，3 m 先の目標物を回って椅子に戻るまでの時間を測定する．また，脳卒中患者を対象としたものとしては Berg Balance Scale（BBS）(**表 3–14**)[24)] があり，歩行の判定基準としても汎用されており，有用である[25)]．

（髙橋忠志）

3—高次脳機能障害の評価

脳卒中においては，梗塞・出血の発症部位により様々な高次脳機能障害（**表 3–15**，**表 3–16**)[26, 27)] が生じる．運動麻痺や失

表 3-14　Berg Balance Scale

B1	椅座位から立ち上がり
B2	立位保持
B3	座位保持（両足を床につけ，もたれずに座る）
B4	着座
B5	移乗
B6	閉眼立位保持
B7	閉脚立位保持
B8	上肢前方到達
B9	床から物を拾う
B10	左右の肩越しに後ろを振り向く
B11	360° 回転
B12	段差踏み換え
B13	片足を前に出して立位保持
B14	片脚立ち保持

（島田，2013）[24]

表 3-15　高次脳機能障害とは

- 脳損傷による認知機能の障害（cognitive dysfunctions）の総称である．あくまでも総称であるため，診断においては，以下の個別の名称でもって記載する必要性がある．
- 従来から知られている大脳皮質巣症状として認められる高次脳機能障害（**表 3-16**）：失語，失行，失認，失読・失書，ゲルストマン症候群，半側空間無視，地誌的障害，視空間認知障害など
- 新たに提案された高次脳機能障害診断基準（2004）[2] による記憶障害，注意障害，遂行機能障害，社会的行動障害など

（国立身体障害者リハビリテーションセンター）[27]

表 3-16　失語・失行・失認とは

失語	全失語，ブローカ失語，ウェルニッケ失語，伝導失語，超皮質性運動失語，超皮質性感覚失語，失名詞失語
失行	観念失行，観念運動失行，肢節運動失行．着衣失行，構成失行．口腔顔面失行，発語失行など
失認	視覚失認，同時失認，相貌失認，色彩失認，聴覚失認，触覚失認，街並失認など

語症とは異なり，客観的に可視化しにくい症状であるため，病巣別にどのような症状を発症する可能性があるか基本的な知見を有しておくことが重要である．画像所見と病棟での ADL 場面の観察などに基づき，認知機能に対する神経心理検査を進めて診断することが必要となる（**表 3-17**）[28]．

表 3-17　認知機能検査が対象とする領域

- 言語（language）
- 処理速度（processing speed）
- ワーキングメモリー・注意（working memory/attention）
- 記憶（memory）
- 遂行機能（executive function）
- 視知覚統合（visual-perceptual organization）

（D'Souza A et al.，2019）[28]

図 3-4　脳卒中による高次脳機能障害，症状別発症頻度

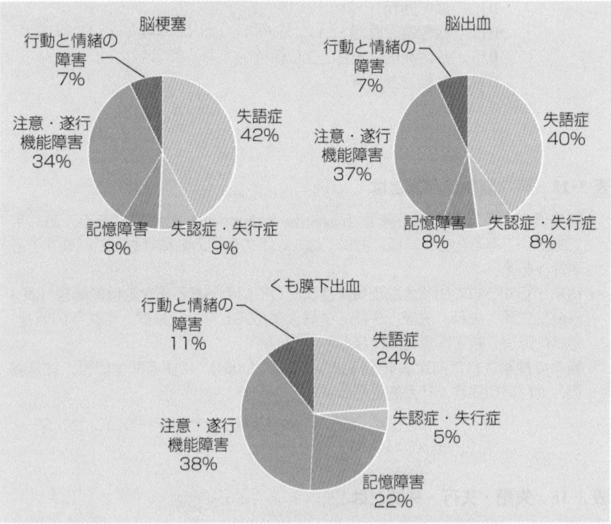

（日本高次脳機能障害学会，2016）[29]

1. 脳卒中による高次脳機能障害の症状別頻度

図 3-4 には，日本高次脳機能障害学会の実態調査報告書による脳出血，脳梗塞，くも膜下出血の高次脳機能障害の症例別発症頻度を示した[29]．脳梗塞と脳出血では，失語症，注意・遂行機能障害，失認症・失行症，記憶障害の順となっている．くも膜下出血においては，注意・遂行機能障害，記憶障害の頻度が多くなることが特徴である[29]．

図 3-5 には，急性期からの高次脳機能障害診断の概略を示した．脳画像所見，初期症状の評価，行動観察，そしてスクリー

図 3-5　高次脳機能障害の診断，急性期からの流れ

原因疾患と病変部位	脳梗塞	脳出血	くも膜下出血			
	脳画像 CT/MRI/MRA	主たる病変 水頭症有無など	脳動脈瘤の部位など	MRI 拡散テンソル画像		
初期症状	意識障害	見当識障害	せん妄	言語機能障害	記憶障害 逆行性健忘	注意障害
行動観察	見当識（日付，場所，氏名）	ADL	道順（病室やトイレなど）	スタッフの顔や氏名の認識		
スクリーニング検査＋標準化された検査	MMSE	書字・読字	線分二等分検査	図形模写（Rey 複雑図形）		
	リバーミード行動記憶検査（RBMT）	Trail Making Test 日本版（TMT-J）	Kohs 立方体組み合わせテスト	標準失語症検査（SLTA）		
	標準言語性対連合学習検査（SPA）	標準注意検査法（CAT）	行動性無視症候群検査（BIT）	遂行機能障害行動評価（BADS）		
診断	高次脳機能障害の存在	いかなる高次脳機能障害か	重症度	予後予測		
リハ治療方針の検討	IC	急性期・回復期リハ病院での診断，認知リハ	情報提供			

図 3-6　左大脳半球（外側面）における主な機能局在

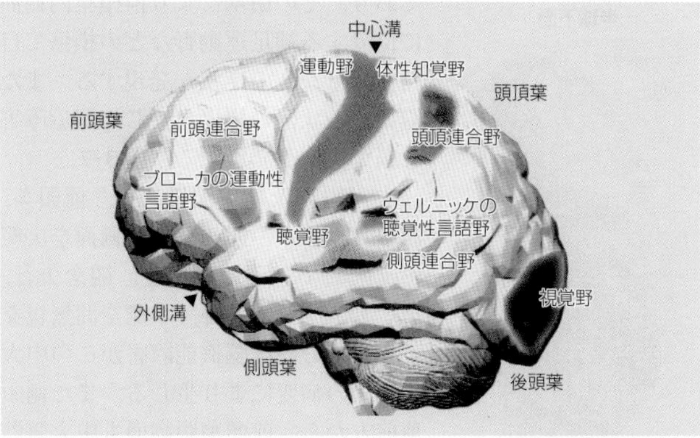

ニング検査へと進める．さらに検査法として標準化がされている神経心理検査を中心に進め，高次脳機能障害の診断を行う．

2. 機能局在の概略と支配血管別高次脳機能障害

図 3-6 には左大脳半球（外側面）における主な機能局在部位を示した．左前頭葉に言語のブローカ中枢が位置し，左側頭葉にはウェルニッケ中枢が位置しており，それぞれ同部位の損傷によりブローカ失語，ウェルニッケ失語が生じる．

図 3-7　左前大脳動脈アテローム血栓性梗塞例の MRI 画像（**flair image**）（右下肢麻痺と **alien hand syndrome** を呈する症例）

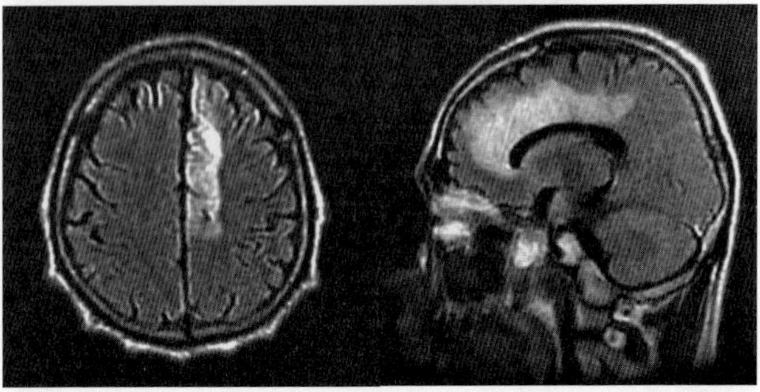

前大脳動脈の支配領域である脳梁，帯状図を含む左大脳半球内側面に梗塞巣が認められる．

図 3-8　右後大脳動脈血流領域，右大脳半球下面

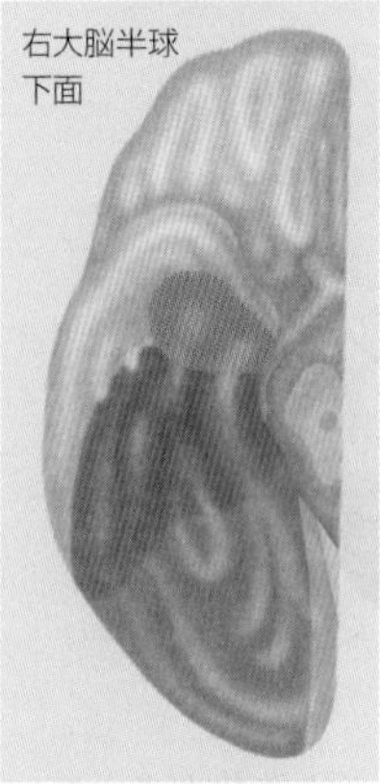

ピンク色が海馬領域

前大脳動脈は前頭葉内側面を支配しており，その閉塞により前頭葉内側面に位置する補足運動野などの損傷で自発性低下などの症状が発現する．また脳梁や帯状回の損傷を生じて記憶障害や脳梁失行が発現する（**図 3–7**）．

中大脳動脈の支配領域は，前頭葉，側頭葉，後頭・頭頂葉の外側面を広範に支配している．失語症，観念失行，ゲルストマン症候群，半側空間無視など，多くの高次脳機能障害がこの中大脳動脈の病変により生じる．また側頭葉前方から，前頭葉眼窩面も中大脳動脈の支配領域であり，記憶障害，さらに左側側頭葉病変では固有名詞失名辞[30]，失読・失書[31]などを生じる．

後大脳動脈は，後頭葉，脳梁膨大後域，側頭葉内側面，視床の血流を支配している．**図 3–8** に示すように，側頭葉内側面の海馬への血流が損傷されると記憶障害が生じる．**図 3–9** は，突然発症し記憶障害を呈した視床前核に限局する脳出血例の頭部 CT を示す．この視床前部は後交通動脈より分枝する tuberothalamic artery の支配領域とされている．

図 3-9　視床前核部脳出血の頭部 CT

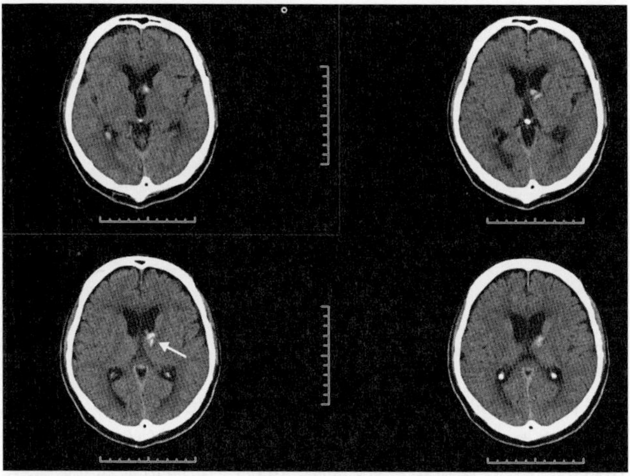

突然発症した記憶障害例.
リバーミード行動記憶検査（RBMT）：標準プロフィール点：15/24 点，スクリーニング点：4/12 点
ウェクスラーメモリースケール（WMS-R）：一般的記憶指標 68，言語性記憶指標 74，視覚性記憶指標 70，注意／集中力指標 101，遅延再生指標 60
三宅式記銘力検査：有関係対語：2-2-3，無関係対語：0-0-0

3. 左大脳半球損傷による主な高次脳機能障害

左大脳半球には，通常の右利き例において言語中枢が位置しており，その損傷と連絡路の損傷で失語症が起こる．言語機能の障害であるが，左半球が言語に代表される概念とシンボル（象徴）をコントロールしていることを意味している（**図 3-10**）[32)]．

失語症は重要な高次脳機能障害の一症状ではあるが，さらに認知機能の中枢をなす症状でもある．記憶や注意，抽象的思考や判断力などに対して，言語を用いて（介して）そうした多くの認知機能がコントロールされているからである．失語症の有無と詳細な評価は，高次脳機能障害のリハビリテーションを進めるうえで必須となる（99 頁参照）．言語機能を詳細に評価することが左大脳半球損傷例におけるリハビリテーションの基本となる．ここでは，リハビリテーション上重要な左大脳半球損傷における主な高次脳機能障害として，失行とゲルストマン症候群を取り上げる．

図 3-10　失行図式

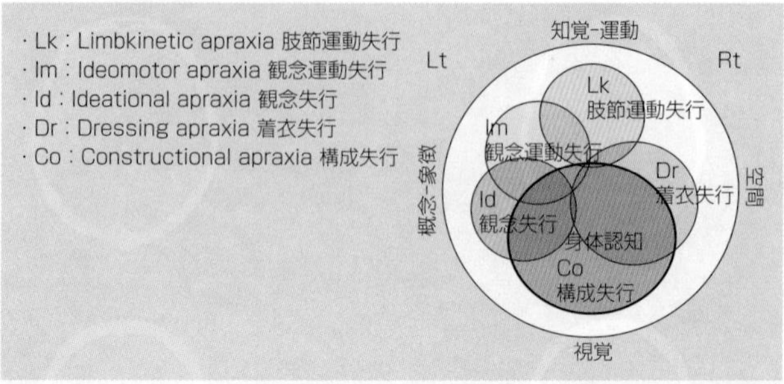

（大橋，1998）[32]

(1) 失行

失行は，1900 年に Liepmann により最初に運動失行に関する報告がされたことに始まる．その後，肢節運動失行（Kleist, 1934），さらに構成失行（Kleist, 1922），右頭頂葉病変による着衣失行（Brain, 1941）が分類されてきた．失行の定義は，運動障害がないか，あるいはそれでは十分に説明できず，認知障害がないか，あるいはそれでは十分に説明できず，課題理解の障害がなく，やる気があるにもかかわらず，指示された運動を誤って行うか，物品を誤って用いる場合を言う[33]．

肢節運動失行は前運動野の観念運動失行，観念失行は左下頭頂小葉を含む病変が関与している．下頭頂小葉（inferior parietal lobule）は，縁上回と角回に分けられており（**図 3-11**），左右大脳半球ともにこの部位は高次脳機能の重要な機能に関与している．左縁上回の病変により観念失行が，そして左角回の病変によりゲルストマン症候群が発現する．左中大脳動脈の分枝である左角回動脈の支配領域であり，血管障害の好発部位となる．

観念失行はリハビリテーション上見落としてはならない障害であり，「行為全体のプランを立てることのできない障害」（大橋，1965），あるいは「他動詞的運動の障害／道具使用の失認」（Morlaas，1929）と定義され，日常生活の多くの場面で「物品（客体）の使用障害」として発現する[33]．

(2) ゲルストマン症候群

左大脳半球による代表的な高次脳機能障害としてゲルストマン症候群（J Gerstmann, 1924）がある，左右障害，手指失認，

図 3-11　失行とゲルストマン症候群を生じる左大脳半球下頭頂小葉（縁上回，角回）の病巣局在

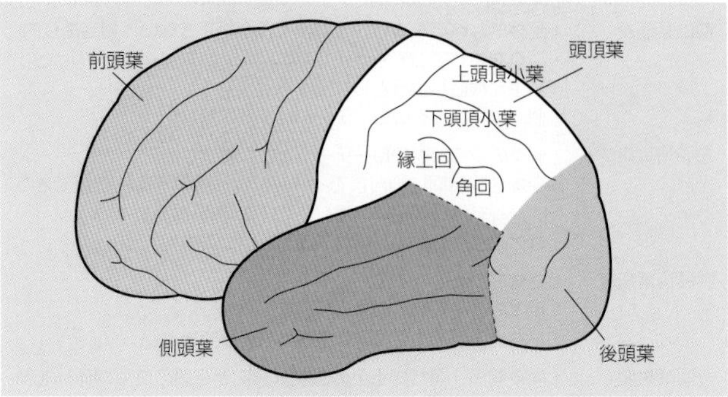

失算，失書の 4 徴候を呈する高次脳機能障害であり，左角回の病変により生じるとされる．失語症を合併していることが多く，典型例は少ないとの指摘もある．しかし，**図 3-12** に示す左頭頂葉の皮質下出血などの症例には臨床上多く遭遇し，ゲルストマン症状を認める．

図 3-12　左頭頂葉皮質下出血の MRI 写真（Flair 画像）

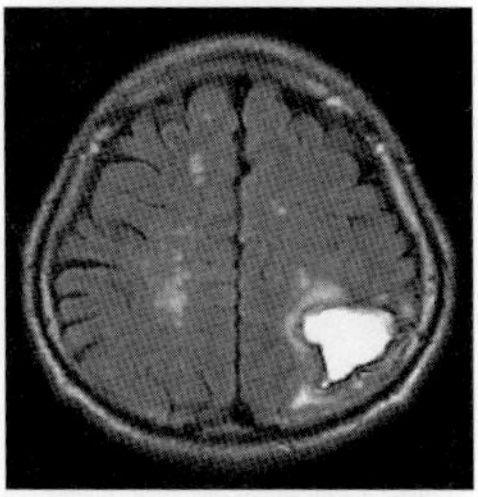

一見脈絡のないこの 4 徴候を合併する本症候群の本質的な障害に関しては，多くの議論がなされてきている．鹿島は Kohs 立方体組み合わせテストを用いた解析から，「具体的逐次的操作の障害（具体的空間的操作の障害）」（**表 3-18**）が特性であると指摘している[34]．現在，本質的障害は「心的イメージ（mental image）の操作・回転ができない」[35] ことであるとする知見が支持されている．

4. 右大脳半球損傷による主な高次脳機能障害

(1) 右中大脳動脈の血管障害による高次脳機能障害

図 3-13 に右中大脳動脈閉塞により生じるとされる精神症状と行動学的異常（Acute Confusional State と Agitated Delirium）

表 3-18　Kohs 立方体組み合わせテストにおける病巣別特性

病巣・病変	特　性
前頭葉病変	• 全体的な戦略をあらかじめ描くことができない，場当たり的 • 誤りを生じていても修正しない（action slip） • 結果を検証しようとしない • 個々のブロックのローテーションは問題ない
左頭頂葉病変	• 個々のブロックのローテーションが障害されている • 手本を短時間に細部までイメージ化し記憶することができない（視覚性短期記憶障害） • 具体的逐次的操作が困難（四次元空間の失見当識）
右頭頂葉病変	• 立体的空間的な認知が困難 • 手本のイメージそのものが崩壊 • 左右上下前後の空間的な把握，構成ができない
後頭葉病変	• 前後関係，奥行き上下の感覚（三次元空間の位置関係）を認知できない

図 3-13　右中大脳動脈閉塞により生じる精神症状と行動学的異常

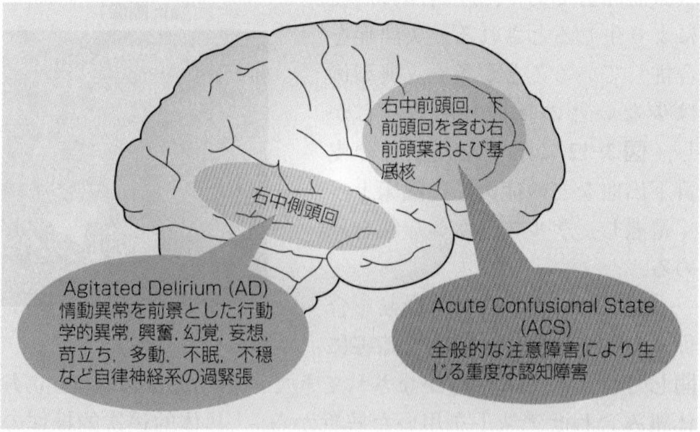

（Mayer E et al.,　1999）[35]

について示した[36]．

　右大脳半球損傷による高次脳機能障害として代表的なものとしては，視空間認知障害（**表 3-19**）と注意障害があげられる．さらに半側空間無視を含めた「無視症候群」とも呼ばれる多くの臨床徴候が知られている（**表 3-20**）．左視空間無視（半側無視）症状を呈する中大脳動脈領域のうち，最も重度な無視症状を呈する病巣は，右下頭頂小葉であるとされている．

表 3-19　視空間認知障害

- 空間定位の障害
- 方向・距離判断の障害
- 地誌的見当識障害
- 半側空間無視
- バリント症候群

（Benton A，Tranel D，1993）[37)]

表 3-20　無視症候群

- 半側の不注意 hemi-inattention
- 半側空間無視 hemispatial neglect
- 消去現象 extinction
- 知覚対側転移 allesthesia（allochiria）
- 片麻痺無認知 anosognosia
- 一側性運動低下 hemiakinesia

（Heilman et al.，1993）[38)]

表 3-21　地誌的見当識障害を呈する症状

症状名	特性	病巣
自己中心的地誌的見当識障害（egocentric disorientation）	対象物同定の視覚認知機能は保たれるが，物と自己との空間的位置関係を認識する能力の障害	右後頭葉など
道順障害（heading disorientation）	一度に見渡せない広い空間内の2地点間の位置関係（方向）を想起（旧知の場所）または記銘（新規の場所）することが困難であり，方向感覚の障害が特徴	右頭頂葉皮質下，脳梁膨大後域
街並失認（landmark agnosia）	建物や風景の形態認知は可能であるがその同定が困難であり視覚認知障害が基盤にある	右海馬傍回
前向性記憶障害（anterograde amnesia）	発症後新たに経験する環境に生じる地誌的見当識障害，視覚性の前向性健忘	右側頭葉内側面（海馬，海馬傍回含む）

（Aguirre GK et al., 1999）[39)]，（橋本，2016）[40)]

（2）右後大脳動脈の血管障害による高次脳機能障害

右後大脳動脈の障害では，右後頭葉，さらに右側頭葉内側面と右視床などの病変を生じて視覚認知機能と関連して特徴的な高次脳機能障害を呈する．右後頭葉病変では相貌失認が知られているが，両側後頭葉病変でも生じるとされる．

（3）地誌的見当識障害

地誌的見当識障害を認める場合には，**表 3-21** に示す 4 つの病態が知られており[39, 40)]，鑑別診断が必要とされる．

5. バリント症候群（表 3-22）

Bálint（1909）により報告された両側頭頂葉損傷による，精神性注視麻痺，視覚性運動失調，視覚性注意障害の 3 徴候を呈する症状である．**図 3-14** にはバリント症候群を認めた左頭頂

表 3-22　バリント（Bálint）症候群（3 徴候）

Bálint（1909）の報告	注視運動の障害と密接に関連した空間認知の障害例
精神性注視麻痺	眼球運動が麻痺したかのように視線が固定，無意識の眼球運動は可能
視覚性運動失調	視覚定位障害，眼前の物体を把握できない，視覚一運動協調障害
視覚性注意障害	視線がとらえた対象以外への注意が向けられない

図 3-14　バリント症候群を認めた左頭頂葉皮質下出血

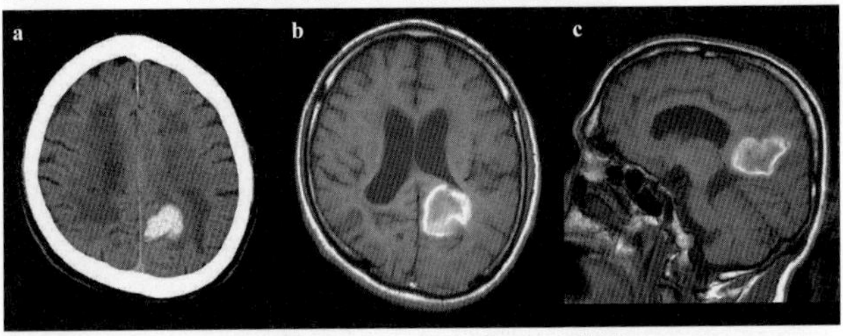

a：頭部 CT　b，c：MRI の Flair 画像（b：軸状断，c：矢状断）

葉皮質下出血の CT と MRI を示す．CT 上では右頭頂葉皮質下に白質脳症を疑う低吸収域が認められ，本例は両側頭頂葉病変が疑われた．

また視覚性距離判断の障害例を Holmes（1919）が報告しており，今日では Bálint-Holmes 症候群として扱われることがある．船山（2009）は Bálint-Holmes 症候群では，視覚性短期記憶の障害が認められると指摘し，障害像の中核である可能性がある．また距離判断の神経基盤として，右頭頂-後頭葉の後方の上頭頂小葉，下頭頂小葉後部，楔部が指摘されている[41)]．

6. 被殻出血例の高次脳機能障害

線条体（被殻，尾状核，側座核）には大脳の広範な領域からの情報が入力されている[42)]．被殻出血や尾状核出血では，血腫の広がりにもよるが，注意障害や処理速度の低下などの高次脳機能障害が認められる．認知機能障害の見落としがないように，神経心理検査を用いて詳細に評価することが求められている．

（原　寛美）

4—失語症の評価

1. 失語症の理解

失語症は，言語に関わる脳領域の損傷によって後天的に生じた符号化-解読の働き（言語機能）の障害であり，言語の4側面（聴く・話す・読む・書く）すべてが障害される．末梢の感覚・運動系の損傷による言語障害や，一般の精神障害（意識・知能などの障害）に伴う言語の異常は失語症とはいわない[43]．右利きの人の言語優位半球は左半球である場合がほとんどである．右利きの人が右半球損傷で失語症をきたす場合は交叉性失語と呼ばれるが，全失語症の1～2%にすぎない[44]．左利きの人の言語優位半球については様々なデータがあるが左半球にある場合が多い．

後述する失語症の古典分類と脳血管障害には，**表3-23**に示す対応関係が指摘されている．

2. 失語症の評価と診断過程

失語症の評価・診断は**表3-24**の流れに沿って行う[45]．

基本情報の収集（①）とインテーク面接（②）を通して言語症状の有無を判断し，失語症が疑われる場合には，総合的な失語症検査（③）を実施して言語障害の鑑別を行う．評価の際には失行，失認，注意障害など他の高次脳機能障害や意識状態，構音障害の有無や程度も考慮しなければならない．

表3-23　血管症候群と古典的失語分類

MCA主幹部閉塞	全失語
MCA上行枝閉塞	ブローカ失語
MCA下行枝閉塞	ウェルニッケ失語
MCAの頭頂葉枝閉塞	伝導失語
IC閉塞による分水嶺梗塞	混合型超皮質性失語
ACA閉塞，ACA-MCA分水嶺梗塞	超皮質性運動失語
MCA-PCA分水嶺梗塞	超皮質性感覚失語

MCA：中大脳動脈，IC：内頸動脈，ACA：前大脳動脈，PCA：後大脳動脈　　（藤田，2021）[45]

表 3-24　失語症の評価・診断の過程

①基本情報の収集	②インテーク面接	③検査
• 年齢・性別・利き手・家族構成・職業 • 医学的診断 • 病歴 • 禁忌事項	• 主訴 • スクリーニング検査 • 会話能力評価	• 総合的失語症検査 • 掘り下げ検査 • 観察
④情報の統合・分析	⑤訓練	⑥再評価
• 失語症タイプの分類と重症度の判定 • 言語治療の適応判断と予後予測 • 問題点の抽出 • 言語治療の方針・治療計画立案		• 訓練結果の確認 • 方針・訓練計画の修正

表 3-25　統合的失語症検査

検査名	特徴
標準失語症検査（SLTA）	6 段階で評価されるため詳細な分析が可能.
WAB 失語症検査（WAB）	非言語的な認知機能を含めた評価が可能
失語症鑑別診断検査	談話の理解検査が含まれる．2000 年改訂.

3. 検査

(1) 総合的失語症検査

総合的失語症検査として**表 3-25** に示す 3 つがあげられる. いずれも失語症のタイプと重症度, 症状特徴を評価することができる.

(2) 失語症掘り下げ検査

言語に関わる特定の機能や能力について詳細に調べる検査である（**表 3-26**）. 失語症患者の構文理解のレベルを精査して訓練にいかしたいと考えたときに，新版失語症構文検査を用いて評価するなど，詳細な情報を得るために行う.

（岡本雄吾，高橋真由美）

5—嚥下障害の評価

脳卒中の患者では，急性期に約 70% の割合で嚥下障害を合併する．このため，経口摂取を開始する前に栄養摂取の調整を

表 3-26　失語症掘り下げ検査

掘り下げ検査	目的や特徴
標準失語症検査補助テスト（SLTA-ST）	SLTA でカバーできていない症状の把握が目的の検査．聴覚的理解の程度や語想起能力，日常生活上の時間・計算能力など，より詳細に評価したい場合に抜粋して行うことができる．
SALA 失語症検査	認知神経心理学的理論を背景とする検査．40 の下位テストからなり，聴覚的理解・視覚的理解・産生・復唱・音読・書き取りすべてが，単語の親密度や心像性などの言語心理学的な側面から検討できるように作られている．
重度失語症検査	重度失語症者を対象に言語・非言語の両領域から評価できる検査．重度な失語症患者の残存能力を評価し，治療アプローチの手がかりを得ることを目的とする．
失語症語彙検査（TLPA）	語彙の理解，産生障害の特性を分析する検査．下位検査で用いる語の心像性，使用頻度，親密度，瀕死，意味カテゴリーなどの特性が統制されている．
標準抽象語理解力検査（SCTAW）	抽象語のみを刺激とした言語理解検査．軽度の意味理解障害まで検出することが可能．
トークンテスト	聴覚的理解力を調べることを目的とした検査．軽度の聴覚的理解障害を検出するのに適している．
物品と動作の呼称検査	物品と動作の呼称を評価する検査．呼称成績への単語属性効果が，検査語の「親密度」「心像性」「頻度」「獲得年齢」「語長（モーラ数）」により検討可能．
新版失語症構文検査（R-STA）	失語症者の統語機能を精査できる検査．統語機能の障害特徴および文の理解・産生力のレベルを客観的に把握し，指導・訓練の手がかりを得ることができる．
実用コミュニケーション能力検査（CADL）	日常生活でのコミュニケーション能力を評価する検査．非言語機能を含む総合的なコミュニケーション能力を評価できる．

適切な評価に基づいて行うことが重要である．これにより，肺炎の発症が有意に減少する[1]．

1. 病巣別による嚥下障害の特徴

脳卒中で生じる嚥下障害は，病巣により偽性球麻痺と一側性大脳病変に分けられる．球麻痺の代表的なものにはワレンベルグ症候群があげられる（**表 3-27**）．

2. 嚥下障害の評価手順

嚥下障害の評価は，①医学的情報の収集，②問診，③観察，

表 3-27　病巣別による嚥下障害の特徴

	病巣・主症状	嚥下障害の特徴
偽性球麻痺	両側の上位運動ニューロン 構音障害, 嚥下障害, 排尿障害	食塊形成困難 送り込み不良 嚥下反射惹起遅延 嚥下の運動は保たれる
一側性大脳病変	片側の上位運動ニューロン 病巣により異なる	中大脳動脈領域：先行期や口腔期の障害，口腔内残留など 島回梗塞：口腔機能障害 弁蓋部梗塞：口腔期障害 皮質下・基底核梗塞：口腔機能障害, 移送不良
球麻痺	下位運動ニューロン 発声障害, 嚥下障害, 舌の萎縮	咽喉頭運動の左右差（一側病変の場合） 嚥下反射の消失や惹起不全 食道入口部の開大不全
	ワレンベルグ症候群 （延髄外側症候群） 嚥下障害を呈することが多く 時に重篤化する 他の症状は乏しいことがある	片側の病巣でも咽喉頭麻痺が両側に及ぶことがある 嚥下反射が消失することがある 食道入口部の開大不全

（藤島, 2013）[46), （藤島, 2012）[47) より一部改変

表 3-28　情報収集

現病歴・既往歴・併存疾患	嚥下障害の原因となる疾患の有無
服薬状況	摂食嚥下障害に影響する薬物の使用の有無
体重変化	過去 1 カ月で 5% 以上, 過去 6 カ月で 10% 以上の減少の有無
呼吸機能	咳・呼吸困難の有無
低 BMI	50 歳未満：18.5 未満, 65 歳未満：20.0 未満, 65 歳以上：21.5 未満
血液検査	栄養状態，炎症反応の有無 総たんぱく（TP）基準値 6.5〜8.0（g/dl） アルブミン（ALB）基準値 4.0〜5.0（g/dl） C 反応性蛋白（CRP）基準値 0.3 mg/dl 以下

④再評価の順に実施される.

(1) 医学的情報の収集

嚥下障害の評価にあたり, 必要な医学的情報を**表 3-28** に示す. 問診とともに摂食嚥下障害を発見する手がかりとなり, 障害構造の仮説や予後推定, 治療計画の根拠となる.

表 3-29　問診

代表的な問診票	EAT-10 聖隷式嚥下質問紙
主訴	嚥下障害を疑う訴えの有無
病前の食生活	食事形態，姿勢，摂取の自立度
生活に関する情報	生活場所，日常生活の自立度，同居家族

図 3-15　頸部可動域の評価

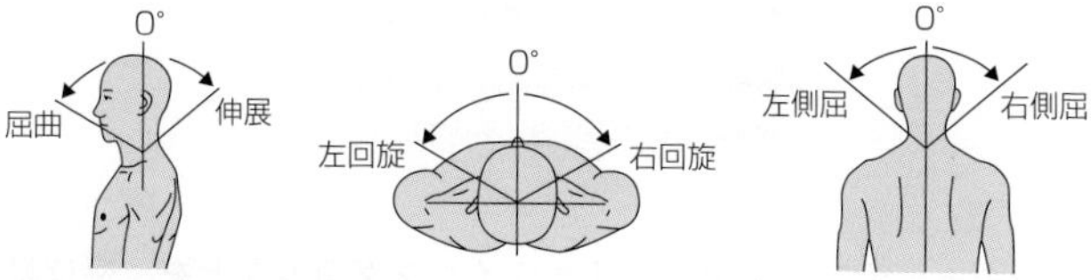

屈曲	正常可動域 0〜60 度
伸展	正常可動域 0〜50 度
回旋	正常可動域 0〜60 度
側屈	正常可動域 0〜50 度

（日本リハビリテーション医学会，1995）[44]

(2) 問診

問診による情報も摂食嚥下障害を発見する重要な手がかりとなる．本人から訴えがある場合だけでなく，むせを風邪による咳と誤解していないかなど，多角的に質問することが大切である．代表的な問診票や質問事項を**表 3-29** に示す．

(3) 観察・評価

①身体機能

嚥下障害の評価では，身体機能面の観察評価として頸部の可動域と体幹機能を確認することも必要となる．

i．頸部可動域

頸部可動域は摂食時の姿勢や食塊形成，嚥下運動，嚥下時の呼吸コントロールに影響する自動ないし他動運動で最大の評価とする（**図 3-15**）[48]．

ii．体幹機能

体幹機能は摂食時の姿勢，摂食時間，嚥下時の呼吸コントロールなどに影響する．評価項目として，座位の状態，座位耐久性，座位バランスがあげられる．座位の状態では摂食時の姿

表 3-30　Hoffer 座位能力分類（JSSC 版）

分類 1	手の支持なしで端座位保持 30 秒間可能
分類 2	手の支持で座位保持 30 秒可能
分類 3	座位不能

（日本シーティング・コンサルト協会）[49]

表 3-31　呼吸機能の評価

安静時呼吸	正常範囲 12〜20回/分
酸素飽和度	基準値 96〜99%
咳嗽	なし，時々，頻回
喀痰	可能，不可能

勢やギャッチアップ角度，リクライニング角度などを，座位耐久性では座っていられる時間を評価する．座位バランスは Hoffer 座位能力分類で評価する（**表 3-30**）．

(4) 呼吸機能

呼吸は嚥下との関連性が高い．正常では呼吸のリズムは規則的（吸気と呼気はおおよそ 1：2 の比率）に行われる．誤嚥などにより，肺内で炎症反応が生じると頻呼吸かつ浅呼吸となる．酸素飽和度の基準値は**表 3-31** の通りで，4% 以上の低下で有意な酸素化の悪化と判断する．咳嗽反射は気管に入りかけた食物や唾液など異物を排出するときに働く．食事中に頻回に咳やむせが観察される場合は，誤嚥を疑う．咳嗽に喀痰が伴った場合は自力で喀出できるか，吸引が必要かを評価する．

(5) 口腔状態の観察 [50]

歯列や義歯の状態は咀嚼能力に関わる．口腔衛生状態は誤嚥性肺炎発症の予測因子となる．口腔内の汚染は細菌の増殖が予測され，唾液などを誤嚥することにより肺炎の危険性が高まるためである．多職種間で共有しやすい口腔衛生状態の評価表として，日本語版 Oral Health Assessment Tool（OHAT-J）（**図 3-16**）[51] や Eilers Oral Assessment Guide（OAG）がある．

(6) 脳神経に基づく口腔・咽頭の観察

摂食嚥下に関わる主な脳神経と支配している部位を**表 3-32** に示す．これまでに得た情報から，脳卒中や神経疾患などによる機能的障害を推測して観察にあたる．

表 3-32　脳神経に基づく観察ポイント

神経支配	部位	観察ポイント	摂食嚥下時の機能
三叉神経	開口筋	開口時の下顎の麻痺側への偏倚の有無	捕食 咀嚼・食塊形成
	閉口筋	歯を食いしばったときの咬筋の収縮，左右差	
顔面神経	前頭筋	額にしわを寄せたときの前額部のしわの状態	捕食 食物の口腔内保持 口腔内圧の上昇 舌の前方 2/3 の味覚 唾液の分泌
	眼輪筋	閉眼時の眼瞼部の動き，左右差	
	口輪筋	安静時の口角下垂の有無	
		飲水時の口角からの漏れの有無	
		口唇の引き・突出時の動き，左右差	
舌咽神経 迷走神経	軟口蓋	/a/発声時の軟口蓋挙上の健側への偏倚の有無	鼻咽腔閉鎖 咽頭内圧の上昇 咽頭収縮 気道閉鎖 舌骨・喉頭挙上 声帯運動 食道入口部開大
	咽頭後壁	/a/発声時の咽頭後壁の健側への偏倚の有無	
	喉頭	発声の持続時間 /a/音の反復速度 嗄声の有無 舌骨・喉頭の安静位 随意的な咳	
舌下神経	舌	舌萎縮，線維束性収縮の有無 挺舌時の健側への偏倚の有無 突出・後退・左右運動 舌尖・奥舌・舌背の挙上運動	食物の保持 咀嚼・食塊形成 口腔内圧の上昇 咽頭への送り込み

(7) スクリーニング検査

スクリーニング検査として**表 3-33** にあげたものがある．スクリーニング検査では飲食物を用いない検査でも嚥下を伴う検査が主である．スクリーニング検査の目的は摂食嚥下障害の有無を推定することであり，嚥下障害の有無を確定することや詳細な障害構造の把握はできない点に注意が必要である．

(8) 食事場面の観察 [52, 53]

一口量や摂取のペースなどの問題発見には，食事場面の観察が必要である．また，不顕性誤嚥の場合は発見されないまま食事開始となる恐れもあるため早期に確認する（**表 3-34**）．

(9) 嚥下内視鏡検査と嚥下造影検査（表 3-35）

嚥下内視鏡検査（videoendoscopic evaluation of swallowing：

図 3-16　日本語版 Oral Health Assessment Tool（OHAT-J）

ID：		氏名：			評価日：　　　/　　/		
項目		0＝健　全		1＝やや不良		2＝病　的	スコア
口　唇	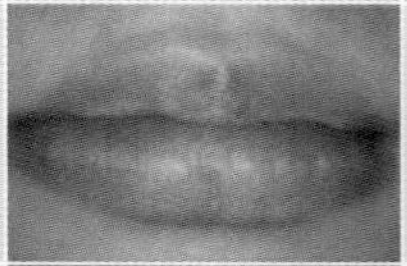	正常，湿潤， ピンク	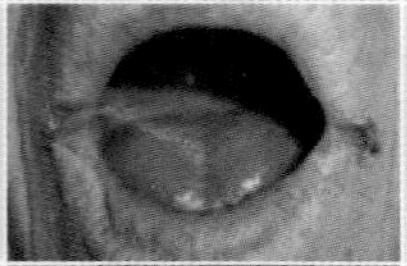	乾燥，ひび割れ， 口角の発赤	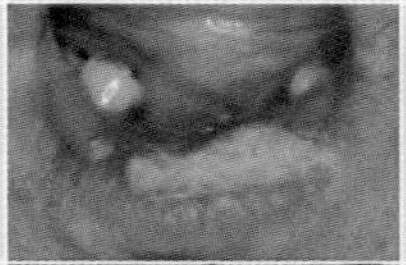	腫脹や腫瘤， 赤色斑，白色斑， 潰瘍性出血， 口角からの出血，潰瘍	
舌	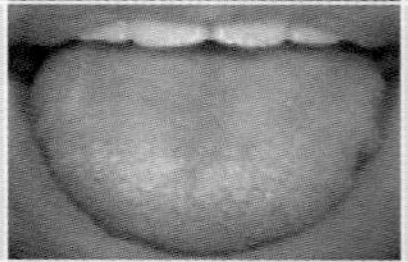	正常，湿潤， ピンク	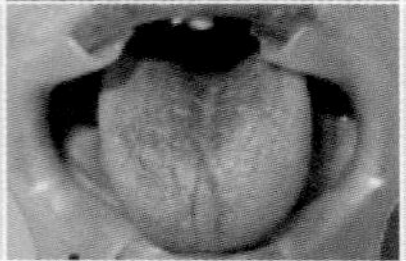	不整，亀裂， 発赤，舌苔付着	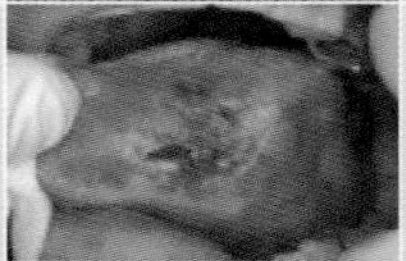	赤色斑，白色斑，潰瘍， 腫脹	
歯肉・粘膜	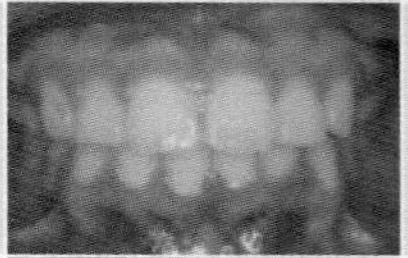	正常，湿潤， ピンク	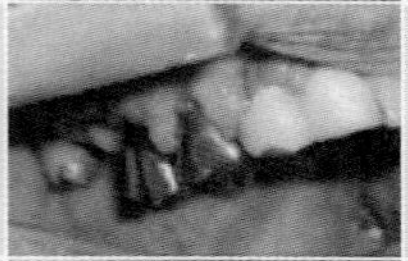	乾燥，光沢， 粗造，発赤 部分的な（1～6 歯分）腫脹 義歯下の一部潰瘍	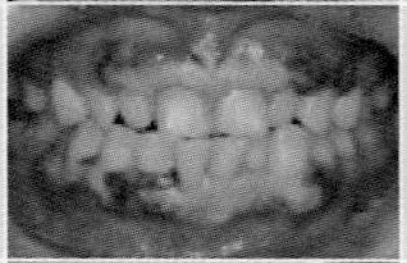	腫脹， 出血（7 歯分以上） 歯の動揺，潰瘍 白色斑，発赤，圧痛	
唾　液	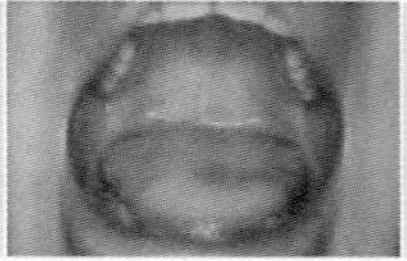	湿潤，漿液性	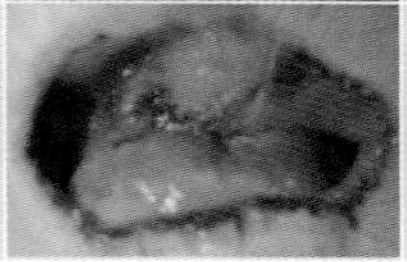	乾燥，べたつく粘膜，少量の唾液 口渇感若干あり	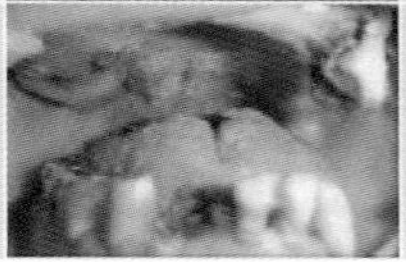	赤く干からびた状態 唾液はほぼなし， 粘性の高い唾液 口渇感あり	

項目		0＝健　全		1＝やや不良		2＝病　的	スコア
口　唇	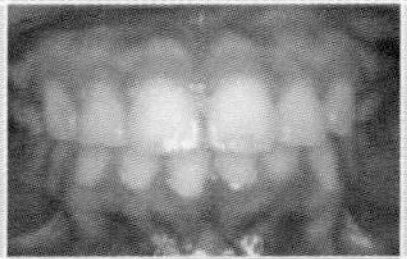	正常，湿潤， ピンク	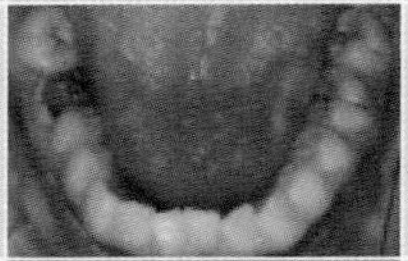	乾燥，ひび割れ， 口角の発赤	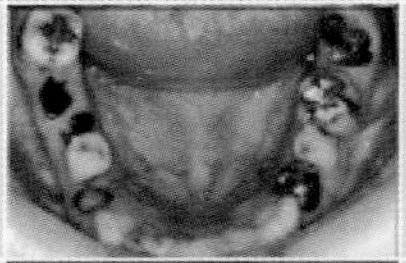	腫脹や腫瘤， 赤色斑，白色斑， 潰瘍性出血， 口角からの出血，潰瘍	
義　歯 □有　□無	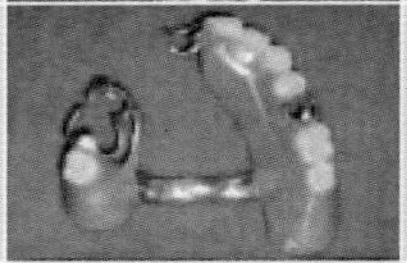	正常 義歯，人工歯 の破折なし 普通に装着で きる状態	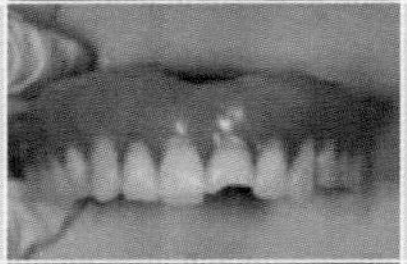	一部位の義歯， 人工歯の破折 毎日 1〜2 時間の 装着のみ可能	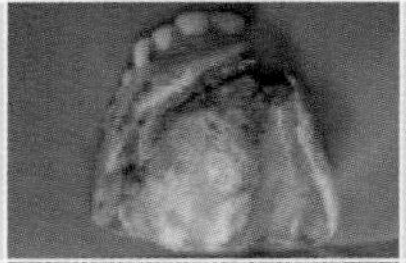	二部位以上の義歯， 人工歯の破折 義歯紛失， 義歯不適のため未装着 義歯接着剤が必要	
口腔清掃	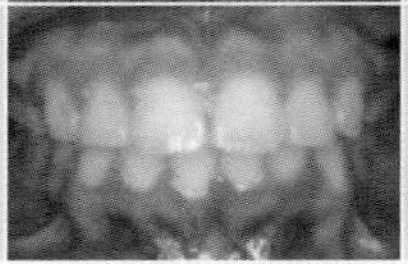	口腔清掃状態 良好 食渣，歯石， プラークなし	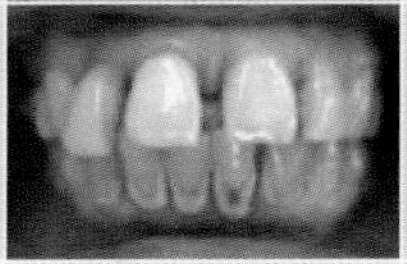	1〜2 部位に 食渣，歯石， プラークあり 若干口臭あり	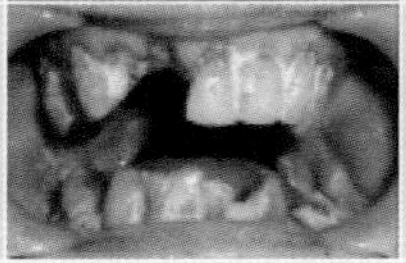	多くの部位に 食渣，歯石， プラークあり 強い口臭あり	
歯　痛	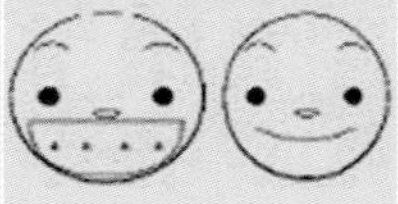 0　　1	疼痛を示す 言動的，身体 的な徴候なし	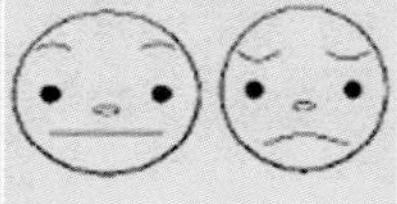 2　　3	疼痛を示す言動的 な徴候あり： 顔を引きつらせる， 口唇を噛む 食事しない， 攻撃的になる	 4	疼痛を示す身体的な徴 候あり： 頬，歯肉の腫脹， 歯の破折，潰瘍 歯肉下膿瘍， 言動的な徴候もあり	
歯科受診　（　　要　・　不要　　）			再評価予定　　　／　　／			合計	

（松尾，2016）[51]

表 3-33　スクリーニングテスト

<table>
<tr><th>検査名</th><th>方法</th><th colspan="3">判定</th></tr>
<tr><td>舌圧測定</td><td>JMS 舌圧測定器で測定</td><td colspan="3">20 kPa 未満から舌の運動機能低下を疑う</td></tr>
<tr><td>反復唾液嚥下テスト（RSST）</td><td>舌骨と甲状軟骨の触診で 30 秒間の空嚥下回数を数える</td><td colspan="3">3 回以上で正常</td></tr>
<tr><td rowspan="5">改訂水飲みテスト（MWST）</td><td rowspan="5">冷水 3 ml を口腔底に注いで嚥下させる</td><td colspan="3">1. 嚥下なし，むせあり and/or 呼吸変化あり</td></tr>
<tr><td colspan="3">2. 嚥下あり，呼吸変化あり</td></tr>
<tr><td colspan="3">3. 嚥下あり，呼吸変化なし，むせる and/or 湿性嗄声</td></tr>
<tr><td colspan="3">4. 嚥下あり，呼吸変化なし，むせなし</td></tr>
<tr><td colspan="3">5. 4 に加え，追加嚥下が 30 秒以内に 2 回可能</td></tr>
<tr><td rowspan="5">フードテスト（FT）</td><td rowspan="5">プリン 3～4 g を舌背に置いて嚥下させる</td><td colspan="3">1. 嚥下なし，むせあり and/or 呼吸変化あり</td></tr>
<tr><td colspan="3">2. 嚥下あり，呼吸変化あり</td></tr>
<tr><td colspan="3">3. 嚥下あり，呼吸変化なし，むせあり and/or 湿性嗄声，口腔内残留中等度</td></tr>
<tr><td colspan="3">4. 嚥下あり，呼吸変化なし，むせなし，口腔内残留ほぼなく追加嚥下でクリア</td></tr>
<tr><td colspan="3">5. 4 に加え，追加嚥下が 30 秒以内に 2 回可能</td></tr>
<tr><td rowspan="14">頸部聴診</td><td rowspan="14">喉頭の側面に聴診器を当てて嚥下音と嚥下前後の呼吸音を聴診する</td><td></td><td>聴診音</td><td>疑われる嚥下障害</td></tr>
<tr><td rowspan="8">嚥下音</td><td>長い嚥下音</td><td>舌による送り込みの障害</td></tr>
<tr><td>弱い嚥下音</td><td>咽頭収縮の減弱</td></tr>
<tr><td>複数回の嚥下音</td><td>喉頭挙上障害
食道入口部の弛緩障害など</td></tr>
<tr><td>泡立ち音</td><td>誤嚥</td></tr>
<tr><td>むせに伴う喀出音</td><td>誤嚥</td></tr>
<tr><td rowspan="3">嚥下音の合間の呼吸音</td><td>呼吸・嚥下パターンの失調</td></tr>
<tr><td>喉頭侵入</td></tr>
<tr><td>誤嚥</td></tr>
<tr><td rowspan="5">呼吸音</td><td rowspan="3">湿性音
嗽音
液体振動音</td><td>誤嚥</td></tr>
<tr><td>喉頭侵入</td></tr>
<tr><td>咽頭部における液体の貯留</td></tr>
<tr><td>むせに伴う喀出音</td><td rowspan="2">誤嚥</td></tr>
<tr><td>喘鳴様呼吸音</td></tr>
</table>

表 3-34　食事場面の観察

観察項目	観察ポイント	関連する主な病態・障害
意識レベル	目が覚めているか	意識障害
食物の認知	食べ物を認識できているか	食物の認知障害
食思	食欲はあるか	認知症，耐久性低下
食事内容	特定のものを避ける	食塊形成困難・送り込み障害
	食べ残す場所が偏る	半側空間無視
取り込み動作	口に運べているか	麻痺，失調，失行，失認
	食物が口からこぼれないか	捕食の障害，口唇閉鎖不全
咀嚼	下顎の回旋運動はあるか	咬筋の障害
	硬いものが噛めるか	歯周病，義歯不適合
準備期の時間	口に長時間溜めこんでいないか	食塊形成困難・送り込み障害
送り込み	上を向いて飲んでいないか	送り込み障害
	お茶で流し込んでいないか	
むせ	特定のものでむせていないか	誤嚥，咽頭残留
	食事開始時のむせやすさがあるか	誤嚥，注意障害
	食事後半のむせやすさがあるか	誤嚥，咽頭残留，耐久性低下，胃食道逆流
声	食事中に声が変わっていないか	誤嚥，咽頭残留
時間	45 分以内に食べ終わるか	認知症，捕食の障害，送り込み障害

（聖隷嚥下チーム，2018）[52]，（日本摂食嚥下リハビリテーション学会，2015）[53]

VE）では，鼻腔から内視鏡を挿入し，上咽頭・中咽頭・下咽頭・喉頭の順に観察する．嚥下機能は食物や着色水を用いて評価する[54]．

嚥下造影検査（video fluorography of swallowing：VF）では，X 線透視下で口腔・咽頭・喉頭や頸部の構造を観察する．嚥下機能は造影剤を混ぜた検査食を用いて評価する．

(10) 摂食嚥下の 5 期モデルと嚥下造影検査の観察項目[55]

i．認知期

食物を認識し，口腔に搬送する段階である．意識レベル，高次脳機能，姿勢保持機能，口に食物を搬送する機能を事前に評価する．

ii．準備期

準備期は食物を口腔に取り込み，咀嚼して食塊形成する段階

表 3-35　VE と VF の特徴

VE	長所	ベッドサイドで施行できる.
		実際に食べている食物で検査ができる.
		被曝しない.
		咽喉頭の衛生状態を観察できる.
		喉頭感覚や声帯麻痺の観察ができる.
		咽喉頭部の器質的疾患を検出することができる.
	短所	咽頭期がホワイトアウトとなる.
		食道入口部以降の観察はできない.
		挿入時の痛みや鼻出血などの合併症が起こりうる.
VF	長所	一連の嚥下動態を観察することができる.
		咽頭期をとらえられる.
		誤嚥と咽頭残留の有無と程度を評価しやすい.
		喉頭挙上のタイミングと程度を観察できる.
		食道期を評価することができる.
		直接粘膜に触れるための合併症がない.
	短所	機動性に劣る.
		被曝する.
		バリウムを混ぜた検査食が必要.
		VF チェアが必要.

（西村・他，2016）[54)]

表 3-36　準備期・口腔期の観察ポイント

検査食の動態	解剖学的構造の異常・動き
口唇からのこぼれ 咀嚼状態 食塊形成 口腔残留 （前庭部・口底部・舌背部） 咽頭への取り込み	形態学的異常（口腔） 口唇の開閉 下顎の動き 舌の動き 舌口蓋閉鎖

である（**表 3-36**）.

固形物では食塊形成能力が，液体では口腔内での保持が重要な観察対象である．固形物は咀嚼中でも断続的に咽頭へ移送されていることが多い（Stage II transport）[56)].

iii．口腔期

口腔期は舌を口蓋に押しつけ，舌背に乗せられた食塊を咽頭に送り込む段階である．舌前半部を硬口蓋としっかり接触させ

図 3-17　咽頭期

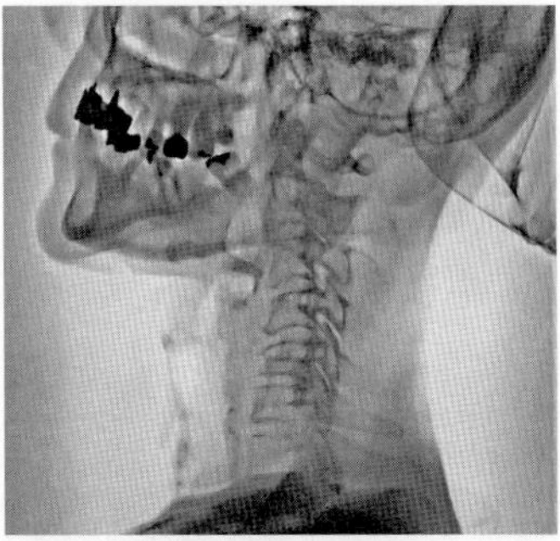

早期咽頭流入	形態的異常（咽頭）
咽頭通過	舌根部の動き
誤嚥・喉頭侵入とその量	鼻咽腔閉鎖
口腔への逆流	舌骨の動き
鼻咽頭への逆流	喉頭挙上
咽頭残留・咽頭滞留（貯留）*	喉頭蓋の動き
（咽頭蓋谷・梨状陥没）	咽頭閉鎖
食道入口部の通過	咽頭壁の収縮
	食道入口部の開大

*咽頭滞留（貯留）：嚥下反射が起こらずに，そのまま残った場合は「滞留」とする．

ること（アンカー機能）が重要である．

iv．咽頭期

嚥下反射によって食塊を咽頭から食道へ運ぶ段階である（**図 3-17**）．

軟口蓋が挙上し鼻腔と口腔を遮断（鼻咽腔閉鎖），舌と口蓋が密着して口腔と咽頭を遮断（舌口蓋閉鎖），喉頭蓋が後下方に倒れ声門は閉鎖（喉頭閉鎖）し咽頭内圧が高まる．喉頭の挙上に伴い輪状咽頭筋が弛緩して食道入口部が開き食塊を移送する．

v．食道期

食道の蠕動運動と重力で食塊を胃に送り込む段階である（**図 3-18**）．

（11）再評価

摂食嚥下レベルは「している」状況の評価スケール，摂食嚥下能力グレードは摂食嚥下の「できる」機能の評価スケールで一致することが望ましい（**表 3-37**）[52]．経口摂取訓練の開始条

図 3-18　食道期

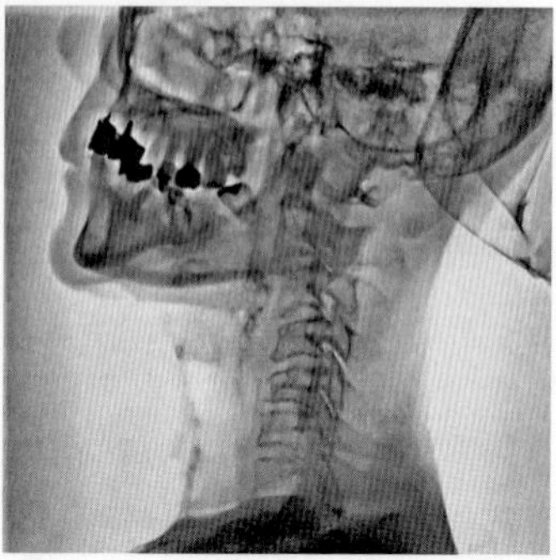

食道残留	形態学的異常（食道の蛇行・外部からの圧迫など）
食道内逆流	食道蠕動
胃食道逆流	下食道括約筋部の開大

件は，①全身状態が安定していること，②JCS1 桁以上に覚醒していること，③嚥下反射があることであり，条件を満たしている場合に嚥下障害のレベルに合った食形態（学会分類参照）で経口摂取訓練を開始し，摂食レベルの各段階において一定の量を摂取可能，誤嚥の徴候がなければ次の段階への移行を検討する[55].

3. フォローアップ

フォローアップの必要頻度は，患者の状態によるため一定ではない．フォローアップ時のチェックポイント[50]は次の通りである．

・神経学的所見
・嚥下機能 : 空嚥下 , 水飲みテスト
・栄養状態 : 体重 , 摂取量
・脱水
・呼吸器合併症
・摂食嚥下状況のレベル

患者の嚥下機能が改善して食形態の向上を検討する際は，患者の状態をみながら段階的に行う．また，嚥下造影検査など正

表 3-37　摂食状況のレベルと摂食嚥下能力のグレード

摂食状況のレベル			摂食嚥下能力のグレード		
経口摂取なし	Lv 1	嚥下訓練を行っていない	I 重症 経口不可	Gr. 1	嚥下困難または不能，嚥下訓練適応なし
	Lv 2	食物を用いない嚥下訓練を行っている		Gr. 2	基礎的嚥下訓練のみの適応あり
	Lv 3	ごく少量の食物を用いた嚥下訓練を行っている		Gr. 3	条件が整えば誤嚥は減り，摂食訓練が可能
経口摂取と代替栄養	Lv 4	1 食分未満の嚥下食を経口摂取しているが代替栄養が主体	II 中等度 経口と代替栄養	Gr. 4	楽しみとしての摂食は可能
	Lv 5	1〜2 食の嚥下食を経口摂取しているが代替栄養が主体		Gr. 5	一部（1〜2 食）経口摂取が可能
	Lv 6	3 食の経口摂取が主体で不足分の代替栄養を行っている		Gr. 6	3 食経口摂取が可能だが，代替栄養が必要
経口摂取のみ	Lv 7	3 食の嚥下食を経口摂取し代替栄養は行っていない	III 軽症 経口のみ	Gr. 7	嚥下食で 3 食とも経口摂取可能
	Lv 8	特別食べにくい物を除いて 3 食経口摂取している		Gr. 8	特別嚥下しにくいものを除き，3 食経口摂取可能
	Lv 9	食物の制限なく 3 食を経口摂取している		Gr. 9	常食の経口摂取可能臨床的観察と指導要
	Lv 10	摂食嚥下障害に関する問題なし	IV 正常	Gr. 10	正常の摂食嚥下能力

（聖隷嚥下チーム，2018）[52)]

確な評価に基づいて検討されることが望ましい．

4. 誤嚥性肺炎の発現機序と予防

ドーパミン産生量が減少することにより，神経伝達物質の一つであるサブスタンス P が減少し，嚥下反射および咳反射を低下させることが指摘されている．サブスタンス P は迷走神経知覚線維に含まれ，反射の惹起性を調節しているものと考えられている．大脳基底核領域に及ぶ脳血管障害例では誤嚥性肺炎をきたしやすいことが報告されており，黒質–線条体からのドーパミン分泌量減少の関与など，大脳基底核は咽頭期嚥下の神経機構に何らかの影響を及ぼしている可能性があるが，現状では解明されていない．

ACE阻害薬，レボドパ，アマンタジン，シロスタゾール，カプサイシンなどの薬剤投与によりサブスタンスPが増加し，肺炎が予防できるとの報告もあり，誤嚥性肺炎の予防効果の可能性も示唆されている．

（岡本雄吾，高橋真由美）

■ **文献**

1）日本脳卒中学会脳卒中ガイドライン委員会（編）：脳卒中ガイドライン 2021．協和企画．2021．
2）渡邉　修・他：東京都における高次脳機能障害者総数の推計．Jpn J Rehabil Med，46：118-125，2009．
3）正門由久：脳卒中．臨床リハ別冊／リハビリテーションにおける評価 Ver. 3，医歯薬出版，2016．
4）後藤文男：日本脳卒中学会・脳卒中重症度スケール（急性期）の発表にあたって．脳卒中，19（1）：1-5，1997．
5）Mahoney FI, et al. : Functional evaluation : The Barthel Index. *Md State med J*, 14 : 61-65, 1965.
6）千野直一監訳：FIM；医学的リハビリテーションのための統一データセット利用の手引き．慶應義塾大学医学部リハビリテーション科，医学書センター，1991．
7）篠原幸人・他：modified Rankin Scaleの信頼性に関する研究―日本語版判定基準書および問診票の紹介―．脳卒中，29：6-13，2007．
8）原　寛美：脳卒中リハビリテーションポケットマニュアル，医歯薬出版，2007．
9）上田　敏・他：片麻痺機能テストの標準化-12段階「片麻痺回復グレード法」．総合リハ，5：746-766，1977．
10）上田　敏・他：片麻痺手指機能テストの標準化．リハ医学，22：143-160，1985．
11）永田　誠：Fugl-Meyer評価．OTジャーナル，38：579-586，2004．
12）Shelton, et al. : Motor Impairment as a Predictor of Functional Recovery and Guide to Rehabilitation Treatment After Stroke. Neuroreha Neural Repair, 15 : 229-237, 2001.
13）Stephen J. Page, et al. : Clinically Important Differences for the Upper-Extremity Fugl-Meyer Scale in People with Minimal to Moderate Impairment Due to Chronic Stroke. Physical Therapy 92 : 791-798, 2012.
14）Taira Tanaka, et al. : Revised version of the ability for basic movement scale（ABMS Ⅱ）as an early predictor of functioning related to activities of daily living in patients after stroke. J Rehabil Med. 42 : 179-181, 2010.
15）Shoji Kinoshita, et al. : Utility of the Revised Version of the Ability for Basic Movement Scale in Predicting Ambulation during Rehabilitation in Poststroke Patients. J Stroke Cerebrovasc Dis, 26 : 1663-1669, 2017.
16）楠本泰士・他：痙直型脳性麻痺患者におけるTrunk Impairment Scaleの信頼性と妥当性．理学療法学，47：181-188，2020．

17）高見彰淑：運動機能検査．脳卒中理学療法の理論と技術（原　寛美，吉尾雅春編），第 4 版，メジカルビュー，2022，pp220-245.
18）手塚純一：画像からみた脳の障害と可能性，脳卒中理学療法の理論と技術(原　寛美，吉尾雅春編)，第 4 版，メジカルビュー，2022，p292-310.
19）H Tohgi, et al. : Cerebellar infarction. Clinical and neuroimaging analysis in 293 patients. The Tohoku Cerebellar Infarction Study Group. Stroke, 24 : 1697-1701, 1993.
20）I. Yabe, et al. : Usefulness of the Scale for Assessment and Rating of Ataxia（SARA）. J Neurol Sci. 266 : 164-166, 2008.
21）山内康太・他：Scale for the Assessment and Rating of Ataxia（SARA）を用いた脳卒中に伴う運動失調重症度評価の有用性について．脳卒中 35：418-424，2013.
22）Bo-Ram Kim, et al. : Usefulness of the Scale for the Assessment and Rating of Ataxia（SARA）in Ataxic Stroke Patients. Ann Rehabil Med 35 : 772-80, 2011.
23）阿部浩明：姿勢定位と空間認知の障害と理学療法．脳卒中理学療法の理論と技術（原　寛美，吉尾雅春編），第 4 版，メジカルビュー，2022，pp424-442.
24）島田裕之：Functional Balance Scale（FBS）─機能的バランス指標．臨床評価指標入門：適用と解釈のポイント（内山　靖，小林　武，潮見泰蔵），協同医書出版，2013，pp103-108.
25）Poonam K Pardasaney, et al. : Sensitivity to change and responsiveness of four balance measures for community-dwelling older adults. Phys Ther, 92 : 388-397, 2012.
26）原　寛美（編）：高次脳機能障害ポケットマニュアル．第 3 版，医歯薬出版，2015.
27）国立身体障害者リハビリテーションセンター：高次脳機能障害支援モデル事業中間報告書，2004.3（http://www.rehab.go.jp/ri/brain/index.shtml）
28）D'Souza A, et al. : Measuring changes over time : A systematic Review of evaluative measures of cognitive functioning in traumatic brain injury. Front Neurology 10 : 353.
29）日本高次脳機能障害学会，高次脳機能障害全国実態調査委員会：高次脳機能障害全国実態調査報告書．高次脳機能研究，36：492-450．2016.
30）貝梅由恵・他：Proper name anomia を呈した症例に試みた学習訓練の効果について．認知リハビリテーション，2004：78-85，2004.
31）河村　満：失読失書─ Gerstmann 症候群を含む．高次脳機能障害のリハビリテーション Ver.3，（武田克彦・他編）医歯薬出版，2018，pp 54-58.
32）大橋博司：臨床脳病理学．復刻版．創造出版，1998.
33）原　寛美：失語に伴う失行のリハビリテーション．臨床リハ，8：497-503，1999.
34）鹿島晴雄：頭頂-後頭葉領域障害と前頭領域障害における KOHS 立方体検査の応用．コース立方体組み合わせテスト使用手引き．三京房，1987，pp31-40.
35）Mayer E, et al. : Apure case of Gerstmann syndrome with asubangular lesion. Brain, 122: 1107-1120, 1999.

36) Mori E, et al. : Acute confusional state and acute agitated delirium : occurrence after infarction in the right midde cerebral artery. Arch Neurol, 44 : 1139-1143, 1987
37) Benton, A, Tranel, D : Visuoperceptual, visuospatial, and visuoconstructive disorders. Clin Neuropsycho (eilman, K M, Valenstein, F eds), 3rd eds, Oxford University Press, New York, 1993.
38) Heilman, KM : Neglect and related disorders. Clinical Neuropsychology (Heilman, KM, Valenstein, E eds). 3 rd eds., Oxford University Press, New York, 1993.
39) Aguirre GK, et al. : Topographical disorientation : a synthesis and taxonomy. Brain, 122: 1613-1628, 1999.
40) 橋本律夫・他：自己中心的地誌的見当識障害と道順障害―新しい視空間認知機能検査 card placing test による評価―．臨床神経，56：837-845，2016.
41) 船山道隆・他：Bálint-Holmes 症候群と距離判断．高次脳機能研究，35：214-220，2015.
42) 吉尾雅春編：症例で学ぶ脳卒中のリハ戦略．医学書院，2018，pp22-32.
43) 笹沼澄子：失語症の言語治療，医学書院，1978.
44) Alexander, M. P., Fischette, M. R., et al. : Crossed aphasias can be mirror image or anomalous. Case reports, review and hypothe sis. Brain, 112 : 953-973, 1989.
45) 藤田郁代（監修）：標準言語聴覚障害学失語症学．第 3 版，医学書院，2021.
46) 藤島一郎：嚥下リハビリテーション入門Ⅰ嚥下障害入門-原因，症状，評価（スクリーニング，臨床評価）とリハビリテーションの考え方，J Reh Med，50（3）：202-211，2013.
47) 藤島一郎（監修）：疾患別にみる嚥下障害．医歯薬出版，2012.
48) 日本リハビリテーション医学会評価基準委員会：関節可動域表示ならびに測定法．リハ医学，32（4）：208-217，1995.
49) 日本シーティング・コンサルト協会学術局：https://seating-consultants.org/hofferzainouryoku/
50) 日本嚥下障害臨床研究会：嚥下障害の臨床．リハビリテーションの考え方と実際，第 2 版，医歯薬出版，2008，p312.
51) 松尾浩一郎，中川量晴：口腔アセスメントシート Oral Health Assessment Tool 日本語版（OHAT-J）の作成と信頼性，妥当性の検討．日障誌，37：1-7．2016.
52) 聖隷嚥下チーム：嚥下障害ポケットマニュアル．第 4 版，医歯薬出版，2018.
53) 日本摂食嚥下リハビリテーション学会：第 4 分野摂食嚥下リハビリテーションの介入Ⅱ直接訓練・食事介助・外科治療 Ver.2，2015.
54) 西村智子・他：内視鏡と嚥下機能評価．日消化内視鏡学誌 58（7）：1236-1249，2016.
55) 日本摂食嚥下リハビリテーション学会医療検討委員会：嚥下造影の検査法（詳細版）日本摂食リハビリテーション学会医療検討委員会 2014 年度版．2014.
56) Palmer JB, Rudin NJ, Lara G, et al. : Coordination of mastication and swallowing. Dysphagia, 7 : 187-200, 1992.

4

脳卒中の急性期リハビリテーション

1—急性期リハビリテーションの実際

1. 急性期とは

脳卒中における急性期（acute stage）とは発症からどの程度までの時期を指すのか，この明確な定義はないものの，通常，発症直後から病状悪化の懸念がなくなり，医学的な病状が安定するまでの時期とみなされる．その後，病状が安定した後は亜急性期，回復期，生活期と続く．わが国では病院の機能分化が進み，急性期病棟，回復期リハビリテーション病棟，地域包括ケア病棟などがあり，またこれらの病棟を退院した後を生活期という．

急性期のリハビリテーションは長期的な帰結を左右する極めて重要な時期となる．**図 4-1** に急性期から回復期にかけてのリ

図 4-1　急性期からの脳卒中リハビリテーションの流れ

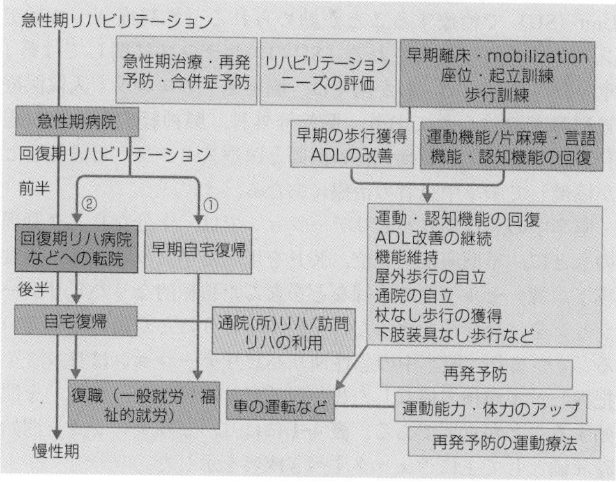

表 4-1　脳卒中リハビリテーションの開始時評価

目　的	評　価
1. 合併症の予防	• 嚥下障害 • 皮膚びらん，褥瘡 • 深部静脈血栓症を引き起こすリスク • 直腸膀胱障害 • 低栄養状態 • 疼痛
2. 機能障害の評価，脳画像	• コミュニケーション障害 • 運動障害（筋力低下，片麻痺，失調症） • 認知機能障害（高次脳機能障害） • 視覚認知・視空間認知障害 • 心理的・感情的障害 • 感覚障害
3. 心理社会的評価と家族・介護者の援助	
4. 能力評価（例：FIM）	

ハビリテーションの流れを示した.

2. 急性期リハビリテーションでは何をするべきか

『脳卒中治療ガイドライン 2021』では，「脳卒中急性期症例は，多職種で構成する脳卒中専門チームが，持続したモニター監視下で集中的な治療と早期からのリハビリテーションを計画的かつ組織的に行うことのできる脳卒中専門病棟である Stroke Unit（SU）で治療することが勧められる（推奨度 A，エビデンスレベル高）」[1)] とされる．SU のエビデンスに関しては第 1 章を参照されたい．わが国では，脳卒中ケアユニット入院医療管理料が設けられており，脳神経外科，脳神経内科，放射線科，リハビリテーション科の医師と医療スタッフ，看護師などが協働して脳卒中患者の治療にあたる.

脳卒中の急性期リハビリテーションでは，十分なリスク管理のもとに，早期座位・立位，装具を用いた早期歩行訓練，摂食嚥下訓練，セルフケア訓練などを含んだ積極的なリハビリテーションを，発症後できるだけ早期から行うことが勧められている[1)]．つまり，脳卒中の急性期リハビリテーションはリスクを把握し，多職種で協議した後，迅速にリハビリテーションを開始することが重要である．**表 4-1** にはリハビリテーション開始時評価として主にチェックすべき内容を示した.

表 4-2　関節可動域訓練の基本

- 既往歴の確認を行い，非麻痺側の可動域を確認してから実施する
- 弛緩性麻痺は不用意に動かすことで損傷をきたすことがあるため，徐々に動かす（肩関節は特に注意が必要）
- 最終可動域まで動かし，Endfeel（最終域感）を確認する
- 手の位置をあらかじめ確認し，一方の手で関節を固定し，もう一方の手で正しい運動方向に動かす
- 疼痛の訴えを聞きながら，また意識障害がある場合は表情などを確認しながら行う

Indredavik は SU における多くの論文を発表しているが，具体的な急性期リハビリテーションプログラムは**表 1-8**[2]（14 頁）に示した．Indredavik は，発症 24 時間以内に開始される早期リハビリテーションが SU の治療成績を左右する最大の寄与因子であることを強調している．具体的には，24 時間以内に開始される四肢の mobilization，関節可動域訓練，離床，座位，起立，歩行訓練の開始，ADL 訓練などをあげている．脳卒中急性期においてベッド上臥床時には，早期に mobilization ならびに関節可動域訓練が開始されるべきである．そして，積極的な離床，座位，起立，歩行訓練へと進める．不全麻痺例では，下肢装具の使用などで SCU（SU）内での歩行訓練も開始が可能である．麻痺肢における短縮位の不動化への介入が痙縮予防などにつながることが，1 章でも示されている．具体的な関節可動域訓練の方法を**図 4-2**，基本事項を**表 4-2** に示した．

3. 電気刺激治療

脳卒中の運動麻痺に対するリハビリテーションは 1 章で示したように，ステージ理論に依拠して開始される．発症から 3 カ月の 1st stage は，残存する皮質脊髄路を興奮させて運動麻痺の回復をはかる時期である．皮質脊髄路を興奮させるアプローチ方法は 2 つあり，脳を直接刺激するトップダウンアプローチと，末梢から感覚神経を介して脳を刺激して皮質脊髄路を興奮させるボトムアップアプローチがある（**図 4-3**）[3]．これらのアプローチで脳卒中発症早期にベッド上臥床期でも治療可能なものは，電気刺激治療（electrical stimulation：ES）である．ES は電気刺激治療の総称であり，刺激の種類や目的によって呼び方が異なる．電気刺激治療の種類を**表 4-3** に，ES の禁忌事項を

図 4-2　関節可動域訓練（上肢①）

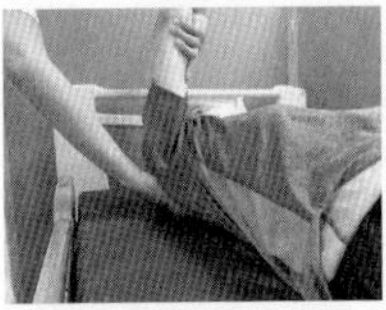

肩関節を動かす前は筋緊張が亢進している可能性があるため，始める前に可動性を確認する

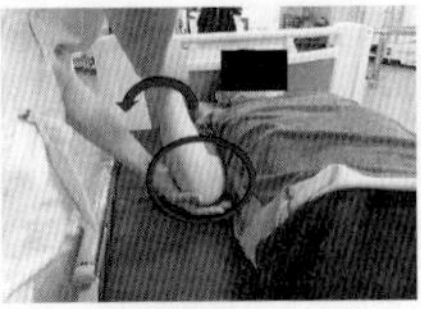

肩関節外旋

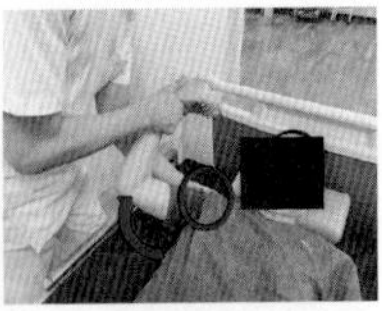

肩関節外転

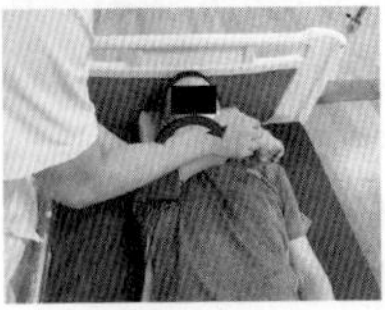

肩関節内転

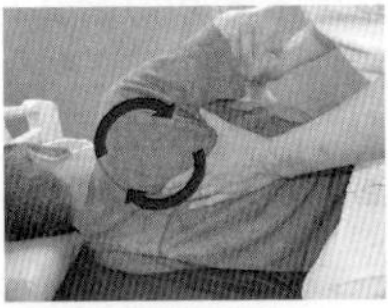

肩甲帯モビライゼーション 1

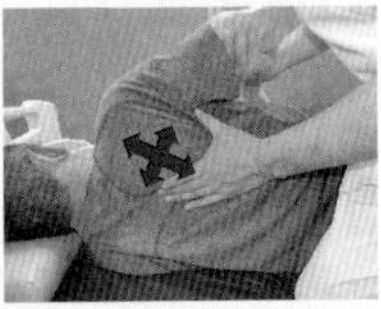

肩甲帯モビライゼーション 2

図 4-2　関節可動域訓練（上肢②）

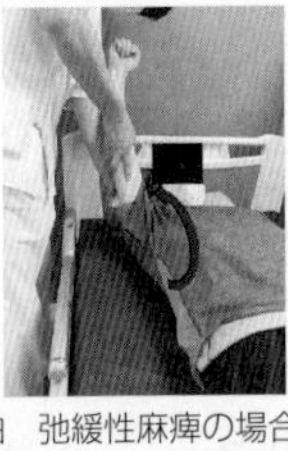

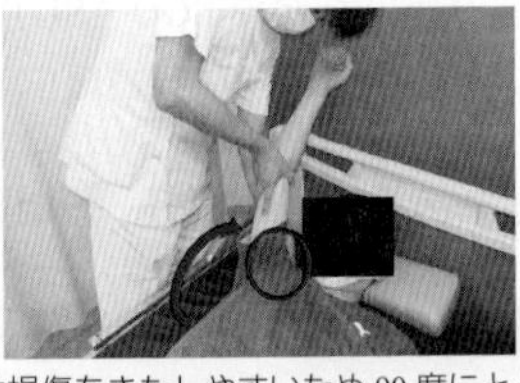

肩関節屈曲　弛緩性麻痺の場合は損傷をきたしやすいため 90 度にとどめる

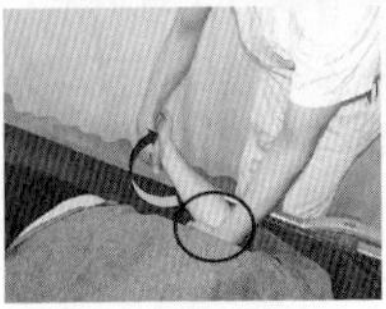

肘関節伸展

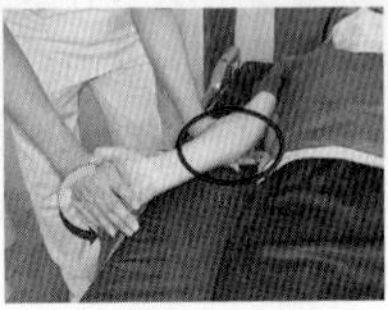

手関節伸展

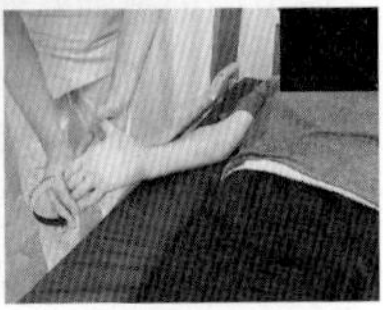

手指伸展

図 4-2　関節可動域訓練（下肢①）

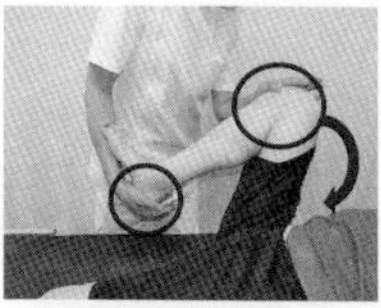

股関節と膝関節の屈曲

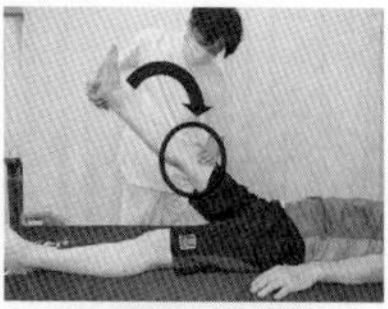

下肢伸展挙上 SLR（ハムストリングスの伸張）

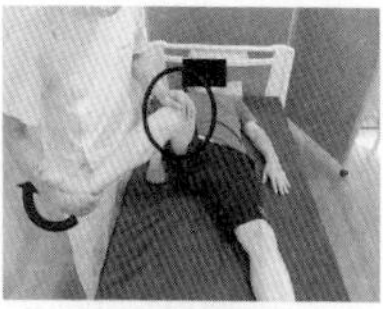

股関節内旋
（外旋筋の伸張）

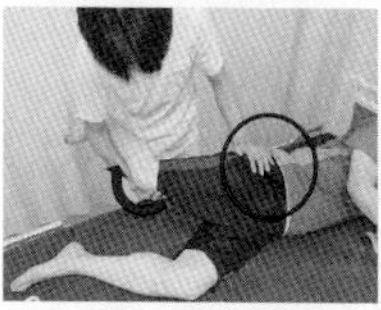

股関節伸展（大腿直筋，腸腰筋の伸張）

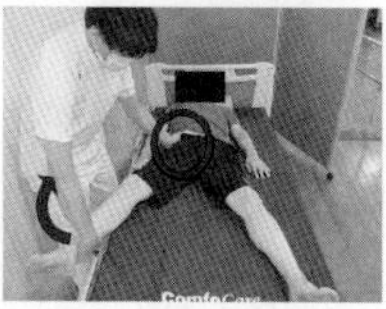

股関節外転（内転筋の伸張）
※足先が外に向かないように注意

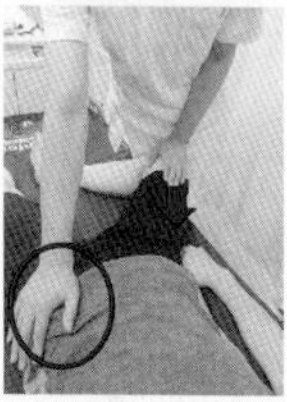

股関節外転外旋（内転筋群の伸張）

図 4-2　関節可動域訓練（下肢②）

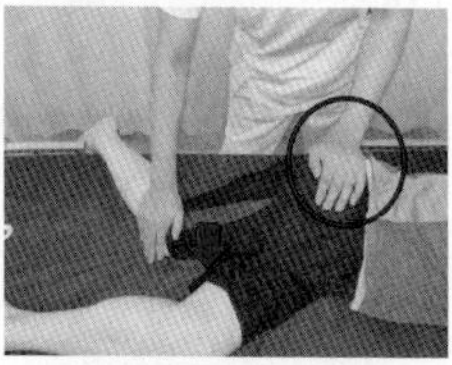

大腿筋膜張筋の伸張 1

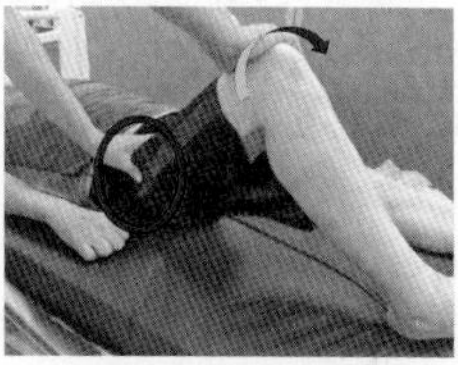

大腿筋膜張筋の伸張 2

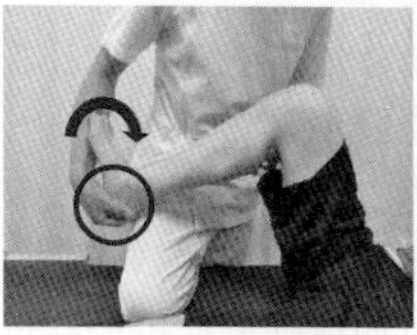

足関節背屈
（ヒラメ筋の伸張）

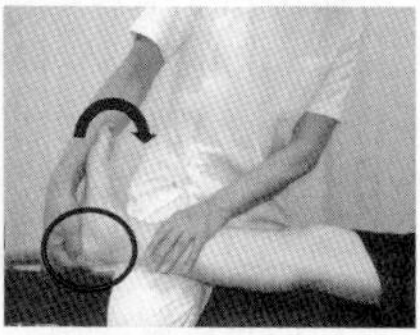

足関節背屈
（腓腹筋の伸張）

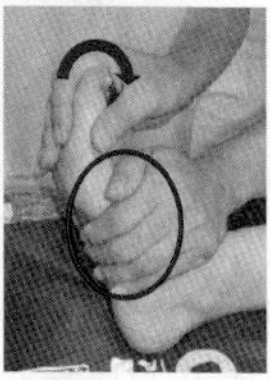

足趾伸展
※足関節背屈位で行う

図 4-3　損傷神経回路に対する直接的刺激法

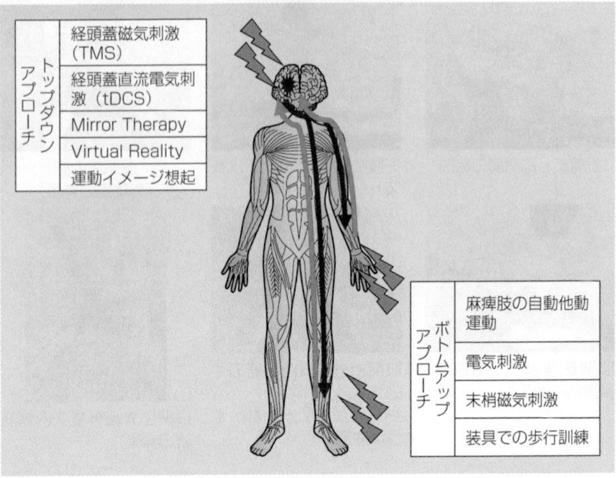

（髙橋，2022）[3]

表 4-4 にまとめた．電気刺激の作用メカニズム（**図 4-4**）は，末梢からの経皮的な電気刺激がある一定の強度に達すると感覚神経および運動神経を脱分極させる．脱分極した運動神経の興奮が筋収縮を誘発させる．一方，刺激された感覚神経は上行性に脊髄後根から介在ニューロンを介して視床に到達し，一次感覚野に伝わる．一次感覚野への入力は皮質間の線維を通じて一次運動野の興奮性を修飾させることから，皮質脊髄路などの興奮性を高めることで，筋出力を増大させる[6]．

また，筋紡錘からのⅠa 求心性感覚線維を介して脳に入力される信号は，体性感覚野や脊髄小脳などを経由して，運動の実行中枢である運動野や背側運動前野に入力され，脳は筋からの感覚信号を運動指令に変換・融合する仕組みを有している[7]．つまり，運動が起こらない重度麻痺例では筋活動を惹起し，筋紡錘を興奮させることが，残存する皮質脊髄路の興奮性を引き出すことにつながる．

表 4-3　電気刺激治療の種類

名称		種類	目的	適応となる麻痺の重症度
FES		疾病により障害され失われた機能を，本来の制御指令に近似した電気刺激による神経刺激にて合目的的に代償，補完しようとするもの	課題指向型訓練に併用することによる運動パフォーマンスの向上，随意性向上による痙縮軽減	重度～中等度
TES	TENS	ゲートコントロール理論を背景に電気刺激によって疼痛を軽減するもの	鎮痛，痙縮軽減など	軽度
	NMES	電気刺激により筋収縮を誘発するもの	筋力増強，神経筋再教育，痙縮軽減など	重度～中等度
IVES		実際の動きの筋活動に応じて電気刺激が出力されるもの	課題指向型訓練に併用することによる運動パフォーマンスの向上，随意性向上による痙縮軽減	中等度～軽度

FES：functional electrical stimulation，TES：therapeutic electrical stimulation,
TENS：transcutaneous electrical nerve stmulation,
NMES：Neuromuscular Electrical Stimulatiom,
IVES：integrated volitional control electrical stimulator

（生野，2017[4)]，徳田，2017[5)]，生野，2022[6)]）を基に作成

表 4-4　電気刺激治療の禁忌と注意点

禁忌	注意点
体内に電気刺激装置（ペースメーカーなど）を埋め込んでいる症例	感覚障害（痛みを感じず刺激強度を上げすぎてしまう場合や火傷の危険性がある）
可変式シャントバルブ近傍	認知機能低下（電極を剥がしてしまう）
頸動脈洞への刺激	心疾患（心負荷に注意）
妊婦の腹部や腰背部	皮膚過敏（アレルギーなど）
悪性腫瘍	痛覚過敏（疼痛誘発）
コントロールされていない出血部位	
感染症，骨髄炎，結核	
てんかん患者への頭部・体幹への刺激	
DVT や血栓性静脈炎（ただし，DVT 予防は実施）	

（徳田，2017)[5)] より引用，一部改変

図 4-4　電気刺激の作用メカニズム

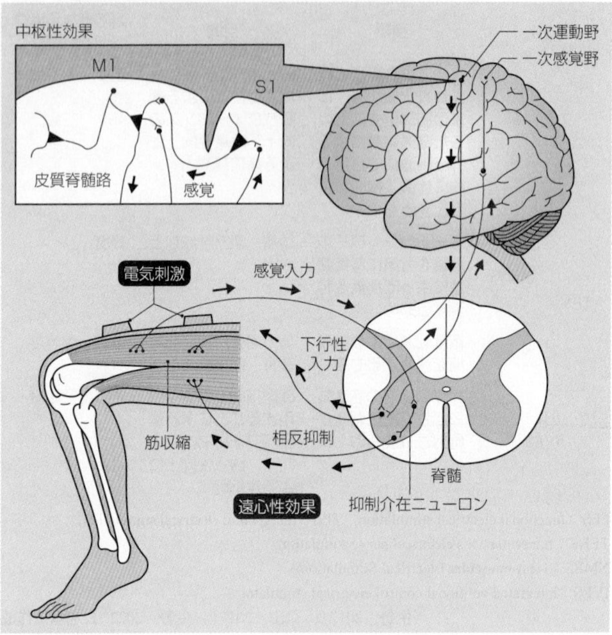

（内藤，2012）[7] より引用

4. 脳卒中急性期の運動麻痺に対する電気刺激のエビデンス

脳卒中における神経筋電気刺激（NMES）として，脳卒中後の肩関節痛や上下肢の運動再学習，下垂足に対しては総腓骨神経への機能的電気刺激（FES）などに有用性が確認されている[8]．脳卒中急性期における NMES, FES のエビデンスとして，**表 4-5** にいくつかの介入成績例を示した．

急性期における電気刺激治療（ES）の効果とポイントは**表 4-6** に示す[13, 14]．

5. 急性期リハビリテーションの流れ

急性期リハビリテーションの流れは，離床ができない場合でも禁忌事項を確認し，バイタルサイン（意識レベル，血圧，脈

表 4-5　脳卒中急性期における NMES，FES のエビデンス

対象	方法	刺激方法	結果
下肢麻痺[9)]	中等度～重度の脳卒中急性期患者 通常ケア vs 通常ケア＋大腿四頭筋へ NMES	大腿四頭筋に NMES 周波数：50 Hz，パルス幅：300 μs， on/off：12秒/6 秒， 刺激強度：運動閾値 耐えられる最大強度	大腿四頭筋肥厚減少が少ない，筋萎縮予防
下肢麻痺[10)]	側臥位での FES	1 日 1 回 60 分，週 5 日，3 週間	痙縮，筋力，同時収縮，歩行能力での改善
上肢麻痺[11)]	発症 4 週以内で，FMA の上肢運動項目スコアが 44 点未満（中等度から重度麻痺）群，RCT	長橈側手根伸筋，1 時間電気刺激（刺激強度：0～60 mA の範囲，運動強度：手関節，指関節完全伸展，パルス幅：300 μs，周波数：25～50 Hz），15 セッション	上肢 FMA の有意な改善
上肢麻痺[12)]	急性期上肢麻痺	上肢への電気刺激（コントロール群，30 分刺激群，60 分刺激群），4 週間実施	ARAT，12 週後，コントロール群に比べて有意な改善 30 分群と 60 分後と差を認めず

表 4-6　急性期脳卒中における電気刺激の効果とポイント

効果	ポイント
筋萎縮の抑制	禁忌がなければベッド上安静でも早期に開始
運動単位減少の予防	刺激強度は，筋収縮が発現し，患者の耐えうる強度で実施
筋力の改善	刺激時間は 30分/回以上
皮質脊髄路の興奮性の向上	
運動麻痺の改善	
相反抑制による痙縮の予防	
末梢神経障害の予防	

拍，呼吸状態，経皮的酸素飽和度など）をモニタリングしながら，早期に関節可動域訓練と電気刺激治療を開始する．離床が可能となったら，同様にバイタルサインを確認しながらベッドサイドでの座位，そして起立，立位，歩行へと進める（**図**

図 4-5　急性期リハビリテーションの流れ（アテローム血栓性脳梗塞：左 M2 閉塞，右片麻痺・失語症）

a. リハビリテーション開始場面

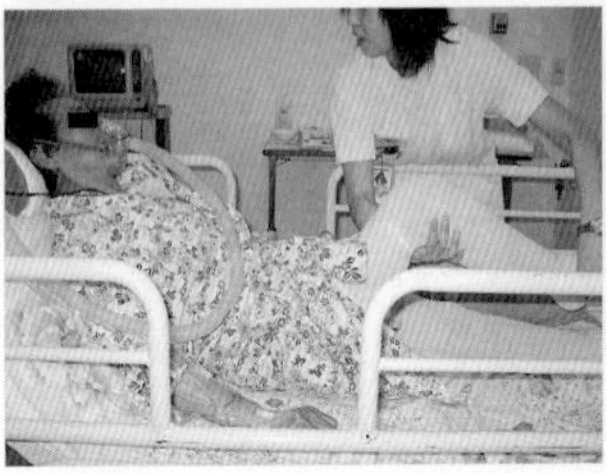

・入院当日から開始される関節と筋に対する他動・自動運動（mobilization）
・両側下肢には深部静脈血栓症予防のための弾性ストッキングが装着されている

b. 離床開始場面：ベッドサイドでの座位

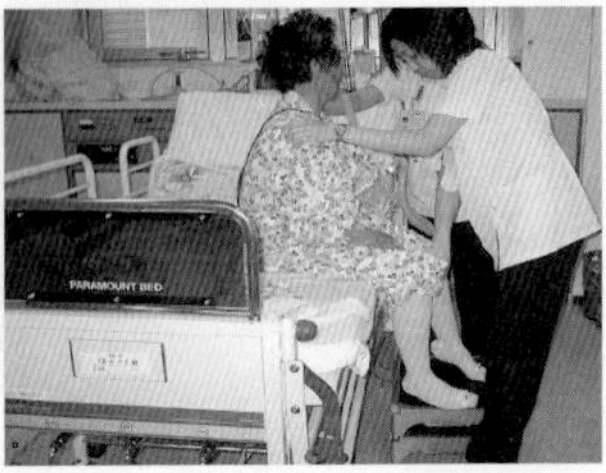

・発症より 2 日経過
・ベッドサイドにおける健側への座位（ベッドを起こすのではなく，患者を起こす）
・バイタルサインのチェックを併行する

c. 離床開始場面：健側上下肢の mobilization

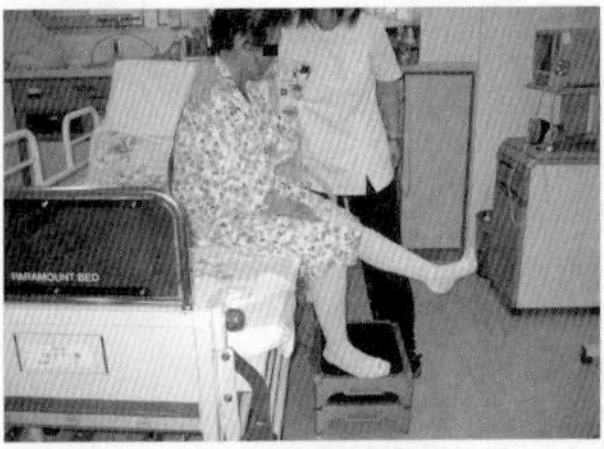

・発症より 2 日経過
・健側上下肢の自動運動の指示（健側上下肢の mobilization）
・運動負荷によるバイタルサインの変動をチェックする

d. 離床開始場面：起立訓練

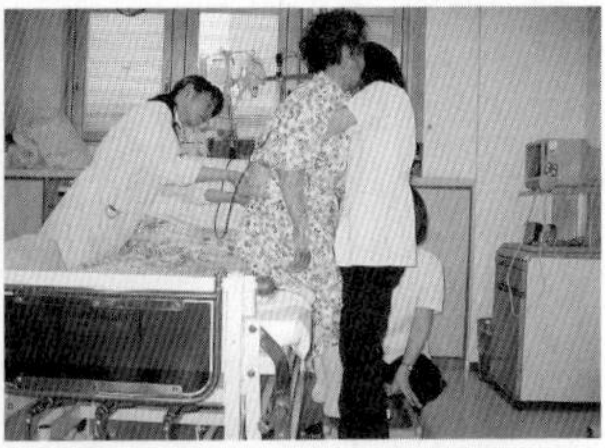

・発症より 2 日経過
・ベッドサイドにおける健側上下肢を用いた起立訓練(起立-着席訓練)の開始（ベッドを立てるのではなく，患者を立たせる）
・モニター下にてバイタルサインの変動をチェックする
・安全性を確認し酸素，点滴ライン，膀胱バルーンカテーテルなどを整理する

（原，2007）[15] より引用

4-5）．離床時のバイタルサインの変動をみながら，病棟と情報共有を行い，トイレ歩行や病棟での活動範囲を拡大する．

　また，急性期リハビリテーションのメニューは，**表 4-7** に示すように，再発予防，神経症状，画像所見による診断から，バイタルサインのチェック，離床，座位・起立訓練，歩行訓練，

表 4-7　急性期リハビリテーションにおける実施項目

	チェック項目
二次（再発）予防	血圧管理，併存疾患の治療（例：血糖コントロール），抗血小板薬・抗凝血薬処方
神経症状・画像所見	神経症状増悪の有無，脳浮腫・出血性梗塞の有無など
バイタルサイン	意識レベル，呼吸状態，体温，血圧，脈拍，酸素飽和度，尿量
離床プログラム	健側・麻痺側上下肢の mobilization
	座位訓練，座位保持を可能にする，車椅子座位，座位時間の延長
	起立訓練，起立・着席訓練，歩行訓練
	麻痺側上下肢訓練
	高次脳機能障害の評価・認知リハビリテーション
	ADL の評価・訓練
家族・介護者	疾病・リハビリテーション情報の提供，リハビリテーションの目標提示

上肢機能訓練，認知機能の評価と認知リハビリテーション，家族（介護者）との情報共有，家族をリハビリテーションプロセスに取り込むなど，多方面に及ぶ介入のメニューへと進めていく．

2—早期離床の基準と実際

1. 早期離床の基準

第 1 節で示したように，早期離床を進めていくことが脳卒中リハビリテーションの第一歩である．しかし，急性期では離床を行うことで神経症状の増悪や再発が起こるリスクも想定され，適切な診断のもとに離床を行わなければならない．

病態別の離床基準を**表 4-8〜4-10** に示す[15, 16]．また，リハビリテーションの中止基準[17]を**表 4-11** に示す．

2. rt-PA 治療や血管内治療後の離床

わが国における rt-PA を投与された脳梗塞患者の後ろ向きコホート研究では，rt-PA 投与後，当日または翌日からリハビリテーションを開始した群（very early rehabilitation）と第 3 病日からリハビリテーションを開始した群（non-very early rehabilitation）では very early rehabilitation 群で退院時に良好な予後

表 4-8　脳卒中早期離床開始基準例

1. **一般原則**：意識障害が軽度（Japan Coma Scale にて 10 以下）であり，入院後 24 時間神経症状の増悪がなく，運動禁忌の心疾患のない場合には，離床開始とする．
2. **脳梗塞**：入院 2 日までに MRI/MRA を用いて，病巣と病型の診断を行う．
   ①アテローム血栓性脳梗塞：MRI/MRA にて主幹動脈の閉塞ないし狭窄が確認された場合，進行型脳卒中（progressing stroke）へ移行する可能性があるため，発症から 3〜5 日は神経症状の増悪が起こらないことを確認して離床開始する．
   ②ラクナ梗塞：診断日より離床開始する．BAD に関しては，入院後に運動麻痺の増悪が認められることがあるが，バイタルサインの増悪を認めない限り，安静やリハビリテーションを中止する必要はない．
   ③心原性脳塞栓：左房内血栓の有無，心機能を心エコーにてチェックし，左房内血栓と心不全の徴候がなければ離床開始とする．経過中には出血性梗塞の発現に注意する．
3. **脳出血**：発症から 24 時間は CT にて血腫の増大と水頭症の発現をチェックし，それらがみられなければ離床開始する．
   脳出血手術例：術前でも意識障害が軽度（Japan Coma Scale にて 10 以下）であれば離床開始する．手術翌日から離床開始する．
4. **離床開始ができない場合**：ベッド上にて拘縮予防のための ROM 訓練と電気刺激治療，健側筋力訓練は最低限実施する．
5. **血圧管理**：離床時の収縮期血圧上限を，脳梗塞では 200〜220 mmHg，脳出血では 160 mmHg と設定し，離床開始後の血圧変動に応じて個別に上限を設定する．

（原，2022）[16] より引用

表 4-9　早期離床回避の病型と病態

- **脳出血**：入院後の血腫増大，急性水頭症，降圧剤でのコントロール困難な血圧上昇，AVM
- **脳梗塞**：内頸動脈狭窄ないし閉塞，脳底動脈血栓症，解離性動脈瘤，出血性梗塞
- 意識レベル・バイタルサイン増悪
- 心不全，低酸素血症，重症感染症
- 深部静脈血栓症（DVT）

離床のタイミングを個別に検討する　（原，2022）[16] より引用

表 4-10　脳梗塞における病形別離床プログラム

- **MRI（DWI/PWI）/MRA**：所見を基に離床開始を決定
- **ラクナ梗塞**：診断日より離床開始
- **アテローム血栓性脳梗塞**：神経症状の増悪をきたさないか数日観察，ベッド上訓練（ROM 訓練，電気刺激治療，健側筋力訓練）にとどめ，増悪がなければ離床開始（とりわけ内頸動脈閉塞，脳底動脈血栓症）
- 心原性脳塞栓症：心機能評価，心内血栓有無確認後に離床

（原，2007）[15]

表 4-11　リハビリテーション中止基準

I. 訓練せず，医師等に相談するほうがよい場合	II. 次の場合は訓練を一時中止，症状が治まれば再開
1）安静時脈拍数 100～110/分以上	1）動悸，狭心痛の出現
2）拡張期血圧 120 mmHg 以上	2）脈拍数 140/分以上になったとき
3）収縮期血圧 200 mmHg 以上（脳出血初期 160 mmHg）	3）めまい，吐き気，発汗異常の出現
4）不安定狭心症（動作で狭心痛をきたすもの）	4）著しい不整脈が 1 分間に 10 回以上出現
5）心筋梗塞（2 週間内），明確なうっ血性心不全，心房細動以外の著しい不整脈	5）収縮期血圧 200 mmHg 以上になったとき
6）安静時既に動悸，息切れのある場合	6）収縮期血圧 40 mmHg 以上増加
7）発熱 37.5℃以上	7）平均血圧 20 mmHg 低下
8）安静時の低酸素血症（酸素飽和度 90% 未満）	8）息切れ，呼吸困難，呼吸数 30/分以上
9）呼吸数 30/分以上	9）酸素飽和度 90% 未満になったとき
	10）自覚的運動強度（PRE）15 強

（高見，2012）[17] より引用，一部改変

（mRS 0–2）の割合が増加し，死亡や脳出血の有害事象に差はなかったと報告されている [18]．

機械的血栓回収療法後の離床に関して現時点では早期リハビリテーションの安全性や有効性を示した論文は見当たらないが，Yagi らは血栓回収療法後の離床プロトコール実施中の血圧変動を調査した結果，血栓回収療法後の患者は保存療法の患者よりも血圧変動する頻度が高いことを報告している [19]．rt-PA 同様に循環動態がまだ不安定な時期でもあり，24 時間はモニタリングを行い，頭蓋内出血の有無や穿刺部の止血などの確認を行ったうえで病態に応じて早期に離床・リハビリテーションを行っていくことが必要である．

3―急性期から開始する運動麻痺の改善方法

1. 運動麻痺回復の可能性とその介入

脳卒中リハビリテーションの歴史上，かつては運動麻痺の回復を諦めて，ADL の自立をプライマリーな目標とした時代があった．しかし，脳科学の進歩とリハビリテーション治療の改変により，運動再学習による麻痺肢の機能回復を基本に進めて，ADL と QOL を高めることが可能な時代となった．

図 4-6　運動麻痺の回復曲線

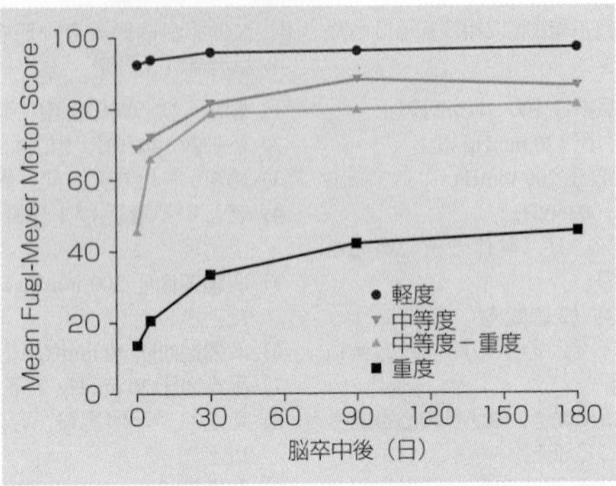

（Duncan，1992）[24] より訳

図 4-7　課題指向型アプローチと機能指向型アプローチ

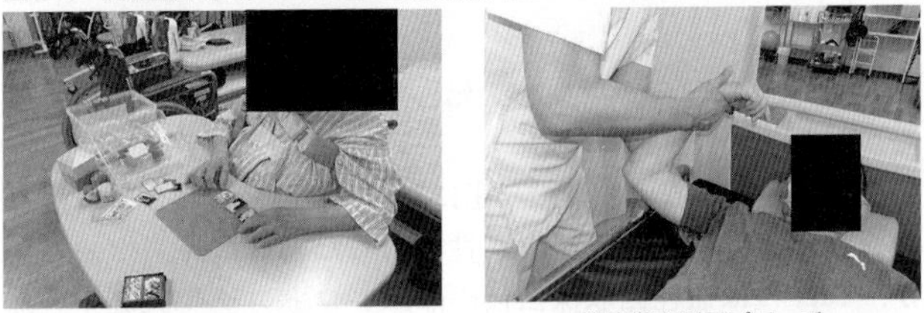

課題指向型アプローチ
（日常生活で困難な運動や課題を反復して実施する）

機能指向型アプローチ
（拘縮に対する関節可動域訓練や筋力トレーニング）

図 4-6 は 1992 年の Duncan による運動麻痺回復曲線[20] であり，90 日で多くがプラトーとなっていた．しかし現在は，脳科学理論やリハビリテーション技術によりこれを凌駕できる時代となっている．それを可能にするのが急性期から運動麻痺回復ステージ理論に依拠して，3rd stage まで継続されるリハビリテーションの介入である．

2. 課題指向型アプローチと機能指向型アプローチ

トレーニングは主に課題指向型アプローチ（task oriented approach）と機能指向型アプローチ（impairment oriented approach）に分けられる（**図 4-7**）[21,22]．課題指向型アプローチは，日常生活で困難な行為や運動課題に対して環境を考慮したうえで，課

表 4-12　経験依存的な可塑性の原則

原則	説明
1. 使うか失うか	特定の脳機能を使用しなければその機能が低下する
2. 使うと改善する	特定の脳機能を使用する訓練はその機能を増強する
3. 特殊性	訓練の性質は可塑性の性質を決定づける
4. 繰り返し要素	可塑性を引き起こすには十分な繰り返しを必要とする
5. 強度に関する要素	可塑性を引き起こすには十分な訓練強度を必要とする
6. 時間的要素	異なる形式の可塑性は異なる時間に生じる
7. 重要的に関する要素	可塑性を引き起こすには訓練のメリハリが重要である
8. 年齢的要素	訓練による可塑性は若い個体で起こりやすい
9. 転移性	訓練による可塑性は似た動作の獲得を促進させる
10. 干渉性	ある経験による可塑性は他の行動獲得を妨げる可能性がある

（竹内，2018）[23] より引用

題の難易度・運動量の設定を行い，運動パフォーマンスを向上させるアプローチである．経験依存的な可塑性の原則（**表 4-12**）からも，反復練習，課題指向型集中訓練，新規性，または挑戦的な要素が重要である[23]．原則として，実際に獲得したい動作のトレーニングを行う．例えば，歩行を獲得したいのであれば，歩行訓練を行う．また，運動麻痺があり，膝折れをしてしまうのであれば，下肢装具や手すり・杖などの福祉用具で環境を設定し，獲得したい運動を再現できるようにする（**図 4-8**）．**表 4-13** に課題指向型トレーニングの構成要素を示す．

一方，機能指向型アプローチは課題指向型アプローチを実施するために必要な，機能の改善を目指したトレーニングをする．例えば，麻痺手で食事がしたいという希望がある場合に肘や肩などの関節可動域制限や筋力低下があっては口まで食べ物を運べないため，関節可動域の確保や筋力が必要である．この場合，課題指向型アプローチが機能障害を改善する可能性もあるが，関節可動域訓練や筋力増強などの機能指向型アプローチも重要となる．

課題指向型アプローチだけではなく，機能指向型アプローチの配分を個別的に考慮してリハビリテーションプログラムを計画する．

図 4-8　システム理論・課題指向型アプローチの考え方

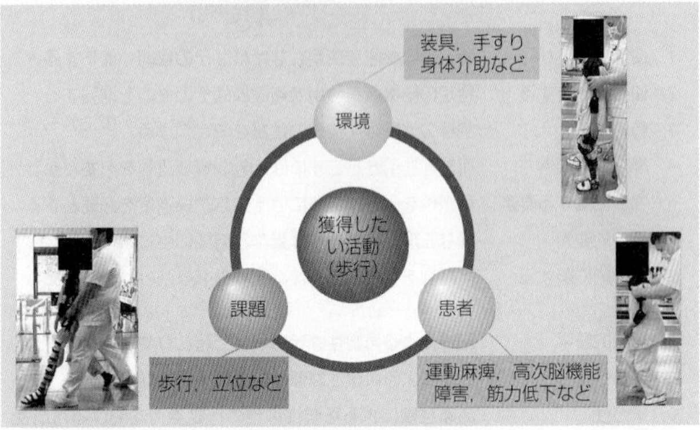

表 4-13　課題指向型トレーニングの構成要素

1．機能的運動	目標とする ADL とは直結しない運動も行う
2．明確な目標	課題目標は患者の ADL や趣味活動を考慮する
3．運動負荷	課題の反復，時間，抵抗の種類や量，頻度を十分に行う
4．実生活の物品使用	普段の ADL で扱う物品を使用する
5．訓練環境	実生活の運動環境に沿った場面設定での訓練を行う
6．段階的トレーニング	患者の改善に合わせた負荷や難易度を設定し段階的に引き上げていく
7．訓練の多様性	様々な運動や環境，問題解決戦略を経験させ，運動学習を促進させる
8．フィードバック	運動学習を促したり患者のやる気に結びつく患者自身の運動に関する情報を与える
9．多様な運動	複数の関節，筋活動を必要とする運動を行う
10．連続した動作訓練	課題の構成要素だけではない連続した課題訓練を行う
11．患者に合わせた訓練負荷	患者の目標に合わせた訓練負荷量を設定する
12．訓練の分散	訓練には適切な休息を要する

（竹内，2018）[23] より引用

また，病棟には課題指向型アプローチができるように身近な素材で日常物品を揃えておくことで，リハビリテーション時間以外で自主トレーニングが可能となる．さらに，トレーニングに意欲が湧くような工夫をすることも重要な要素（enriched environment）である．

図 4-9　Hebb の学習則

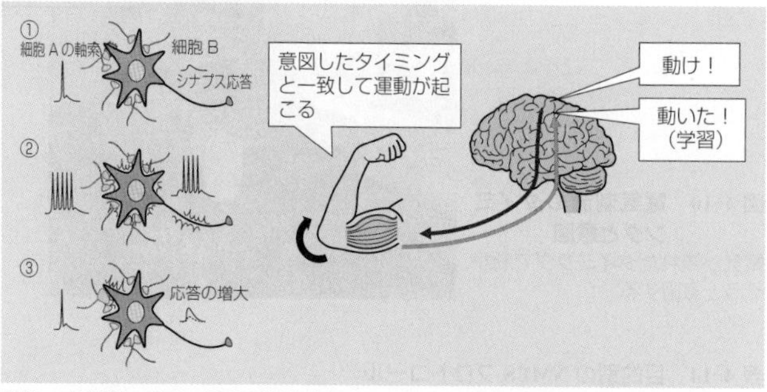

細胞 A は細胞 B にシナプスを形成している①．細胞 A が連続的に発火して入力する，もしくは他細胞からの入力が加わることによって細胞 B が発火するとき②，その発火に寄与した細胞 A との間のシナプスが強化される（シナプス応答が増大する）③．

3. Hebb の学習則

一般的に運動学習は，実際に起こる運動と脳の興奮のタイミングが一致することが効率的な脳の可塑的変化を促す．いわゆる，“neurons wire together, if they fire together” であり，この理論として有名なものは，Hebb の学習則である（**図 4-9**）[24]．この理論に代表する治療デバイスとして随意運動介助型機能的電気刺激（integrated volitional control electrical stimulator：IVES）がある [25]．また，スイッチなどで刺激の on/off ができる FES も有効である．

4. 電気刺激治療

電気刺激治療の概要は 1 節（119 頁参照）にあるが，ここでは具体的なプロトコールを紹介する．Brunnstrom Recovery Stage（Br.S）I～II の重度麻痺の段階では課題指向型アプローチは困難であることから，積極的に NMES を行い，皮質脊髄路を引き出すことができるアプローチを行う．このときのポイントは，電気刺激と同時に本人も動かそうと意図・意識させることである（**図 4-10**）．NMES を行うことの多い手関節背屈，肩関節亜脱臼，足関節背屈のカナダ理学療法協会の推奨プロトコールを**表 4-14** [28] に示す．ただし，日本の治療機器では設定できないプロトコールもあるため，使用機器によってプロト

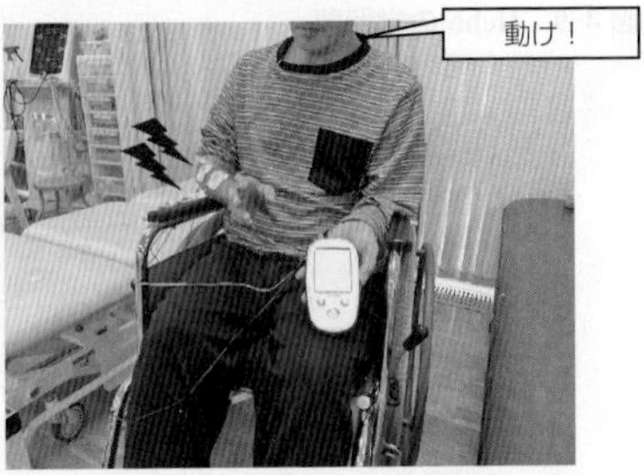

図 4-10　電気刺激のタイミングと意図
電気が流れたタイミングで動かそうと意図する

表 4-14　目的別の NMES プロトコール

脳卒中片麻痺の手指，手関節伸展						
電極位置	姿勢	周波数	パルス幅	刺激強度	on/off	刺激時間
尺側手根伸筋，橈側手根伸筋	座位・肘屈曲 90 度，前腕回内	30〜40 Hz	200 μs または 300 μs	最大許容強度 手首・指完全伸展	10：30〜60	30分/日 5日/週
脳卒中片麻痺の肩関節亜脱臼						
電極位置	姿勢	周波数	パルス幅	刺激強度	on/off	刺激時間
棘上筋，三角筋後部	座位・上肢の重さをとった肢位	30〜35 Hz	250〜350 μs	亜脱臼が改善するのに十分な筋収縮が出る程度	10〜15：徐々に off を短く（30：2） ランプアップ時間 1〜4 秒	筋疲労に応じて 2〜4 時間/日 7日/週 4〜6 週間
脳卒中片麻痺の足関節背屈						
電極位置	姿勢	周波数	パルス幅	刺激強度	on/off	刺激時間
総腓骨神経と前脛骨筋の上	座位・立位・歩行	30〜50 Hz	300 μs	最大背屈可能な最大許容強度	5〜10：6〜30 秒	30分/日 5日/週 3〜4 週間

(Ethne L Nussbaum，2017)[26] より引用

コールを検討されたい．

また，Br.S Ⅲ〜Ⅳ で分離運動が促されてきた時期には IVES や感覚閾値での TENS を併用して課題指向型アプローチを行う．また Br.S Ⅳ〜Ⅴ は，随意性の改善とともに徐々に電気刺激を off にして，麻痺側を ADL に汎化させていく（**図 4-11**）．

図 4-11　電気刺激治療の運動麻痺重症度別プロトコール

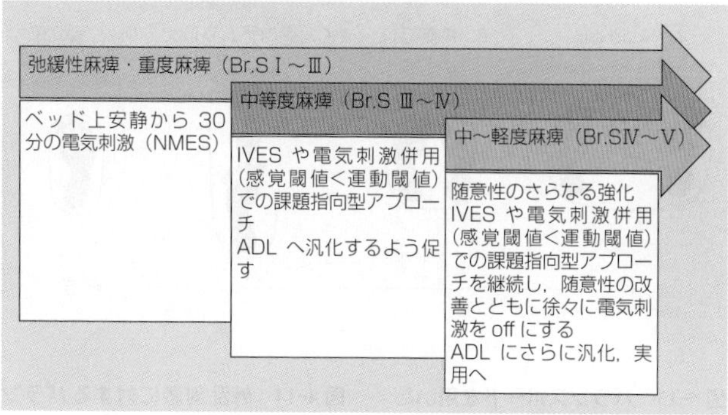

5. 運動失調に対するリハビリテーション

失調症に対するリハビリテーション治療として，バランストレーニング，フレンケル体操，重錘や弾性包帯，固有受容性神経筋促通（PNF），装具・補装具の使用が有用とされている．また，近年では免荷式トレッドミル（BWSTT），トレッドミル，バーチャルリアリティ，バイオフィードバックなども報告されている．しかし，研究報告は少なく，エビデンスが不足しているのが現状である[27, 28]．

一般的に小脳性失調では，固有感覚・体性感覚・視覚・聴覚を最大限に利用して動作の獲得をはかる．感覚性失調では感覚は低下しているものの，視覚代償で動作を獲得することが多い．

以下にバランス機能の改善および歩行獲得を目指した失調症に対するアプローチを記載する．

早期離床や筋力低下予防に関しては，他の脳卒中と同様である．しかし，小脳や脳幹部病変ではめまいや嘔吐症状が多いため，誤嚥や転倒などに十分注意する．

(1) 静的バランス

失調症では重心動揺が大きく，狭い支持基底面内に重心を安定して保持することが困難となる．患者は戦略として足を広く開いた widebase の肢位となる．そのため，課題として**図 4-12** のように徐々に支持基底面を狭める（widebase ⇒閉脚立位⇒タンデム立位⇒片脚立位）．また，視覚的代償が大きいため，開

図 4-12　支持基底面の課題設定

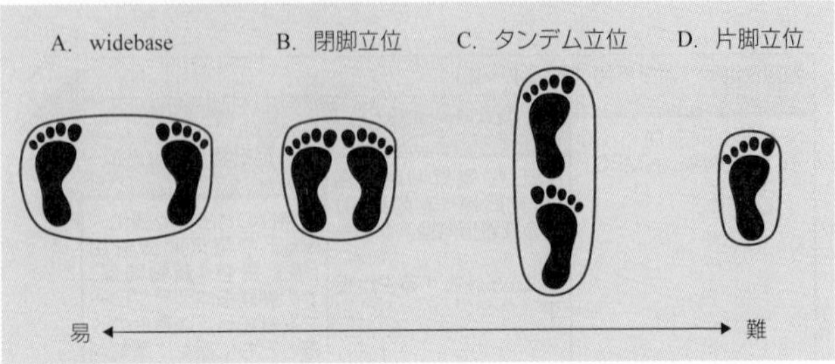

図 4-13　バランスボードを用いた協調性トレーニング

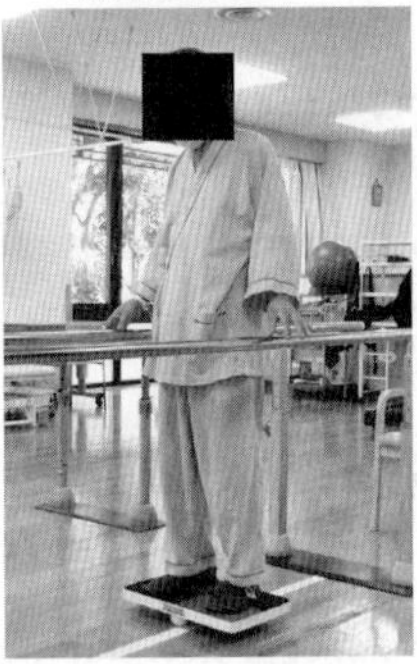

図 4-14　外乱刺激に対するバランストレーニング

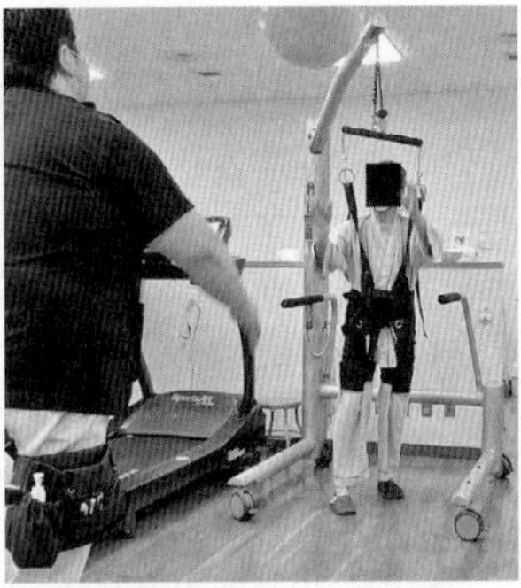

開眼条件から閉眼条件へと課題難易度を上げていく．安静立位が可能となったら，カーフレイズやスクワットなどを行い，また重心のコントロールとして，バランスボードなどを使用して，固有感覚や協調性のトレーニングを行う（**図 4-13**）．

社会生活では，自ら動くときに働く予測的姿勢制御と外乱に対する姿勢制御があり，どちらも重要となる．

(2) 動的バランス

外乱に対する姿勢制御では，セラピストが唐突に外乱を加えてバランスを保つトレーニングやキャッチボールなどを行いながら，外乱刺激からの対応などバランストレーニングを行う．キャッチボールは上肢運動，眼球運動，ステップ反応など複合的なトレーニングとなるが，免荷装置などで転倒予防を行いな

図 4-15　失調症患者に対する免荷式トレッドミルトレーニング

a. 前進歩行　　b. サイドステップ　　c. 後進歩行

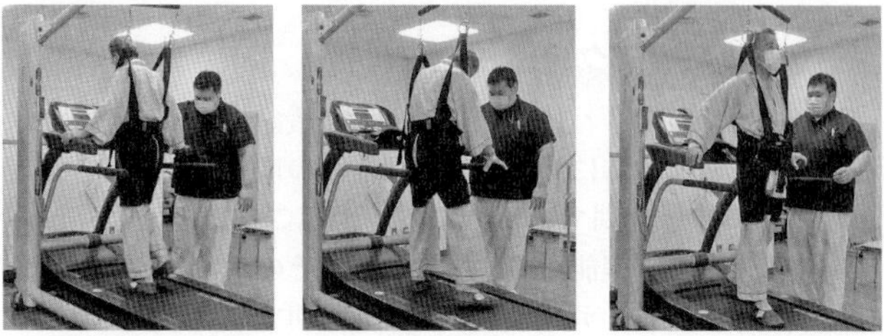

がら実施する（**図 4-14**）.

(3) 歩行トレーニング

失調患者の歩行は widebase であり，リズムが不規則，また視覚的代償も大きくなる．通常の歩行訓練のように平行棒内から始め，歩行器，フリーハンドと進める．歩行が安定したら徐々に widebase から歩隔を狭め，徐々に歩行速度を上げていく．また，リズムの学習として免荷装置を使用しながらトレッドミル歩行を行っている．視覚代償も大きいことから，前進歩行だけではなく，視覚代償ができない後進歩行なども取り入れる（**図 4-15**）.

失調患者で注意すべきは，日中 ADL が自立に近づいてきたとき，視覚代償が強く働いている場合が多いことである．開眼条件と閉眼条件で姿勢や歩行の評価を行い（**図 4-16**），閉眼条件で大きなふらつきなどバランス低下がみられた場合は，夜間の歩行や洗顔時は転倒のリスクがあるため十分に注意する．

図 4-16　視覚代償が強い失調症患者の閉眼と開眼での歩行評価

a. 開眼条件　　b. 閉眼条件

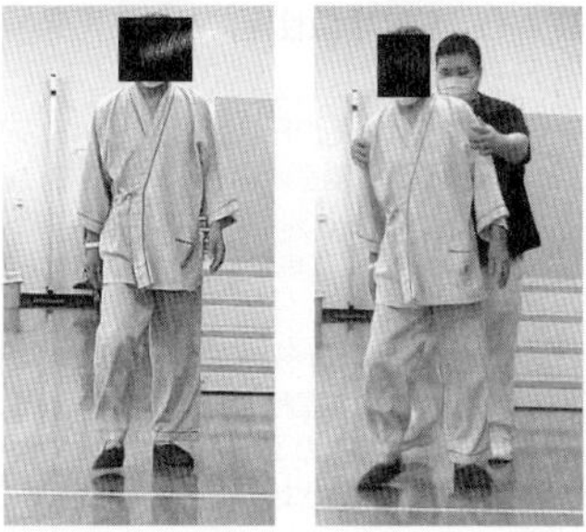

4—リスク管理と合併症の管理

1. 急性期のリスク管理

脳卒中の急性期リハビリテーションは機能改善に最も寄与する時期であると同時に，再発や神経症状の増悪，二次的合併症が起こりやすい時期である．これらが起こるとリハビリテーションは停滞し，機能回復に影響する．そのためリスク管理を行いながらリハビリテーションを行う時期である．また，近年の高齢化の影響により多くの併存疾患をもつ脳卒中患者が多いことから，基礎疾患や併存疾患のリスク管理も重要である．

表 4-15 には脳卒中急性期における再発と神経症状増悪の内訳例を示した[29]．

表 4-16 には急性期リハビリテーションを実施した入院患者における合併症と事故の内訳を示した．脳卒中における合併症は多彩であり，全身管理の重要性を示している．また，Hong らは急性期脳梗塞患者の発症 7 日以内における合併症が 3 カ月後の転帰に及ぼす影響を調査したところ，虚血性脳卒中の進行（オッズ比，95％信頼区間：7.48，4.73–11.84），症候性出血性変化（3.57，1.33–9.54），肺炎（4.44，2.20–8.99），頭蓋外出血（4.45，1.88–10.53）および尿路感染（2.72, 1.32–5.60）が予後の悪化と独立して関連していることを報告している[30]．

表 4-17 には脳卒中急性期における全身管理の概要を示した．

脳卒中の起因となる既往歴に応じたリスク管理も考慮すべきであり，アテローム血栓性脳梗塞の場合，血管の動脈硬化は脳

表 4-15　脳卒中急性期における再発・神経症状増悪の割合

1. 頭蓋内出血
血腫の増大：高血圧性脳出血 15％，多くは 6 時間以内に起こる
急性水頭症：脳室内出血と小脳出血に多く，高血圧性脳出血の 5％．小脳出血例では 26〜65％
再発：2〜12％，再出血の 1/3 は 1 カ月以内
2. 脳梗塞
進行性脳卒中：4〜43％（多くは 20％前後）
出血性梗塞：脳塞栓において 33〜66％
再発：全脳梗塞の 15％．血栓例 1 カ月以内 4％，塞栓例 1 カ月以内 10％
小脳梗塞による水頭症：40％前後

（大野，1997）[29]

表 4-16　急性期リハビリテーションの実施で対応が必要となった合併症・事故の内訳

合併症，事故	患者数	頻　度
尿閉	114	43.8 %
便秘	81	31.2 %
不眠	61	23.5 %
せん妄	38	14.6 %
尿路感染症	22	8.5 %
誤嚥性肺炎	17	6.5 %
関節炎/関節痛	17	6.5 %
抑うつ	15	5.8 %
転倒	14	5.4 %
下痢	12	4.6 %
脱水/電解質異常	7	2.7 %
褥瘡	5	1.9 %
消化管出血	5	1.9 %
痙攣	4	1.5 %
不整脈	4	1.5 %
深部静脈血栓症/肺梗塞	4	1.5 %
胆嚢炎	2	0.8 %
水頭症	2	0.8 %
出血性梗塞	2	0.8 %
脳梗塞再発	1	0.4 %
細菌性髄膜炎	1	0.4 %

(N＝260；脳梗塞 183，脳出血 77)　（原，2007）[15] より引用

表 4-17　脳卒中急性期における全身状態の管理

呼吸	SpO_2 90～95 % 以上
血圧	別記（**表 4-20**）
脈拍	130/m 以上の場合には治療，ジギタリス薬剤，Ca 拮抗薬（ワソラン，ヘルベッサー）
尿量	400～600 ml/日 以上確保
水分	必要水分量 30 ml/kg
体温	38.5℃以上，解熱
血糖	随時血糖 200 mg/dl 以上ではインスリンでの血糖コントロール（スライディングスケール使用）
電解質	1 日当たり必要電解質 Na 50～100 mEq，K 40 mEq
栄養	体重当たり 25～30 kcal/kg の栄養補給，経管管理など

（原，2007）[15] より引用

動脈だけではなく，全身性に進行していることを念頭に置き，心筋梗塞にも注意する必要がある．さらに，動脈硬化の基礎疾患には糖尿病などがあり，無症候性心筋梗塞の発生も考えられることから，自覚症状だけでなく心電図モニターで波形などをモニタリングすることが重要である．心原性脳塞栓症の場合は慢性心房細動では心電図でのモニターが必要であり，さらに安静時は洞調律であった場合も運動負荷などで発作性心房細動（Paf）が出現する可能性があることから，心電図モニターでモニタリングをしながら運動を行う必要がある．

2. 肺炎の予防

脳卒中後の感染症は30％に認められ，特に肺炎の発生率は10％で死亡と関連している[31, 32]．肺炎の予防は脳卒中ケアユニットで管理すること[32]，早期の嚥下評価，口腔ケアの実施，理学療法，呼吸リハビリテーションが推奨される[1]．また，肺炎の原因は誤嚥である場合が多く，嚥下機能障害をきたしやすい病態として**表 4-18** のような病態があげられ，これらの評価も必要となる．どんな病態でも寝たきりは誤嚥のリスクとなることから，肺炎においても早期離床は重要となる．

3. 深部静脈血栓症の予防

深部静脈血栓症（deep vein thrombosis：DVT）は不動などで発生し，肺塞栓症（pulmonary embolism：PE）に進展することで突然死のリスクがあることから，予防すべき合併症の一つである．脳卒中におけるDVTの発生率は発症1カ月以内に

表 4-18　嚥下機能障害をきたしやすい病態

- 陳旧性および急性の脳血管障害
- 神経変性疾患と神経筋疾患，パーキンソン病
- 意識障害，認知症
- 胃食道逆流，胃切除後（特に胃全摘），アカラシア，強皮症
- 寝たきり状態
- 喉頭・咽頭腫瘍
- 口腔の異常（歯の噛み合わせ障害，義歯不適合，口腔内乾燥など）
- 気管切開，経鼻胃管（経管栄養）
- 鎮痛薬・睡眠薬・抗コリン薬など口内乾燥をきたす薬剤

（成人肺炎診療ガイドライン 2017，2017）[33] より引用

図 4-17　便秘により静脈が圧排された腹部 CT と発生した DVT

便秘により静脈が圧排された腹部 CT　　発生した DVT

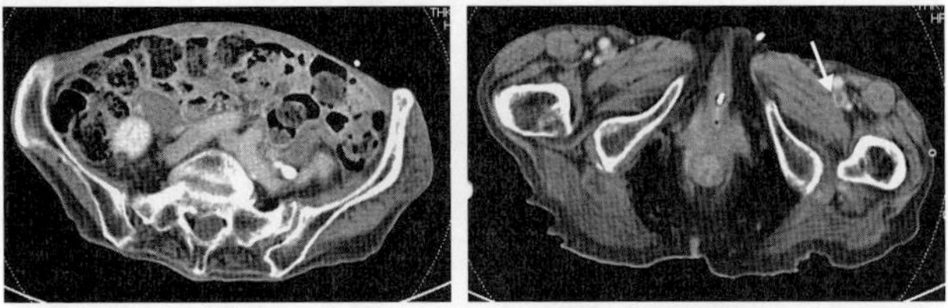

左大腿静脈における filling defect を認める

14.5%，これらの 79% が 10 日以内に発生した．83% が片側性であり，73% が麻痺側に発生していた[34]．また，DVT 発症のピークは 2〜7 日，10〜14 日の 2 回とされている[35]．DVT の発生の要因として，脳卒中においては麻痺や臥床の筋ポンプ作用低下による血流停滞，脱水による血液凝固能の亢進などがある．予防法としては，間欠的空気圧迫法や立位・歩行を行い，筋収縮を促すことが推奨される[1]．Zorowitz ら[36]によると，歩行と DVT の関連として，平行棒内で 50 フィート（約 15 m）の歩行を行うと DVT の発生率は 1/5 となり，平行棒外で 50 フィートの歩行を行うとその発生率は 1/12 まで低下するとされる．また，血流が障害される要因として，便秘や尿閉が原因で腹腔内において総腸骨静脈が臥床により圧排されること（**図 4-17**）で DVT の発生リスクとなることや解剖学的な発症起因として，左総腸骨静脈が右総腸骨動脈に圧迫されることに起因する左腸骨静脈血栓型（illac compression syndrome）がある[37]．**図 4-18** には発症直後の DVT の下肢所見を示したが，腫脹などを示さないことが多いことから，安静臥床期間を有した症例では，DVT の否定のために，血液検査での D-dimer の測定，静脈超音波検査（カラードプラ法）での検索が不可欠となる．上記のことから，DVT の予防には早期離床，間欠的空気圧迫法などの筋ポンプの賦活，脱水の予防，排便排尿コントロールが重要となる．

4. 血圧管理

脳卒中における血圧管理はペナンブラ領域の脳血流維持や再

図 4-18　安静臥床により生じた下肢静脈血栓症例

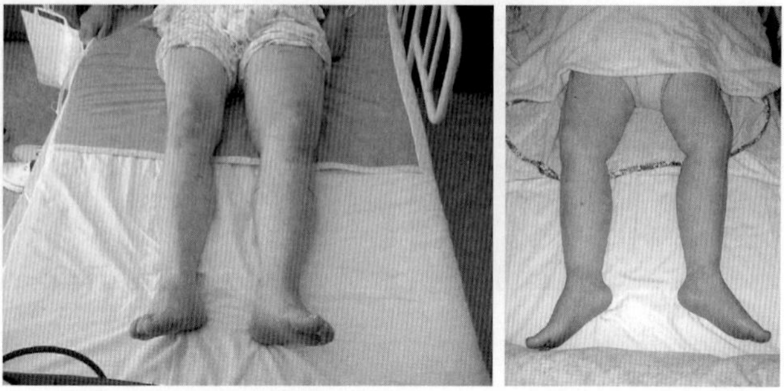

左：DVT 発症により麻痺側下肢の腫脹が著明
右：腫脹を認めないが麻痺側左下肢には DVT を静脈超音波検査（カラードプラ法）にて認めた

（原，2007）[15] より引用

図 4-19　脳循環の自動調節能のイメージ

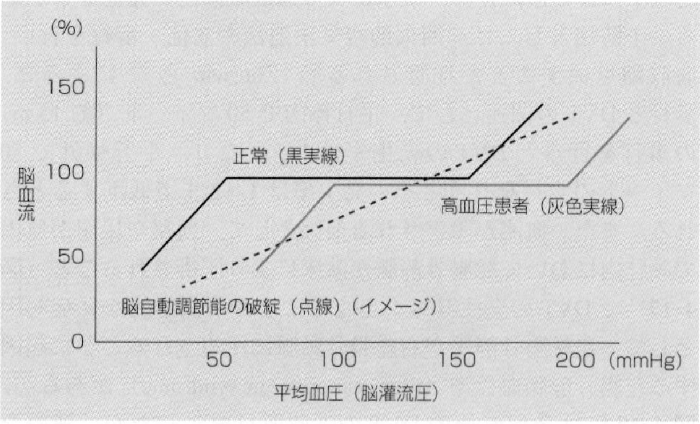

平均血圧の一定の範囲では脳血流は一定に保たれる
一方，脳梗塞などにより脳循環自動調節能が障害された場合，脳血流は平均血圧に依存する（点線）
＊平均血圧＝(収縮期血圧－拡張期血圧)/ 3＋拡張期血圧

（久保，2020）[38] より引用

発予防などの観点から重要である．一般的に脳血流は平均血圧の一定の範囲で保たれる脳循環の自動調節能（autoregulation）を有しているが，脳卒中を発症すると自動調節能が破綻する（**図 4-19**）[39]．そのため，脳血流は平均血圧に依存することから，血圧が下がりすぎると脳血流が保たれず，血圧が高すぎる

表 4-19　脳梗塞の障害部位別の脳循環自動調節の障害期間

血管障害のタイプ	自動調節の障害期間
脳主幹動脈領域	30〜40 日
分枝領域	2 週間
ラクナ梗塞	4 日
TIA	半日
脳幹部梗塞	ときに 100 日以上に及ぶ

（天野，1997）[39] より引用

表 4-20　脳卒中急性期における一般的な血圧管理

脳梗塞急性期の血圧管理
脳梗塞急性期の高血圧は降圧しないように勧められる（推奨度 A エビデンスレベル高）．
収縮期血圧＞220 mmHg または拡張期血圧＞120 mmHg の高血圧が持続する場合や，大動脈解離，急性心筋梗塞，心不全，腎不全などを合併している場合に限り，慎重な降圧療法を行うことを考慮しても良い（推奨度 C エビデンスレベル低）．
血栓溶解療法を予定する患者で収縮期血圧 185 mmHg 以上または拡張期血圧 110 mmHg 以上の場合と，血栓溶解療法施行後 24 時間以内の患者において収縮期血圧 180 mmHg または拡張期血圧 105 mmHg を超えた場合，降圧療法が勧められる（推奨度 A エビデンスレベル低）
機械的血栓回収療法を施行する場合，血栓回収前の降圧は必ずしも必要ないが，血栓回収後には速やかな降圧を行うことは妥当である（推奨度 B エビデンスレベル中）．一方，血栓回収中および回収後の過度な血圧低下は，避けるように勧められる（推奨度 E エビデンスレベル中）．
脳出血急性期の血圧管理
脳出血急性期における血圧高値をできるだけ早期に収縮期血圧 140 mmHg 未満へ降圧し，7 日間維持することは妥当である（推奨度 B エビデンスレベル中）．その下限を 110 mmHg 超に維持することを考慮しても良い（推奨度 C エビデンスレベル低）．
くも膜下出血の血圧管理
軽症中等症では収縮期血圧を 160 mmHg 未満に降圧することが妥当である（推奨度 B エビデンスレベル高）．

（脳卒中治療ガイドライン 2021，2021）[1] より引用

と脳血流が増加する．離床などに伴う血圧の低下は脳血流の低下に伴う神経症状の増悪などにつながる可能性があるため注意が必要である．また，自動調節能の障害期間は障害部位によって異なる（**表 4-19**）[39]．**表 4-20** には脳卒中急性期における一般的な血圧管理の原則を示した．

5. 肩関節の保護

脳卒中後の疼痛は脳卒中の合併症のなかでも多い症状の一つである．疼痛は中枢性疼痛や有痛性痙縮，肩関節疼痛などがある．そのなかでも肩関節疼痛は急性期から出現する可能性があり，予防しなければならない．また，肩関節の疼痛は弛緩性麻痺の上肢が離床時に下垂して負荷がかかることや関節可動域訓練・ADL 訓練時の不適切な肢位や過剰な伸張，インピンジメントにより軟部組織が損傷されて発生する．あるいは肩関節内旋位拘縮に起因するインピンジメント症候群がある（5 章，177 頁参照）．また，亜脱臼に関しても同様に弛緩性麻痺の上肢が離床時に下垂することで肩関節に亜脱臼を生じる．肩関節の疼痛や亜脱臼を防ぐためには，肩関節の拘縮を作らないことと，肩関節を意識して ADL 指導を行う必要がある．寝返りの際はおなかの上に上肢を置いてから行う．また，更衣の際は麻痺側から袖を通す．

5―脳卒中リハビリテーションにおける栄養管理

1. 脳卒中の栄養障害と評価

脳卒中後の栄養不良の頻度は 6.1～62%[40] とされ，急性期脳卒中患者 104 人の研究では，入院時にたんぱく質エネルギー栄養障害（protein-energy malnutrition：PEM）が 16.3%，入院後 7 日目に 26.4%，14 日目に 35% に増加する[41] とされる．また，急性期の低栄養は独立した転帰不良因子である[42] ことや，わが国の回復期リハビリテーション病棟入棟患者における栄養障害を GNRI（Geriatric Nutritional Risk Index）で調査した結果，43.5% が中等度以上の栄養障害であり，脳卒中患者において，栄養障害は入棟時 FIM とは独立して自宅復帰率，ADL 帰結と関連していると報告されている[43]．そのため，長期的予後の観点から急性期からリハビリテーションと並行して栄養療法を実施する必要がある．また，亜急性期以降ではリハビリテーションの運動負荷に対してエネルギー摂取が不足して低栄養に陥り，さらに摂取エネルギー量が消費エネルギー量を下回ると，筋肉量がさらに減少する．そのため，リハビリテーションの

図 4-20　エネルギーインバランスで生じる諸問題

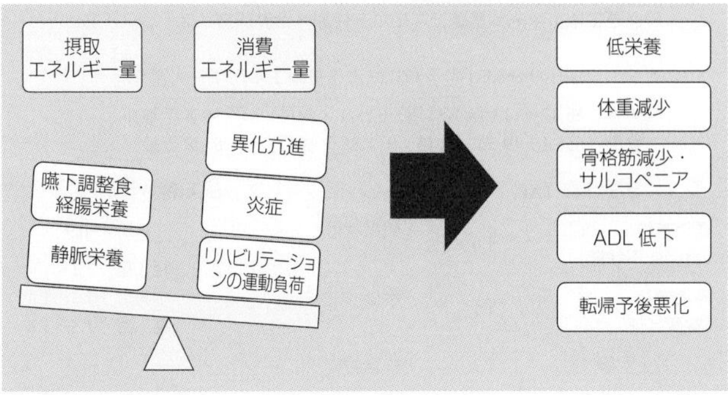

運動負荷量に応じた必要エネルギー量を摂取することが必要となる（**図 4-20**）.

2. 急性期の栄養療法

急性期では意識障害や嚥下障害から絶飲食となり，そこにリハビリテーションが開始となり，エネルギー消費量とエネルギー摂取量の不均衡が生じ低栄養に陥ることが考えられる．経口摂取が不十分な場合，経腸栄養または静脈栄養を行うことが推奨されている．経腸栄養は腸管を使えない状態（腸閉塞，腹膜炎，腸炎，消化管出血，嘔吐，下痢など）でない限り，できるだけ早期に開始されるべきである.

3. 嚥下障害を考慮した栄養療法

脳卒中患者の嚥下障害と栄養障害とは強い関連が明らかになっている[44]．嚥下調整食は加水分解されることから，食事の質量は多くなるが，摂取エネルギーは低くなる．そのため，経口摂取が可能なら，経口摂取と経腸栄養を併用してエネルギー充足をはかる．ただし，経鼻胃管が嚥下の妨げになることも考慮し，さらに長期的に経口摂取のみでエネルギー充足が見込めない場合は胃瘻も検討する.

基本的な必要エネルギーの算出方法を**表 4-21** に示す[45,46].

表 4-21　必要エネルギーの算出

必要エネルギー＝基礎エネルギー代謝×活動係数×ストレス係数

Harris-benedict の予測式による基礎エネルギー代謝率

男性：66.47＋(13.75 ×体重)＋(5.0 ×身長)＋(6.76 ×年齢)
女性：655.1＋(9.56 ×体重)＋(1.85 ×身長)＋(4.67 ×年齢)

活動係数（AF）	
寝たきり （意識低下状態）	1.0
寝たきり （覚醒状態）	1.1
ベッド上安静	1.2
ベッド外活動あり	1.3～1.4
一般職業従事者	1.5～1.7

ストレス係数	
飢餓状態	0.6～0.9
手術	軽　度：1.1 中等度：1.3～1.4 高　度：1.5～1.8
長管骨骨折	1.2～1.3
癌/COPD	1.2～1.3
腹膜炎/敗血症	1.2～1.3
重症感染症/多発外傷	1.2～1.3
熱傷	1.2～1.3
発熱（1℃ごと）	1.2～1.3

（宮澤，2009）[45] より引用

4. 亜急性期以降の栄養療法

発症 10～14 日程度が経過した亜急性期以降の脳卒中患者では意識障害や嚥下障害も徐々に改善し，さらにリハビリテーションの運動負荷量も増加する．この際に摂取エネルギー量も増やさなければならない．また，骨格筋量の減少を伴う患者ではサルコペニアを克服するアプローチも必要となる．骨格筋量の増大にはレジスタンストレーニングとたんぱく質や必須アミノ酸（BCAA）を含んだ栄養療法が有効である．Yoshimura らは回復期リハビリテーション病棟において脳卒中高齢者を対象に集団起立訓練とロイシン高配合の BCAA 製剤を用いた RCT を実施した．結果，ADL，握力，筋肉量が介入群で有意な改善を示したと報告している [47]．

このようなリハビリテーション治療と栄養療法を行うためには，リハビリテーション職だけではなく栄養サポートチーム（NST）や口腔嚥下ケアチームとの連携が望ましい．

（髙橋忠志）

■文献

1）日本脳卒中学会，脳卒中ガイドライン委員会（編）：脳卒中治療ガイドライン 2021．協和企画．2021．
2）B Indredavik, et al. : Treatment in a combined acute and rehabilitation stroke unit: which aspects are most important?. Stroke 30 : 917-23, 1999.
3）髙橋忠志・他著：早期運動療法，原　寛美，吉尾雅春編：脳卒中理学療法の理論と技術．改訂第 4 版，メジカルビュー，2022，pp312-333.
4）生野公貴：電気を用いた治療の基本．PT・OT ビジュアルテキストエビデンスから身につける物理療法（庄本康治編）．羊土社，2017，pp 172-188.
5）徳田光紀：TENS．PT・OT ビジュアルテキストエビデンスから身につける物理療法（庄本康治編）．羊土社，2017，pp189-206.
6）生野公貴：脳卒中後の電気刺激（上肢・下肢・歩行）療法．脳卒中理学療法の理論と技術（原　寛美，吉尾雅春編），改訂第 4 版，メジカルビュー，2022，pp504-514.
7）内藤栄一・他，感覚刺激と運動学習．PT ジャーナル 46（1）：25-35, 2012.
8）Chae J, at al. : Neuromuscular electrical stimulation for motor restoration in hemiplegia. Top Stroke Rehabil. 15(5) : 412-426, 2008.
9）Nozoe, et al. : Efficacy of neuromuscular electrical stimulation for preventing quadriceps muscle wasting in patients with moderate or severe acute stroke: A pilot study. NeuroRehabilitation. 41(1) : 143-149, 2017.
10）Tiebin Yan, et al. : Functional electrical stimulation improves motor recovery of the lower extremity and walking ability of subjects with first acute stroke: a randomized placebo-controlled trial. Stroke 36 : 80-85, 2005.
11）Chae, et al. : Neuromuscular Stimulation for Upper Extremity Motor and Functional Recovery in Acute Hemiplegia, Stroke. 29 : 975-979, 1998.
12）Hsu SS, et al. : Dose-Response Relation Between Neuromuscular Electrical Stimulation and Upper-Extremity Function in Patients With Stroke, Stroke. 41 : 821-824, 2010.
13）原　行弘：中枢神経障害の下位運動ニューロン障害．リハ医学 37：43-52，2000.
14）Paulo Eugênio Silva, et al. : Neuromuscular electrical stimulation in critically ill traumatic brain injury patients attenuates muscle atrophy, neurophysiological disorders, and weakness: a randomized controlled trial. J Intensive Care 12 ; 7 : 59, 2019.
15）原　寛美：脳卒中リハビリテーションポケットマニュアル．医歯薬出版，2007.
16）原　寛美：急性期から開始する脳卒中リハビリテーションの理論とリスク管理，脳卒中理学療法の理論と技術（原　寛美，吉尾雅春編）改訂第 4 版，メジカルビュー，2022，pp167-199.
17）高見彰淑：脳血管疾患理学療法のリスク管理．理学療法学 39：135-140，2012.
18）Ryo Momosaki, et al. : Very Early versus Delayed Rehabilitation for Acute Ischemic Stroke Patients with Intravenous Recombinant Tissue Plasminogen Activator:A Nationwide Retrospective Cohort Study. Cerebrovasc Dis, 42 (1-2) : 41-48, 2016.
19）Maiko Yagi, et al. : Assessment of factors associated with prominent changes

in blood pressure during an early mobilization protocol for patients with acute ischemic stroke after mechanical thrombectomy. Phys Ther Res, 19 : 1-7, 2016.

20) P W Duncan, et al. : Measurement of motor recovery after stroke. Outcome assessment and sample size requirements. Stroke 23, 1084-9, 1992.

21) Oujamaa L, Relave I, Froger J, Mottet D, Pelissier JY : Rehabilitation of arm function after stroke:Literature review. Ann Phys Rehabil Med 52(3) : 269-293, 2009.

22) Platz T : Impairment-oriented training（IOT）: Scientific concept and evidence-based treatment strategies. Restor Neurol Neurosci 22(3-5) : 301-315, 2004.

23) 竹内直行・他：オーバービュー：課題指向型リハビリテーションの歴史的展開．JOURNAL OF CLINICAL REHABILITATION 27．510-516, 2018.

24) Christian Keysers, et al. : Hebbian learning and predictive mirror neurons for actions, sensations and emotions. Philos Trans R Soc Lond B Biol Sci 369. 2014, 20130175.

25) 村岡慶裕：IVES の開発と今後の展望，Jpn J Rehabil Med 2017；54：23-26.

26) Ethne L Nussbaum, et al. : Neuromuscular Electrical Stimulation for Treatment of Muscle Impairment : Critical Review and Recommendations for Clinical Practice. Physiother Can 69, 1-76, 2017.

27) A Marquer, et al. : The assessment and treatment of postural disorders in cerebellar ataxia: a systematic review. Ann Phys Rehabil Med 57, 67-78, 2014.

28) Uta Bultmann, et al. : Functional recovery and rehabilitation of postural impairment and gait ataxia in patients with acute cerebellar stroke. Gait Posture 39, 563-9, 2014.

29) 大野喜久男：脳卒中急性期の神経憎悪要因—離床待機を考慮すべき病態．医学のあゆみ 186：397-400，1997.

30) K-S Hong, et al. : Impact of neurological and medical complications on 3-month outcomes in acute ischaemic stroke. Eur J Neurol 15. 1324-31, 2008.

31) Willeke F Westendorp, et al. : Post-stroke infection: A systematic review and meta-analysis. BMC Neurol 11. 110, 2011.

32) Monica S Badve, et al. : Frequency of post-stroke pneumonia: Systematic review and meta-analysis of observational studies. Int J Stroke 14. 125-136, 2019.

33) 日本呼吸器学会成人肺炎診療ガイドライン 2017 作成委員会（編）：成人肺炎診療ガイドライン 2017．メディカルレビュー，2017，pp34-48.

34) M Dennis, et al. : The timing, extent, progression and regression of deep vein thrombosis in immobile stroke patients : observational data from the CLOTS multicenter randomized trials. J Thromb Haemost 9. 2193-200, 2011.

35) Brandstater ME, et al. : Venous thromboembolism in stroke : Literature review and implications for clinical practice. Arch Phys Med Rehabil, 1992.

36) Zorowitz RD, et al. : Medical Complications After Stroke : Journal of Stroke and Cerebrovascular Diseases, 1999, 8 : 192-196.

37）前田英明，梅澤久輝，中村哲哉・他：深部静脈血栓症・肺血栓塞栓症例からみた治療法，予防法—大災害時の対応—．日大医誌，2012，71：31-34.
38）久保宏紀・他：急性期脳卒中患者のリスク管理と早期離床．理学療法兵庫；26，20-28，2020.
39）天野隆弘：脳循環の調節—脳循環の Autoregulation　脳と循環　2：141-145，1997.
40）Norine C Foley, et al. : Which Reported Estimate of the Prevalence of Malnutrition After Stroke Is Valid?. Stroke 40 : e66-74, 2009.
41）Mandy L Corrigan, et al. : Nutrition in the Stroke Patient. Nutr Clin Pract 26 : 242-52, 2011.
42）Sung-Hee Yoo, et al. : Undernutrition as a predictor of poor clinical outcomes in acute ischemic stroke patients. Arch Neurol 65. 39-43, 2008.
43）西岡心大・他：本邦回復期リハビリテーション病棟入棟患者における栄養障害の実態と高齢脳卒中患者における転帰，ADL 帰結との関連．静脈経腸栄養 30(5)：1145-1151：2015.
44）Foley NC, et al. : A review of the relationship between dysphagia and malnutrition following stroke. J Rehabil Med, 4(1 9) : 707-13, 2009.
45）宮澤　靖：各論 各種病態におけるエネルギー，基質代謝の特徴と，至適エネルギー投与量（高齢者および長期臥床患者）．静脈経腸栄養 24：1065-1070，2009.
46）http://www.peg.or.jp/care/nst/sanshutu.html（閲覧日：2022 年 8 月 7 日）
47）Yoshihiro Yoshimura, et al. : Effects of a leucine-enriched amino acid supplement on muscle mass, muscle strength, and physical function in post-stroke patients with sarcopenia : A randomized controlled trial. Nutrition 58 : 1-6, 2019.

37) [illegible] 2013.

38) [illegible] 2020.

39) [illegible] Autoregulation [illegible] 1997.

40) Foley NC, et al: Which Reported Estimate of the Prevalence of Malnutrition After Stroke Is Valid? Stroke 40: e66-74, 2009.

41) Corrigan ML, et al: Nutrition in the Stroke Patient. Nutr Clin Pract 26: 242-252, 2011.

42) Sung Hee Yoo, et al: Undernutrition as a predictor of poor clinical outcomes in acute ischemic stroke patients. Arch Neurol 65: 39-43, 2008.

43) [illegible] 2015.

44) Foley NC, et al: A review of the relationship between dysphagia and malnutrition following stroke. J Rehabil Med 41: 707-713, 2009.

45) [illegible] 24: 1065-1074, 2009.

46) http://www.jspen.or.jp/ [illegible]

47) Yoshimura Y, [illegible] et al: Effects of a leucine-enriched amino acid supplement on muscle mass, muscle strength, and physical function in post-stroke patients with sarcopenia: A randomized controlled trial. Nutrition [illegible] 2019.

急性期から回復期で行うリハビリテーション

1—歩行の評価と獲得

1. 急性期から始める歩行再建

脳卒中リハビリテーションにおける歩行再建はADL・QOLの向上において非常に重要である．回復期リハビリテーション病院退院時に自立歩行を獲得していることは在宅復帰率を高める．このため，早期離床，起立訓練，歩行訓練へと連携したプログラムとして歩行再建を開始していく．また，歩行訓練を行うことは動作の転移から考えて，座位保持の獲得にもつながる．基本的な流れは離床→早期に起立・着座訓練の開始→長下肢装具（knee ankle foot orthosis：KAFO）または短下肢装具(ankle foot orthosis：AFO)での歩行訓練の開始である．

急性期から生活期にかけて行う歩行再建の基本的な流れは，下肢装具を機能回復の治療機器（治療用装具）とし，早期より前型の歩行訓練を開始（重度〜中等度麻痺であればKAFO，中等度〜軽度麻痺であればAFO)→最終的に装具なしを目指す．家のなかでは靴を履かないことから，屋内での裸足歩行の獲得は重要な目標である．このためには装具を用いた歩行訓練により健常歩行に近づける再学習が求められる．裸足歩行の獲得には運動麻痺の回復が必須であることから，電気刺激治療や課題指向型トレーニングを併用して運動麻痺の回復を進める．

下肢装具を必要とする片麻痺の症状として，痙縮による内反尖足がある，しかし1章や5章-3でも紹介されるように，ボツリヌス療法の開始（2010年〜）後，痙縮時の内反尖足は治癒させることができる症状の一つとなっており，ボツリヌス療法と下肢装具の併用にて，下肢装具脱却の可能性が明らかにされている[1)].

図 5-1　正常歩行のロッカー機能

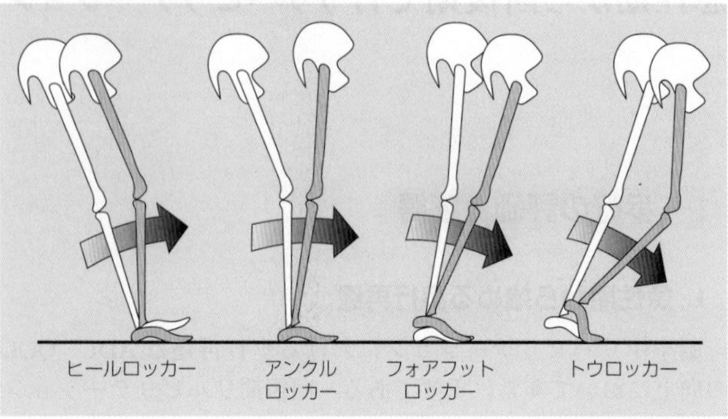

（Jacquelin Perry, et al.，武田・弓岡・他，2012）[2]

2. 歩行の基礎

歩行再建を行う際に，その基本として「歩行周期」「ロッカー機能」「倒立振子・振子運動」の理解が求められる．

歩行周期は Perry らによって定義されている．ロッカー機能とは立脚相の身体がロッキングチェアのように回転しながら前方に移動していく動きで 4 つのフェーズがある（**図 5-1**）．立脚相のロッカー機能は足部を軸とした倒立振子運動といわれ，また，ロッカー機能が働くことで蓄積されたエネルギーは，足が離れた瞬間に弓矢が放たれるように遊脚相の振子運動を形成する．遊脚相の振子運動は立脚相で作られたエネルギーによって形成される．

3. 下肢装具療法

脳卒中後に歩行を獲得するためには，早期からロッカー機能を引き出す歩行訓練を開始することが重要であり，これを実践するためには下肢装具の活用が必要となる（**図 5-2**）．

リハビリテーションにおける装具の役割は，①運動療法の補助，②拘縮予防，③変形矯正である．特に重度麻痺では KAFO は必須であり，備品の KAFO としてはゲイトイノベーション®〔パシフィックサプライ（株）（**図 5-2a**）〕などがある．長下肢装具を使用する例を**表 5-1** に示す．

図 5-2　長下肢装具の種類

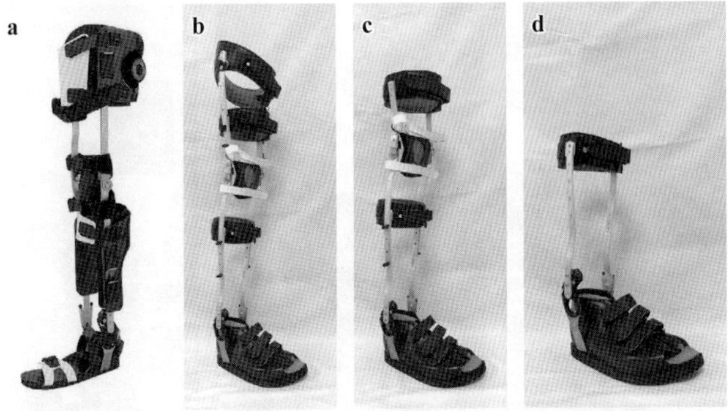

a：備品用 KAFO（ゲイトイノベーション®）　b：本人用 KAFO　c：セミ KAFO　d：AFO

表 5-1　長下肢装具（KAFO）を使用する例

- 立脚相に膝折れを呈する重度な運動麻痺・失調
- 同じく膝折れを呈する感覚障害（重度深部知覚障害）
- 重度な高次脳機能障害（失語，失行，失認）

（原，2007）[3]

備品の KAFO を使用して歩行訓練を行うことで，行わない場合と比較して早期に歩行の自立度が改善する[4, 5]．しかし，備品の KAFO は回復期リハビリテーション病院と比べて，急性期病院では少なく，1 本も保有していない病院の割合も多い[6, 7] ことから，急性期病院での備品の整備が必要である．

KAFO は，まず備品で治療を開始し，早期に本人用の KAFO を作製することも選択肢である．早期に KAFO を作製することにより FIM の自立度の改善などを認める報告が多くある[8-13]．本人用の長下肢装具を作製することでリハビリテーションの訓練時間以外での使用が可能となること，自身の足にフィットしているため適切な筋活動を惹起できることや装具不適合による医療関連機器圧迫創傷（MDRPU）の予防，水虫などの感染予防，また麻痺などの状態に合わせて段階的なカットダウンが可能となるなどのメリットがある．

また，下肢装具の使用のポイントとしては，立位では適切な

図 5-3　長下肢装具を使用した適切な立位アライメント

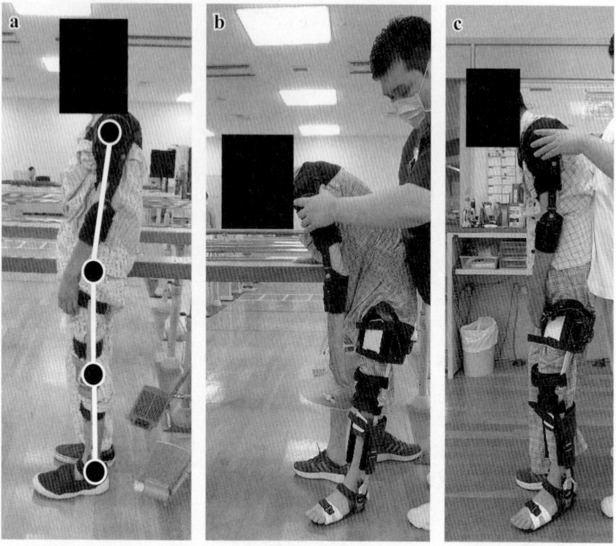

a：KAFO を使用した適切な立位アライメント

b：膝関節伸展制限がある患者に膝関節屈曲角度を調整しない場合の立位アライメント

c：ダイヤルロックで膝関節角度を調整した場合の立位アライメント

アライメントを形成できること（**図 5-3a**），加えて異常な歩容を修正できることが重要である．

4. 長下肢装具の仕様

長下肢装具の仕様については，**図 5-2** のような段階的にカットダウンできる仕様とする．

膝継手においては主にリングロック，ダイヤルロック，SPEX の 3 種類を用いることが多い．膝継手の主な目的は膝折れ防止（固定）である．注意事項としては，膝関節の伸展制限がある場合，もともと脊柱が円背姿勢であることが多く，リングロックで膝を無理に伸展させると代償でさらに体幹が屈曲するため不良姿勢（**図 5-3b**）となることから避けるべきである．このような場合はダイヤルロックを用いて膝関節角度を調整して，適切な立位アライメントにする（**図 5-3c**）．

5. 足継手

足継手については踵接地～荷重応答期に足関節が底屈し，前脛骨筋の遠心性収縮を引き出す継手を選択する．また，立脚終期の足関節背屈，股関節伸展を促すためには背屈角度の制限は不要である．

こうした目的を可能とする足継手が油圧制動式足継手（Gait Solution：GS）®である．GS は初期接地（Initial Contact：IC）から荷重応答期（Loading Response：LR）にかけての足関節底屈の動きに対して油圧により制動をかけることで，ヒールロッカーを引き出すことができる．油圧制動は速度依存性があり，速度が速いと制動力が増し，速度が遅いと制動力が低下する．油圧の設定は，1 は制動がない状態，4 がほぼ固定の状態である．通常油圧の設定は 2～3 で行う．油圧 4 にて異常歩行が認められる場合は，GS の適応ではない．また足継手の背屈制限は実施しない．

6. 歩行訓練の進め方

歩行訓練の進め方として，まずは立位，麻痺側荷重，ステップと部分訓練（**図 5–4a**）を行い，徐々に全体訓練として歩行周期に同調した歩行訓練を行う（**図 5–4b**）．歩行訓練は筋活動を惹起させるために前型歩行，そしてある程度の速度で行うことが重要である．

7. 長下肢装具（KAFO）から短下肢装具（AFO）への移行

KAFO から AFO への移行時期の判断を的確に実施する．下肢の支持性が不十分な場合に安易に AFO に移行すると，反張膝（extension thrust pattern）や立脚相の急激な膝屈曲（buckling knee pattern）など異常歩行を助長する可能性がある．KAFO から AFO へのカットダウンの目安を**図 5–5** に示す．また個別検討事項を**表 5–2** に示す．わが国ではシューホーンブレースや底屈制限の AFO が多く処方されている現状があるが，歩行における AFO の選択として最も重要なことは，ロッカー機能の再建であることから，下肢装具に必要な機能は**図 5–6** となる．シューホーンブレースや底屈制限 AFO の選択は極めて不適切

図 5-4　KAFO を用いた歩行訓練の例

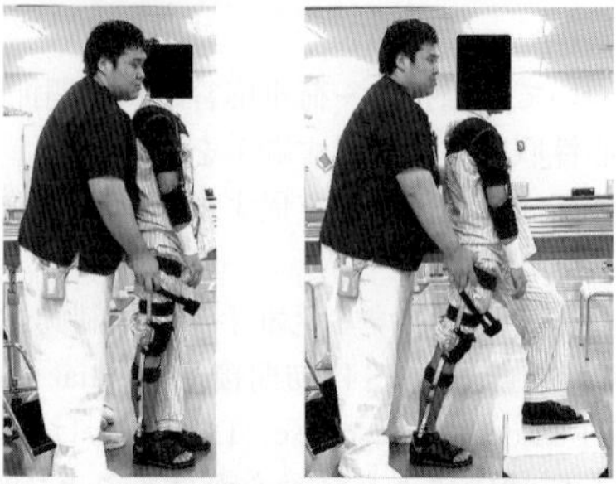

立位・重心移動の訓練　　麻痺側荷重訓練

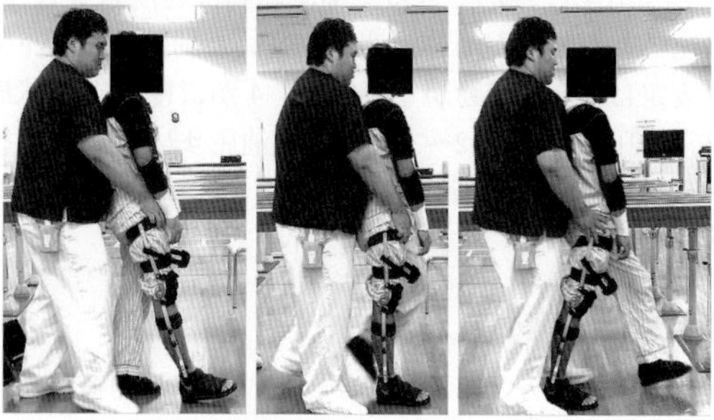

立脚相の倒立振子の訓練

a．部分訓練

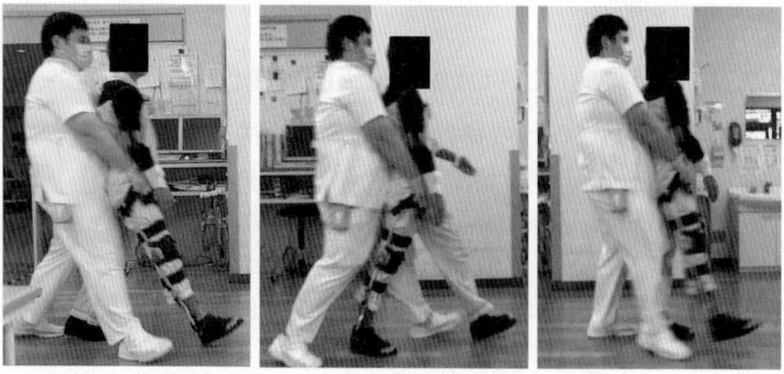

立脚初期の踵接地　　立脚終期の股関節伸展　　遊脚相の介助，脱力

b．歩行周期に合わせた全体訓練

（高橋，2022）[14]

図 5-5　長下肢装具から短下肢装具，裸足へのカットダウン

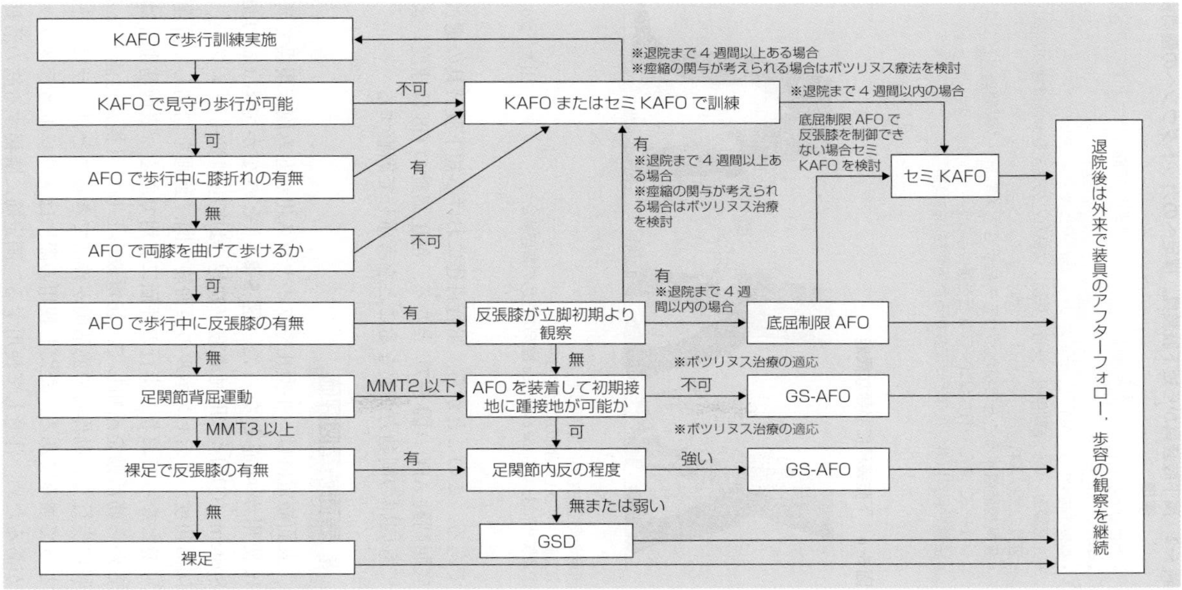

表 5-2　長下肢装具から短下肢装具，裸足へのカットダウンへの個別検討事項

- 感覚障害の有無
- 失調症の有無
- 痙縮の度合い
- 注意障害，半側空間無視，失行，失認，失語などの高次脳機能障害の度合い
- 装具の受け入れ
- 装具を装着することで損なわれる外観やコスメティックな問題（ビジネスシューズ，おしゃれなシューズなどを履けるか）
- 装具や装具以外（靴など）にかかる費用や経済的負担

図 5-6　下肢装具に必要な機能

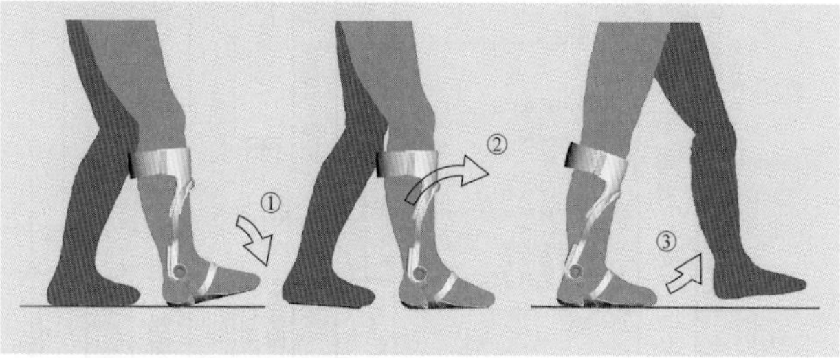

①麻痺側立脚初期の底屈制動力
②立脚中期から後期の背屈フリー
③遊脚相における toe clearance 確保のための背屈補助力　　（山本，2007）[15]

である．このことから，歩行再建における短下肢装具の選択は底屈制動 AFO（**図 5-7**）となる．油圧制動の GS は速度によっても底屈の制動力が異なることを考慮して調整する．

8. 表面筋電図評価

表面筋電計は，小型化やワイヤレス化が進み臨床現場で簡便に使用が可能となった（**図 5-8**）．そのなかでも Gait Judge System（GJS）® 〔川村義肢（株）〕は底屈制動モーメント，足関節角度，4 チャンネルの表面筋電図，動画を同期して計測が可能となっており，歩行の評価に有用である．表面筋電計は体表から筋活動を感知して，筋電波形として目視が可能となる．特に歩行など動作時の筋活動が確認できることはセラピストにとって強みである．ただし使用の際にはメリットとデメリットがあるため，注意して使用する．測定筋に隣接する筋の活動電

図 5-7　底屈制動 AFO

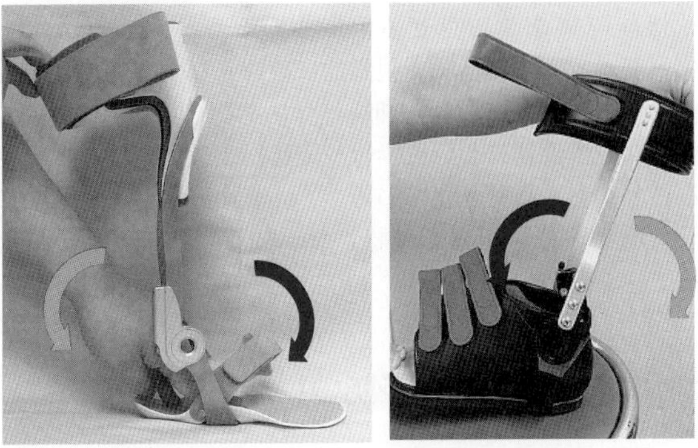

底屈にはブレーキをかけながら動く制動，背屈には遊動で動く．金属支柱，プラスチックともにあり，継手は Gait Solution（GS）などがある．
左が Gait Solution Design®，右が油圧式足継手付き両側金属支柱 AFO.

図 5-8　表面筋電計

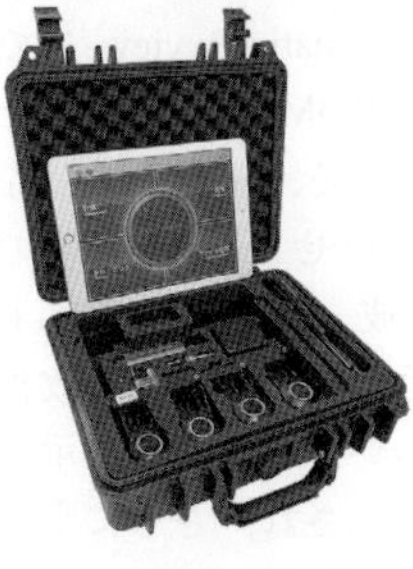

Gait Judge System®
〔川村義肢（株)〕

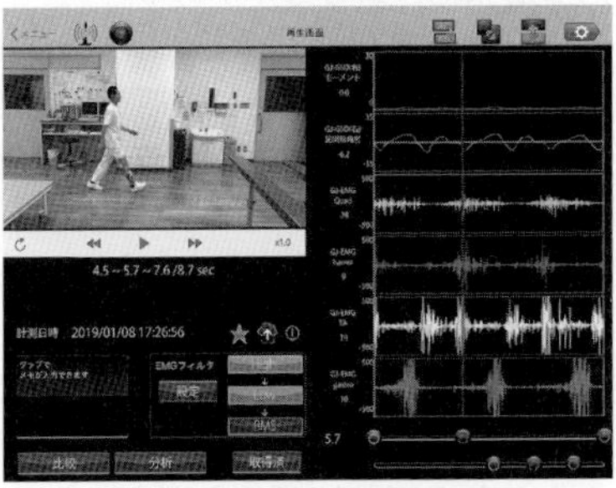

Gait Judge System® の計測画面

位が混入するクロストークは，筋電図を評価する際に考慮すべき点である．

9. 筋電図バイオフィードバック

バイフィードバック療法とは，体温，血圧，心拍，血流，皮膚抵抗筋電位，脳電位など明確に意識できない生体内の生理情報を，各種センサーを用いて導出し，人が容易に認識可能な聴覚情報や視覚情報へ工学的に変換して提示し，その情報に基づいて自己の生理機能をコントロールすることにより，身体の変調や機能障害を改善させる治療法である[16]．筋電図バイオフィードバックは筋活動を視覚的に確認しながら，筋の出力を高めたり，過剰な筋活動を抑制したりする．脳卒中においては亜急性期や慢性期において歩行や姿勢バランスの改善に有用であることから，推奨されている[17,18]．表面筋電計を対象筋に貼付し，筋電波形を視覚で確認しながら筋活動の増加や抑制を行っていく．

（髙橋忠志）

2—関節拘縮・痙縮予防のリハビリテーション

1. 関節拘縮のリハビリテーション

脳卒中における関節可動域制限は，末梢組織（主に筋肉）の不動化に伴う粘弾性の増加（筋肉の線維化）と痙縮による持続的な筋収縮によるものがある．

中枢神経疾患におけるストレッチの Systematic Review[19] では，ストレッチ単独では短期・長期ともに ROM，疼痛，痙縮，活動制限に重要な変化をきたさないとしている．脳卒中ではないが，温熱治療とストレッチを組み合わせた治療効果の Systematic Review[20] では温熱治療（超音波，超短波，ホットパック）実施後にストレッチを行ったほうが関節可動域の改善効果が高いとされる．温熱療法の使用については**表 5-3** に示した．また，立位では抗重力筋の筋活動は惹起され，さらに歩行することで下腿三頭筋などがストレッチされる．このことか

表 5-3　麻痺側肢に対する温熱療法の使用

- 温熱療法は，関節可動域訓練に際して，①疼痛の軽減，②痙縮の軽減，③組織の伸張性向上を期待して併用される
- 温熱刺激によって，筋紡錘に至るγ遠心性神経の興奮性が低下することが指摘されている
- 熱の到達する深さに応じて表在熱（赤外線，ホットパック，パラフィン浴，温浴），深部熱（極超短波，超短波，超音波）に分類される
- 2 cm 以上の深さにある組織を加熱して伸張性を向上させる場合には，赤外線，ホットパックでは不十分で，超短波，超音波，極超短波が必要である
- 末梢循環障害の存在する麻痺肢には禁忌
- 感覚障害を有する患者では火傷に注意して使用する

図 5-9　麻痺肢における関節拘縮の発現機序と治療方法

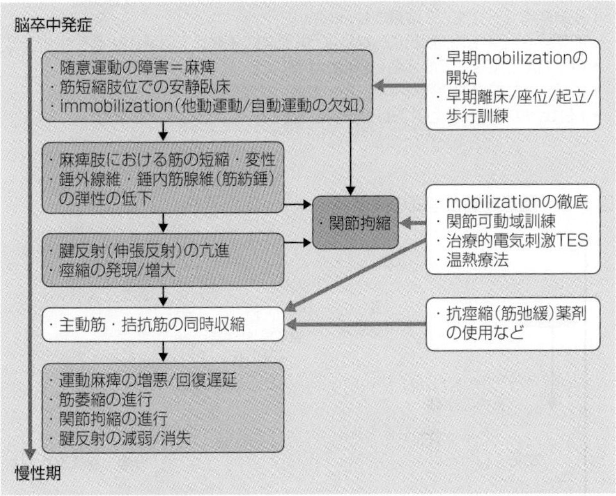

表 5-4　関節拘縮予防の原則

- 早期からの離床，起立，歩行，ADL 訓練の開始
- 抗重力筋の筋力を回復させ，自動での上下肢挙上を可能にする
- 1 日数回の徒手による関節可動域訓練（mobilization）に加え，頻繁な体位変換，短下肢装具，長下肢装具の使用を実施する
- 麻痺側筋の筋力増強/痙縮軽減を目的に，治療的電気刺激（TES）の使用を考慮
- 温熱療法の併用

ら，早期離床（特に立位・歩行）を行うことは重要である．**図 5-9** に麻痺肢における関節拘縮の発現機序と治療方法を示す．また，**表 5-4** に関節拘縮予防の原則を示す．

深部腱反射の亢進は，筋短縮・変性を評価する重要な指標となる．発症直後に深部腱反射の亢進は認められないが，徐々に深部腱反射が亢進する．これは痙縮発現の徴候であり，運動麻痺の増悪や回復を遅らせる．深部腱反射（伸張反射）の亢進を認めた場合，電気刺激治療などで痙縮を抑制しながら運動麻痺の治療やボツリヌス療法を検討する．

表 5-5　痙縮予防の原則

- 運動麻痺（随意性）を改善させる
- 筋萎縮や粘弾性増加が起こらないように筋肉の不動から回避させる
- 電気刺激治療などで筋活動を惹起させる
- ポジショニング枕や装具などを用いて適切な肢位を保つ
- 1 日数回の徒手によるストレッチ（自主トレーニングの指導も含め）

図 5-10　随意運動と痙縮の関係

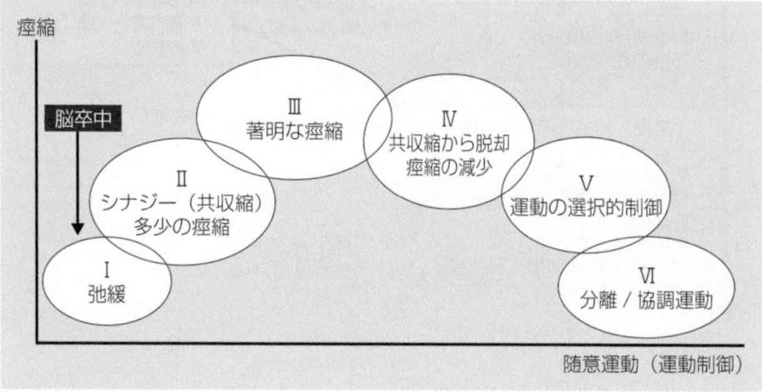

(Sheng Li, et al., 2015)[21] より引用，一部改変

2. 痙縮予防のリハビリテーション

急性期から回復期における痙縮予防の原則を**表 5-5** に示した．また，運動麻痺の改善は痙縮の抑制に重要であり，**図 5-10**[21] に示すように運動麻痺と痙縮の関係は共同運動パターンまでは痙縮が強まるが，分離運動の改善とともに痙縮は軽減する．このことから，いかに運動麻痺を改善させ分離運動を促せるかが予防のポイントとなる．

また，電気刺激治療は筋の萎縮の予防[22]，痙縮の改善[23] に効果が報告されている．

（髙橋忠志）

3―脳卒中後痙縮の評価と治療

1. 痙縮の評価法

痙縮の主な評価方法を**表 5-6** に示した．このうち臨床場面に

表 5-6　痙縮の様々な評価方法

方法	
臨床的スケール	modified Ashworth Scale（MAS） modified Tardieu Scale（MTS） Tone Assessment Scale Ankle Plantar Flexors Tone Scale
神経系評価	H 反射，F 波 表面筋電図
末梢性評価	NeuroFlexor Myotonometer Sonoelastography

表 5-7　**Modified Ashworth Scale（MAS）**

0	筋緊張の亢進はない.
1	軽度の筋緊張亢進がある．引っ掛かりとその消失，または屈曲・伸展の最終域でわずかな抵抗がある.
1＋	軽度の筋緊張亢進がある．明らかな引っ掛かりがあり，それに続くわずかな抵抗を可動域の 1/2 以下で認める.
2	よりはっきりとした筋緊張亢進を全可動域で認める．しかし，運動は容易に可能.
3	かなりの筋緊張亢進がある．他動運動は困難.
4	患部は硬直し，屈曲・伸展は困難.

おいて最も使用されるのは，Modified Ashworth Scale（MAS）である（**表 5-7**）.

MAS は対象とする筋の持続的伸張にて筋の抵抗を評価する手法であり，1 章で紹介される緊張性伸張反射（tonic stretch reflex）の評価に該当する．そのため，筋の伸張速度により異なる評価結果が出る可能性がある．つまり速度を変更すると，MAS の測定結果が変わる可能性が指摘されている[24]．原則は，“as fast as possible”での伸張を行い評価することである．また回復期以後では，拘縮などの関節構造および軟部組織の粘弾性特性の変化の影響を考慮する必要性も指摘されている[25].

一方，modified Tardieu Scale（MTS）は，関節可動域（ROM）と筋の反応性の質を測定する．筋の伸張速度は V1（できるだけゆっくり），V2（重力で落下する速度），V3（できるだけ速く）の 3 種で規定され，この ROM は筋を V3 の速度で伸張し

図 5-11　Heckmatt scale（HMS）と超音波所見

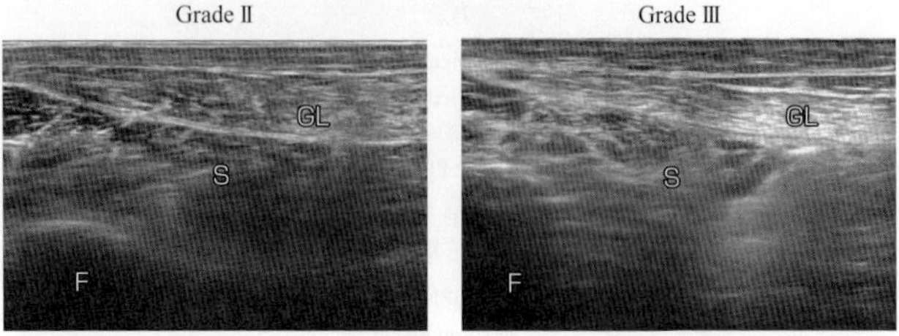

GL：腓腹筋外側面
S：ヒラメ筋
F：腓骨

	筋の輝度	骨輝度
Grade Ⅰ	正常	正常
Grade Ⅱ	軽度上昇	明瞭
Grade Ⅲ	明らかに上昇	低下
Grade Ⅳ	高度に上昇	完全に消失

最初に“Catch（引っ掛かり）”が生じる角度をR1，V1で伸張したときの最大ROMをR2と定義し，R2とR1の差（R2－R1）が小さければ，関節を構成する軟部組織の粘弾性や伸張性などによる要素が大きく，差が大きければ主に伸張反射による反射性要素が大きいとされる[26]．そのため，MASに比べて関節周囲における粘弾性特性をとらえることができる．

これらの評価方法は，主観的要素も強い．そのため神経系評価や末梢性評価を追加することも有用である．例えば，ボツリヌス製剤の施注に合わせて筋の評価を行うことも有効である．また痙縮の評価に超音波所見による筋の線維化の評価が可能である（**図 5-11**）. Heckmatt scaleにてGrade Ⅳの高線維化では，治療効果が減弱する[27]．

同様に近年では，エラストグラフィーを用いた筋の評価に関する報告がされている（**図 5-12**）[28]．また上腕二頭筋へのBoNT-A実施前後で

図 5-12　エラストグラフィーを用いた筋の形態学的評価

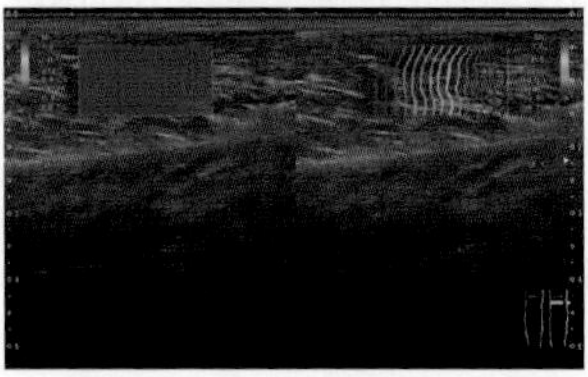

表 5-8　主な痙縮治療とその特徴

	効果	持続性	エビデンス
ボツリヌス療法（BoNT-A 療法）	局所的	3 カ月	○
経口痙縮薬	全体的	経口継続の限り	○
バクロフェン髄注療法（IntraThecal Baclofen therapy：ITB）	下肢中心	継続的	○
経頭蓋磁気刺激（Transcranial Magnetic Stimulation：TMS）	全体的	少ない	△
振動刺激	局所的	ない	△
神経筋電気刺激	局所的	ない	△
体外衝撃波治療（Extracorporeal shock wave therapy：ESWT）	局所的	?	不十分

その変化を評価した報告では，エラストグラフィーを用いて strain ratio を算出し，この変化と MAS との相関が指摘されている[29, 30]．

2. 痙縮の治療

代表的な痙縮治療とその特徴について**表 5-8** に示した．それぞれに特性があるため，エビデンスを含めて解説する．

(1) ボツリヌス療法

①A 型ボツリヌス毒素製剤（BoNT-A）

ボツリヌス療法で用いられるボツリヌス毒素は A～G 型の 7 型の抗原に分類されており，痙縮に対する治療では A 型毒素製剤を用いる．ボツリヌス毒素の作用機序は，末梢の運動神経の神経筋接合部においてアセチルコリンの放出を抑制することで神経筋伝達を阻害し，筋弛緩作用を引き起こす．筋弛緩作用は 2，3 日で出現し，3～4 カ月持続する．阻害された神経は，2～3 カ月経過した頃から軸索の発芽を生じることによって筋線維上に新たな神経終板を形成するようになる．加えて BoNT-A によって阻害されていた神経終板の機能も回復するようになり，BoNT-A の作用は消退する．これにより BoNT-A は可逆的効果を示す．BoNT-A は施注筋にのみ限定的に効果を発揮し，その効果は用量依存性である．

表 5-9　代表的な痙縮により生じる上下肢の姿勢パターンと施注対象筋

痙縮による肢位	対象筋
肩関節	大胸筋，肩甲下筋
肘関節屈曲	上腕二頭筋，上腕筋，腕橈骨筋
手関節掌屈	橈側手根屈筋，尺側手根屈筋
手指屈曲	浅指屈筋，深指屈筋，虫様筋
母指屈曲内転	長母指屈筋，短母指屈筋，母指内転筋，母指対立筋
股関節内転	長内転筋，大内転筋，薄筋
股関節屈曲	腸腰筋
膝関節屈曲	大腿二頭筋，半腱様筋，半膜様筋
内反尖足	後脛骨筋，前脛骨筋，腓腹筋，ヒラメ筋
母趾過伸展	長母趾伸筋
鷲爪様趾	長趾屈筋，長母趾屈筋

②治療ガイドラインと用量

『脳卒中治療ガイドライン 2021』では，上下肢痙縮を軽減させるために，もしくはその運動機能を改善させるために，ボツリヌス療法を行うことが推奨されている（推奨度 A：行うように勧められる）．世界的には onabotulinumtoxinA（Botox ®），abobotulinumtoxinA（Dysport ®），incobotulinumtoxinA（Xeomine ®）の 3 つの薬剤が主流となっている．力価はそれぞれ異なることに留意する．筋への施注に関しては，痙縮により生じる肢位，痙縮の程度，生活動作などから施注筋を選択していく．

③施注筋の選択と施注方法

代表的な施注対象筋と姿勢パターンについて**表 5-9** に示した．施注には最大用量が決まっている．また大きな筋には，多くの用量が必要である．これらを考慮して，全体の投与用量，投与筋の選択，各筋肉の投与用量を決めていく．

④発症早期における施注に関する報告

脳卒中後痙縮は発症早期より腱反射の亢進から始まり，筋緊張亢進が認められてくる．そのため，上肢においては，発症から 4〜6 週以内の BoNT-A の投与，もしくは発症から平均 7 週以内に BoNT-A を投与することで，MAS の減少を認め，痙縮への治療効果を得る報告がされている[31, 32]．下肢においては，発症 3 カ月以内に尖足を呈した 52 名に対して行った RCT に

表 5-10　経口筋弛緩薬の効果と副作用

薬剤名	薬理効果	副作用
エペリゾン塩酸塩	単シナプス性ならびに多シナプス性反射電位を抑制	眠気，吐き気・嘔吐，食欲不振，胃部不快感，腹痛，下痢，便秘，脱力感
チザニジン塩酸塩	中枢性の $\alpha 2$ 作動効果を有し，脊髄および脊髄上位中枢に作用して，脊髄反射抑制作用を引き起こす	眠気，口渇，脱力感，倦怠感，めまい，ふらつき
バクロフェン	脊髄の単シナプス性ならびに多シナプス両反射に対し選択的に抑制作用を示す	眠気，脱力感，悪心，めまい，ふらつき
ダントロレンナトリウム水和物	骨格筋の興奮ー収縮連関に作用	脱力感，倦怠感，ふらつき

て，MAS の減少を認め，24 週まで治療効果があることが明らかにされている[33]．痙縮の慢性化を防ぎ，運動麻痺の回復につなげるため，痙縮発現早期に，効果的な痙縮治療につながる「therapeutic window（投与のタイミング）」を見極めることに留意すべきである．

(2) 経口痙縮薬

代表的な経口筋弛緩薬について**表 5-10** にまとめた．これらは経口内服である点で簡便であるが，全身の筋に作用を及ぼす可能性がある．また，総じて副作用の頻度が比較的高い．Ward らの報告によると副作用が先行し，痙縮の改善が認められない患者は 40% に及ぶことが指摘されている[34]．

(3) バクロフェン髄注療法（IntraThecal Baclofen therapy：ITB）

埋め込み型ポンプと髄腔内カテーテルにて，継続的に髄液中にバクロフェンを投与する方法で，わが国では 2006 年に成人に対して承認された．利点としては脳脊髄液に直接注入されるため，経口投与に比べて重症例でも効果が発現しやすい．欠点として，ポンプの埋め込みには外科的侵襲を伴う．またポンプ埋め込み後もポンプとカテーテル管理，バクロフェン投与量の調整が必要で，離脱症状にも留意が必要となる．

(4) 反復経頭蓋磁気刺激（repetitive Transcranial Magnetic Stimulation：rTMS）

rTMS は，高頻度刺激（5 HZ 以上）では大脳皮質に興奮性の刺激を，低頻度刺激（1 HZ 以下）では抑制性の刺激を与える．rTMS の痙縮に対する明確なメカニズムはわかっていないが，大脳皮質における興奮性の変化が脊髄前角細胞の過剰興奮に変化を及ぼし，痙縮の軽減につながる[35]．高頻度刺激に比して低頻度刺激を用いた論文のほうが多い．

（5）振動刺激

筋肉もしくは腱に対する振動刺激は，対象筋における H 反射の減少や相互抑制の調整，伸張反射における潜時の減少効果，また“tonic vibration reflex”と呼ばれる不随意な反射収縮が，その痙縮の軽減のメカニズムに関与している[36]．

（6）神経筋電気刺激

神経筋電気刺激の痙縮効果に関しては，痙縮筋と拮抗筋の相互抑制（例：相反性抑制）の調整や伸張反射の興奮性の減少，シナプス前抑制の増加など様々なメカニズムが関与する[37]．また刺激領域の大脳皮質の興奮性を減少させる可能性も示されている[38]．

（7）体外衝撃波治療（extracorporeal shock wave therapy：ESWT）

ESWT による痙縮治療が開始されている．現状では，痙縮に対するメカニズムはいまだ不明な点が多く，①新しい神経筋接合部の形成に関与する一酸化窒素合成の誘導への関与，②腱への連続的もしくは断続的な圧力による運動ニューロンの興奮性の低下，③神経筋接合部におけるアセチルコリン受容体の減少などがあげられている．ネットワークメタ解析の結果では，ボツリヌス療法より痙縮の軽減に対する効果が高いとする指摘もある[39]が，メカニズムを含めた研究が up date されてきている現状である[40, 41]．

3. 痙縮に対するリハビリテーションの併用

痙縮治療と並行してどのようなリハビリテーション治療を実施していくかを**表 5-11** に例示した．機能再建に着目した集中的リハビリテーションや neurorehabilitation の導入は効果が期待できる．

（1）上肢痙縮に対するリハビリテーション

どのようなリハビリテーションが併用されているか，これまでの報告では，①通常のリハビリテーション併用（10 編），②

表 5-11　脳卒中後上肢・下肢痙縮に対して併用される治療法

上肢痙縮	電気刺激（ES）・機能的電気刺激（FES） ロボットリハビリテーション constraint induced movement therapy（CI 療法）
下肢痙縮	電気刺激（ES）・機能的電気刺激（FES） ロボットリハビリテーション テーピング・キャスティング 装具療法

機能的電気刺激（2 編），③ロボットの併用（2 編），④スリーブの併用（1 編），⑤constraint induced movement therapy（CI 療法）（2 編）であった[42]．またロボットと CI 療法の併用では上肢機能の有意な向上が指摘されている．つまり，これら機能改善に着目した neurorehabilitation の導入により，相乗的に治療効果が期待できる．

(2) 下肢痙縮に対するリハビリテーション

同様に下肢痙縮への治療では，①通常のリハビリテーション併用（4 編），②電気刺激（3 編），③ロボット（2 編）の報告がある[42]．上肢と同じく機能再建，特に下肢においては歩行再建に着目した訓練の併用が重要である．

(3) 上下肢痙縮に対する包括的リハビリテーションの重要性（図 5-13）[43, 44]

慢性期脳卒中後上下肢痙縮に対するボツリヌス療法と入院による包括的リハビリテーションプログラムとして，患者個々のニーズに応じ，機能向上に着目した目的指向型訓練を 2 週間実施した結果では，MAS の有意な減少に加えて，上肢 Fugl-Meyer Assessment（FMA），歩行速度，Timed Up & Go Test（TUG），Functional Reach Test（FRT）の有意な改善を認めることができている．

(4) 反復したボツリヌス療法の必要性と効果

いったん生じた脳卒中後痙縮に対して単回でのボツリヌス療法にて痙縮軽減と機能回復の目標を達成することは困難であり，複数回のボツリヌス療法と集中的リハビリテーションの併用療法が必要となる．Botox® の場合には 12 週の間隔を空けて次回の投与が可能となる．前述したボツリヌス療法と入院による包括的リハビリテーションプログラムの実施により，MAS

図 5-13　痙縮治療の入院スケジュールとリハビリテーション治療

入院治療		
入院日 （第 1 日目）	第 2〜11 日目 （日曜除く）	退院日 （第 12 日目）
評価 ボツリヌス療法 リハビリテーション計画	理学療法 作業療法 自主トレーニング	評価 自主トレ指導

• 1 日につき，1 セッション 20 分間のリハビリテーションを PT，OT 各 3 セッションずつ，合計 6 セッション．

包括的リハビリテーション治療

- 医師，理学療法士，作業療法士，看護師により構成されるチームでリハビリテーションプログラムを作成し，患者自身の希望やニーズを聴取して目標を設定する．
- 患者個々人における到達目標やゴールは異なっている．
- 療法士との 1 対 1 の形式
- ストレッチ，ポジショニング，ROM 訓練，ADL 訓練，上肢機能訓練，歩行訓練，バランス訓練
- 退院後は，自主トレーニングを継続してもらうようにし，外来リハビリテーションは実施しない．

（Hara T, et al.，2017）[43]

図 5-14　下肢痙縮へのボツリヌス毒素反復投与＋集中リハビリテーションによる治療効果

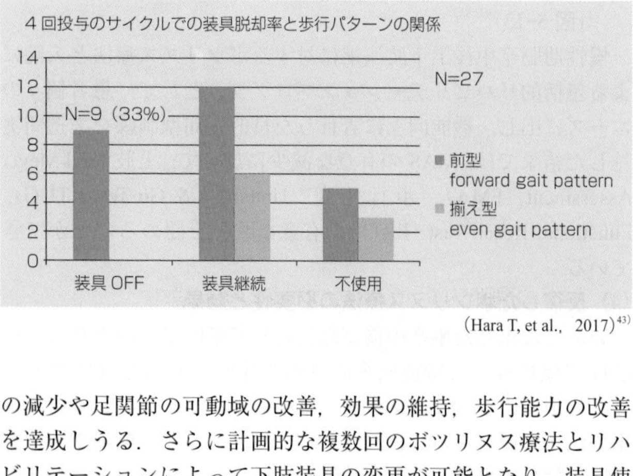

（Hara T, et al.，2017）[43]

の減少や足関節の可動域の改善，効果の維持，歩行能力の改善を達成しうる．さらに計画的な複数回のボツリヌス療法とリハビリテーションによって下肢装具の変更が可能となり，装具使用者のうち 33.3% で最終的に装具の脱却ができたことを報告

図 5-15　反復的な下肢ボツリヌス療法とリハビリテーションの併用による歩行再建のポイント

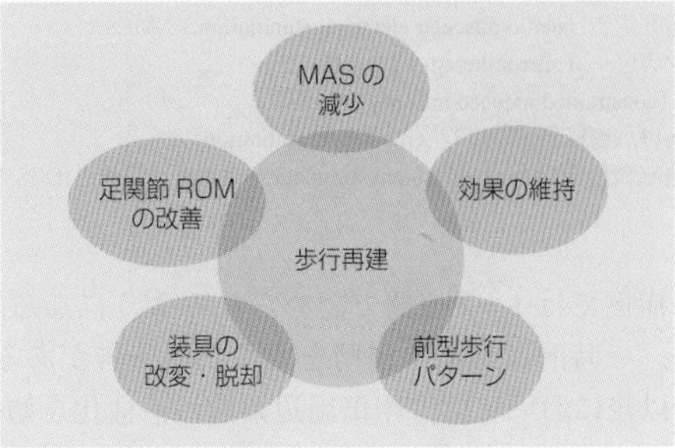

している．この装具脱却者のすべてが前型歩行（forward gait）パターンであった[44]（**図 5-14**）．急性期，回復期において，通常歩行に近づけるリハビリテーションが重要であることが示唆される（**図 5-15**）．

脳卒中後痙縮に対するボツリヌス療法の選択は，現在確固たるエビデンスがあり，近年では，リハビリテーションを併用することにより，いかに機能再建につなげるかが重要なテーマとなっている．最近の研究から neurorehabilitation との併用が，機能の向上に有効である可能性が高い．そのため，ボツリヌス療法を単なる痙縮の治療に限定せず，歩行再建，機能向上の視点から包括的なリハビリテーションアプローチの一つとして活用することが望ましい．

（原　貴敏）

4―上肢麻痺の改善

1. 脳機能画像で明らかにされる上肢麻痺の回復メカニズム

脳卒中後の上肢麻痺の改善においては，損傷周囲領域の可塑性の向上による機能再編成が重要であるとされており，これらの変化は，fMRI や PET による脳機能画像の変化によって実証されている[45–47]．また，一部の患者においては，損傷半球とは反対側の大脳半球における上肢運動領域の相同部位の賦活化

表 5-12　神経可塑性を引き出す運動再学習の介入手法

- 課題指向型訓練（task-oriented therapy），反復的課題訓練（repetitive task training）
- 神経筋電気刺激（neuromuscular electrical stimulation：NMES）
- ミラーセラピー（mirror therapy）
- CI 療法（constrained induced movement therapy）
- ロボットリハビリテーション（robotic rehabilitation）
- 非侵襲的脳刺激（non-invasive brain stimulation：NBS，rTMS，tDCS など）

が，早い症例では 1～2 週間で認められるようになる．これらの反応は，一時的に機能の補助をするとの報告がある一方で，亜急性期以後においては，損傷周辺領域の活性化を妨げることも明らかにされている[48]．また，これら相同部位に移動した脳の賦活領域が，再度損傷側に戻る症例においては，運動麻痺回復の予後が良好であることも明らかになっている[49, 50]．

こうした一連の急性期から慢性期において生じる上肢麻痺の回復過程により生じる大脳皮質の変化には，大脳半球間抑制の理論が大きく関わってくる．

2. 上肢麻痺に対するリハビリテーション手法

急性期から亜急性期，そして回復期において上肢麻痺に対してどのようなリハビリテーションの手法を導入していくべきか，文献を基にいくつか説明する．神経可塑性（neural plasticity）を引き出す運動再学習（motor relearning）には，どのような時期にどのような手法が効果的であるのかが問われる．**表 5-12** にそのいくつかを示した．

重度上肢麻痺患者を中心とした review では，FMA（Fugl-Meyer Assessment）の平均的な介入前後の差が出されている[51]（**表 5-13**）．FMA の平均差は下限値で，例えばロボットリハビリテーションが 2 点，上限値でも同様にロボットリハビリテーションは 18 点であった．FMA の minimal clinically important difference は 4 点以上とされている[52, 53]．つまり，介入前後で 4 点以上の改善は，有効であると考えられる．そのため**表 5-14** に示した手法は，提示の発症後ステージにおいて，有効なリハビリテーション手段であると考えられる．

a. ミラーセラピー

損傷側の運動野 M1 を刺激する目的のため，皮質脊髄路の興

表 5-13　重度麻痺患者を中心とした上肢に対するリハビリテーションに関する Coscia らの報告

リハビリテーション手法	発症から介入までの時期	報告論文数	FMA の介入前後における平均的差（最小－最大）
ロボットリハビリテーション	亜急性期から慢性期	38	2.0～18.0
神経筋電気刺激	急性期から慢性期	38	4.9～14.8
tDCs	急性期から慢性期	42	5.2～11.4
TMS	亜急性期から慢性期	9	3.0～13.7
BMI	亜急性期から慢性期	13	6.3～13.2
tDCS＋ロボットリハビリテーション	亜急性期から慢性期	55	3.0～10.3
電気刺激＋TMS/tDCS	急性期から慢性期	55	4.3～12.7

tDCS：transcranial direct current stimulation，直流電気刺激，
TMS：Transcranial Magnetic Stimulation，経頭蓋磁気刺激，
BMI：brain machine interface，FMA：Fugl-Meyer Assessment

（Coscia M, et al.，2019）[51] より筆者が作成

表 5-14　亜急性期における神経筋電気刺激，刺激電極位置と誘発する運動

症例	刺激電極	刺激電極	刺激電極	誘発する運動
肩関節亜脱臼例	棘上筋	三角筋後部線維		
手指屈曲可能例／手指屈筋痙縮例群（MAS＞2）	総指伸筋	橈側手根伸筋		手指・手関節伸展誘発
手指完全麻痺例	総指伸筋	橈側手根伸筋	総指屈筋	交互に手指屈曲・伸展誘発

（Hsu SS, et al.，2010）[57]

奮性が残存している 1 st stage において実施することが重要である．週 5 日，1 日 2～5 時間，4 週間実施した RCT 報告がある．結果は Brunnstrom stage の評価にて，上肢と手指機能のいずれも，4 週とさらに 6 カ月後で，コントロール群に比して有意に改善したことが報告されている[54]．メタ解析でもコントロール群と比較して SMD は 0.51（0.29～0.73）（$P<0.01$, I2=61）であった[55]．また亜急性期での有用性も指摘されている[56]．

b. 神経筋電気刺激
（neuromuscular electrical stimulation：NMES）

NMES は急性期から，重度麻痺例に対しても実施できる手

表 5-15　CI 療法の上肢機能の適応基準

- 患側手関節伸展　随意的に 20° 以上
- 患側 I～III 指 MP 関節伸展　随意的に 10° 以上
- 上肢近位部について
    - 亜脱臼なし，肩手症候群なし
    - 随意性が全くない場合は適応外
    - 痛みのみの場合は可能

（道免，2008）[59]

法である．急性期において上肢麻痺に対して，通常のリハビリテーション介入に NMES を 1 日 30 分間，4 週間（トータルで 10 時間）加えることで，ARAT 評価で 12 週後の上肢手指機能の予後を変えられることが明らかにされている[57]．Systematic review でも発症 2 カ月以内での導入の有用性が示されている[58]．

電極位置は**表 5-14** のように麻痺肢の症状によって変化をもたせている．FMA と ARAT にて，4 週後と 12 週後に有意な改善を認めている．実施時間では 30 分群（low dose）と 60 分群（high dose）では差はなかった．急性期において，通常のリハビリテーション介入に NMES を，最低トータルで 10 時間加えることで，上肢機能の予後を変えることができる[57]．

(1) CI 療法（constrained induced movement therapy）

CI 療法の適応に関しては，**表 5-15** のような手関節と手指における随意性基準が示されている[59]．代表的な RCT 研究（EXPLICIT-stroke trial）で，発症平均 8 日後の患者群において，ARAT で有意な機能の向上が認められ，発症後 12 週まで持続した[60]．CI 療法のメタ解析では，急性期から亜急性における研究で，コントロール群と比較して有意差はわずかであること，一方で慢性期では有意差ありとされている[61]．

(2) ロボットリハビリテーション

亜急性期から慢性期にかけての Systematic review では，亜急性期ではコントロール群と比較して SMD は 0.13（−0.15～0.4）（P<.0001，I2=81.3），慢性期は SMD 0.26（0.05～0.47）であった．FMA 全体の点数の解析結果から，ロボットリハビリテーションは有効と結論されている[62]．しかし発症からの時期別の検討では，最適となるステージは特定されていない現状である．

図 5-16　重症度と発症からの期間から考える各リハビリテーション手法の適応

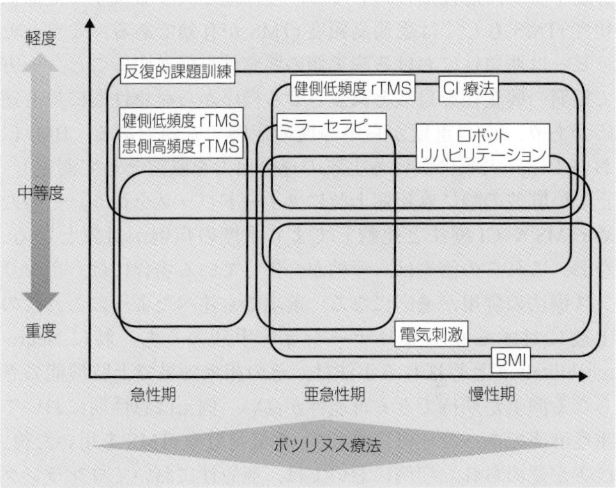

(3) 反復的課題訓練

課題訓練（task training）は，運動再学習訓練として基本となる．課題特異的訓練（task specific training），反復的課題訓練（repetitive task practice），課題指向型訓練（task oriented training）など複数のタームが使用されている．メタ解析がされており，発症 15 日以内と，6 日から 6 カ月以内で SMD が算出されているが，後者の時期で有意な改善であった．全体においても SMD は 0.33（0.11～0.56）（P=0.01，I2=53.55）であり，超急性期を除いて安定的な機能の向上に寄与できる可能性が示され，運動再学習訓練法としての有効性が明らかにされている[63]．

3. ステージ別の適切な上肢機能訓練手法の選択

発症後のステージ別に，適切なリハビリテーション手法を導入することが重要である．重症度と発症からの期間から考える各リハビリテーション手法の適応を**図 5-16** に示した．例えば，大脳のニューロモジュレーションを促進する手法である rTMS や CI 療法においては，亜急性から慢性期において，中等度麻痺の症例が適応になる．また一部の巧緻性低下を伴った軽症例に効果が期待できる．rTMS 療法においては別項（186 頁）で詳述するが，急性期においては，慢性期と異なる機序で健側低頻度 rTMS もしくは患側高頻度 rTMS が有効である．ミラーセラピーは亜急性における病巣側の興奮性を促進すること，一方で健側の興奮性を自然と減少させる機序から亜急性期に最も適応があり，かつ重度から中等度の症例で有効である．BMI においては，大脳における上肢の運動出力を脳波として測定し，正しい脳波の際に麻痺側上肢にフィードバックを行う．そのため rTMS や CI 療法と比較してより重度の症例が対象となる．なお，これらの治療は，痙縮が合併している場合には，ボツリヌス療法の併用が適応になる．前項でも述べたようにこれらの上肢に対するリハビリテーション手法のうち，特に Neuro-rehabilitation と呼ばれる手法は，その相乗効果で上肢機能のさらなる向上が期待できる可能性が高い．例えば急性期において重度麻痺であった症例に対して，電気刺激や rTMS を用いた後，改善が認められた症例においては，亜急性においてワンランク上の治療法を選択するといった戦略が検討できる．

（原　貴敏）

4. 上肢・手指機能訓練の実際

(1) 肩関節運動に関わる機能と脳卒中上肢麻痺のリハビリテーションにおける回復過程での注意点

①回旋筋腱板

肩関節（肩甲上腕関節）は上肢のリーチ方向や高さに関与し，広い可動範囲を有しているが，その反面，関節自体の安定性に乏しい．そこで関節を様々な靱帯や筋などで取り囲み構造上の弱点を補っている．肩関節を動かす際には，それらの筋や靱帯などが自動的に，協調的に働くことで関節の位置ずれを防ぎながら多様な運動を実現している．

肩関節の補強を行っている筋のうち，肩甲下筋，棘上筋，棘下筋，小円筋の 4 筋は回旋筋腱板と呼ばれ，特に肩関節の補強に関与している．脳卒中後片麻痺患者では，この回旋筋腱板に弛緩性麻痺を呈し，肩関節亜脱臼と呼ばれる状態が生じる例が少なくない．そのために，早期から上肢の随意性を引き出すリハビリテーション介入と，棘上筋と三角筋後部線維への神経筋電気刺激の開始が重要である.

②肩甲上腕リズム

上腕骨は肩甲骨と関節を形成しており，上肢を動かす際には必ず肩甲骨の動きが追従する．特に腕を外側に挙上する肩関節の外転運動が起こった際には，肩関節と肩甲骨が 2:1 の角度で動いて運動を行っている（肩関節 2° + 肩甲骨 1° = 外転 3°）．これを肩甲上腕リズムという．

③内旋位拘縮とインピンジメント症候群

脳卒中発症後の上肢・手指運動麻痺の回復は，多くの場合で大胸筋や上腕二頭筋・棘状筋などの肩関節上方・前方に付着している筋からみられる．肩関節は前述の通り構造の安定を筋や靱帯に依存しているため，長期的な筋緊張状態のアンバランスによって容易に関節の形が変化しやすい．長期的に上記の筋群のみが働き続けることで肩関節は内旋位をとり，不動状態が続けばやがて内旋位拘縮を引き起こす．

肩関節の挙上運動の際，上腕骨頭はその場で滑りや回旋の動きを出しながら，他の骨や組織と衝突がないように動いている．肩関節の内旋位拘縮が起こることで上腕骨大結節と肩峰・烏口肩峰靱帯の衝突が起こり，その間に存在する棘上筋や肩峰下滑液包と呼ばれる組織が挟み込まれ，痛みを発するインピンジメント症候群という状態が生じる．そのため，肩関節の拘縮や周辺の筋の筋緊張亢進を残さないよう，早期からモビライゼーションや関節可動域訓練を行っていく必要がある．

(2) モビライゼーション（mobilization）

モビライゼーション実施時の注意点と具体例を**図 5-17** に示す．

(3) 治療的電気刺激（therapeutic electrical stimulation：TES）

電気刺激を用いた治療方法は，廃用性筋萎縮の予防や筋力増強，弛緩性麻痺に対する神経筋促通，拮抗筋への電気刺激入力による相反抑制（I a 線維）を利用した痙縮の緩和など，臨床場面では用途が幅広く使用頻度も多い．麻痺側肩関節に亜脱臼がみられる場合では回旋筋腱板への神経筋電気刺激が亜脱臼の改善に有用[64]である．大胸筋や肩甲下筋などの筋緊張亢進による肩関節アライメントの崩れの予防として三角筋後部線維への刺激をはかることが多い（**図 5-18**）．『脳卒中治療ガイドライン 2021』でも中等度から重度の上肢麻痺や肩関節亜脱臼に

図 5-17　モビライゼーション

①肩甲帯

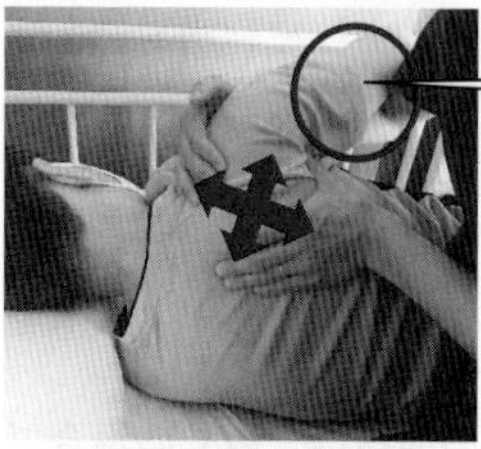

上肢の重みを取り除く

肩甲骨の可動域制限は肩関節運動時の肩甲上腕リズムの破綻や姿勢の崩れなどに影響を及ぼすため，重要

②肩関節の外旋

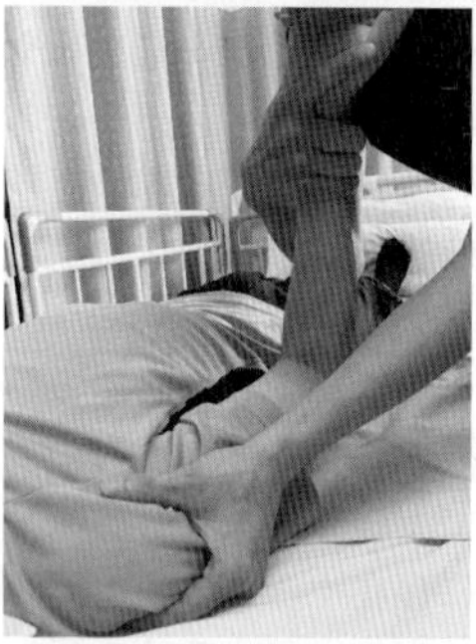

脳卒中後の片麻痺では大胸筋や肩甲下筋などの筋緊張亢進が他の筋に先んじて起こりやすく外旋制限をきたしやすいため，早期より可動域を維持していく必要がある

肩関節部を包み込むように持ち，患者の脇が開かないように注意しながら前腕部を外側へ倒していく

注意事項
①突然関節を動かすことは周辺組織の損傷の危険があるため，リラクセーションや温熱療法，TES を行い阻害因子となる筋緊張を事前に抑制する
②ゆっくりと持続的に，運動部位のみでなく表情や全身を視診し疼痛の有無を確認しながら関節運動を行う
③関節可動域の維持・拡大をはかるのみでなく，関節運動時の抵抗感を感じ取り周辺の筋肉の緊張状態を評価していく

（つづく）

対しての神経筋電気刺激は推奨度 B，エビデンスレベル中となっている[17)]．また，電気刺激のみによる筋収縮や随意的な筋収縮のみに比べ，随意収縮のタイミングに合わせて電気刺激によるアシストを行った場合に皮質運動野の興奮性が有意に増すことが示されている[65)]．

(4) ミラーセラピー

脳卒中発症後，重度運動麻痺を呈している例では生活上での

図 5-17　モビライゼーション（つづき）

③肩関節の屈曲・外転

肩関節周囲の筋肉が弛緩状態にあり，肩関節亜脱臼や肩甲上腕リズムの崩れがみられる場合，過度な関節運動は周辺組織の損傷を招く恐れがある．関節を優しく保護し正常可動域の1/2〜2/3程度までゆっくりと上肢を動かしていくことが望ましい．

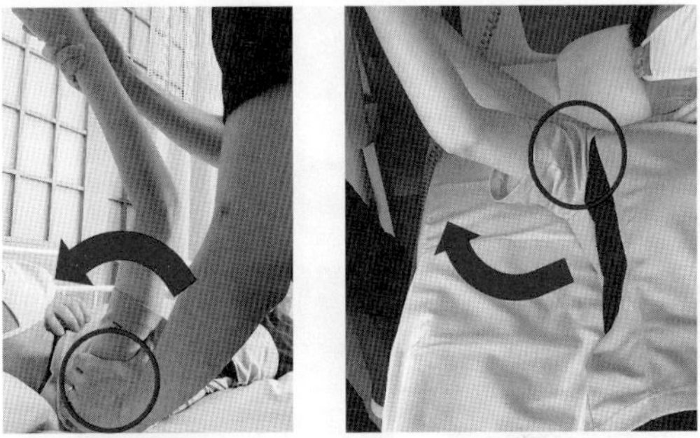

④肘関節屈曲・前腕回内外

肘関節・手首部分からしっかりと支え肘の曲げ伸ばし，前腕の回内外を行う．肘の屈曲・伸展範囲は空間や自身の身体へのリーチ可能な範囲に直結する．前腕の回内外は道具や手すりの把持の際に手掌面を適切な方向へ向けられるかに影響する．

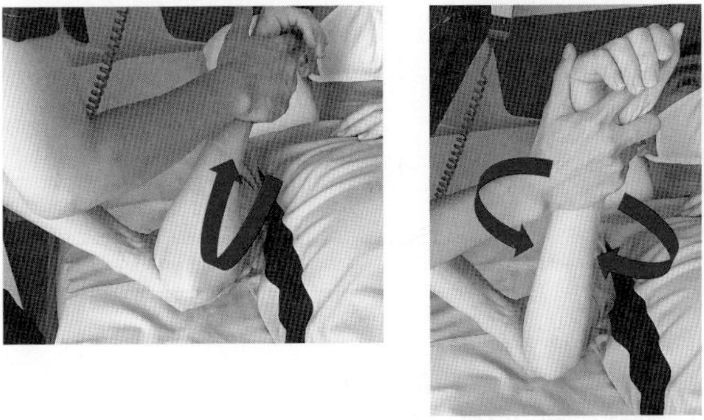

（つづく）

上肢使用場面が減ることで脳内の麻痺側上肢・手指の脳領野が失われていくことも多く，「学習された不使用」と呼ばれる状態に陥る場合がある[66]．

鏡像による左右反転を用いて，非麻痺側上肢の運動があたかも麻痺側上肢の運動にみえるかのように視覚的な錯覚を生み出し，麻痺側上肢の運動感覚の想起や運動・身体のイメージを再

図 5-17　モビライゼーション（つづき）

⑤手関節背屈・手指屈曲

手関節および手指は関節自体が微小で，複数の筋が複雑に作用して巧緻な運動を実現している．そのためわずかな筋緊張状態の変化でも可動域に及ぼす影響が強く，筋緊張を落として最大可動域の関節運動を促すことが重要である．

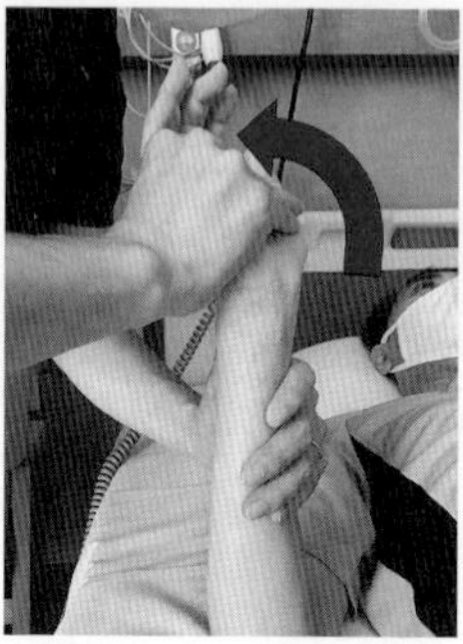

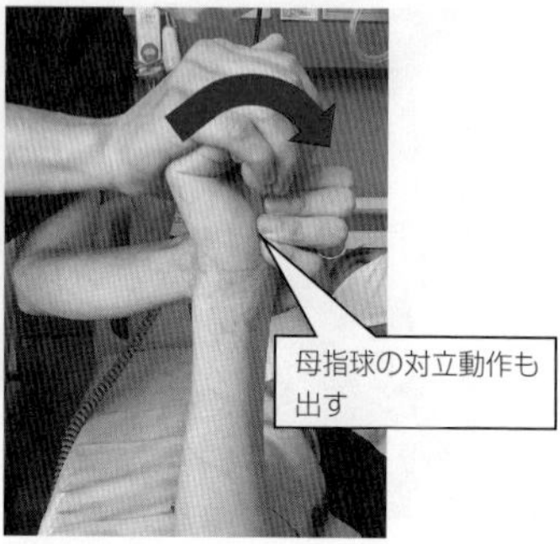

図 5-18　麻痺側上肢への治療的電気刺激

①筋電誘発による総指伸筋への自動的な神経筋電気刺激（Muro Solution®）

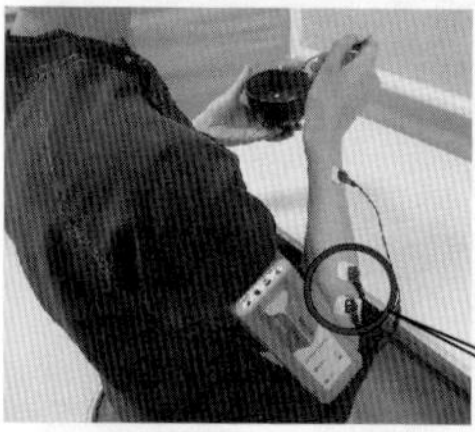

- 筋電検出機能を備え、検出した筋電信号の大きさに応じて自動的に電気刺激量の強弱を制御する
- 軽量なため常時装着ができ、生活上での麻痺側上肢の使用機会増加を促す

手前 2 つの電極で筋電を計測

（つづく）

構築する目的で用いる（**図 5-19**）[67]．

(5) 課題指向型アプローチ

麻痺側上肢による対象物の操作を反復して行い，リーチ動作に関与する筋群への神経筋促通をはかる．特定の動作の反復を含む訓練については推奨度 A，エビデンスレベル高となっているが，患者ごとに障害像は異なり使用可能な道具も施設ごとに違いがある．

また神経筋促通以外にも，リーチ動作に伴う対象物の質量や材質の推定（視覚的特徴と過去の経験則による），それを把

図 5-18　麻痺側上肢への治療的電気刺激（つづき）

②フットスイッチを用いた任意のタイミングでの電気刺激入力を併用した課題指向型訓練

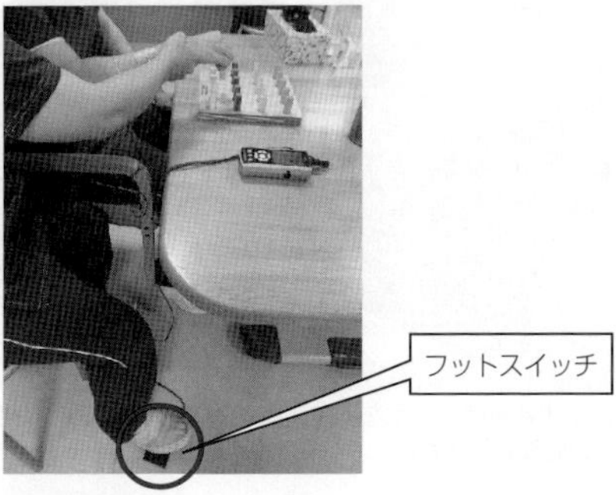

③総指伸筋への電気刺激

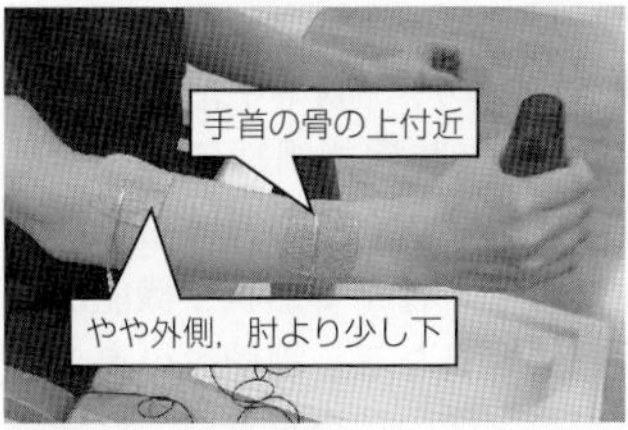

④棘上筋への電気刺激

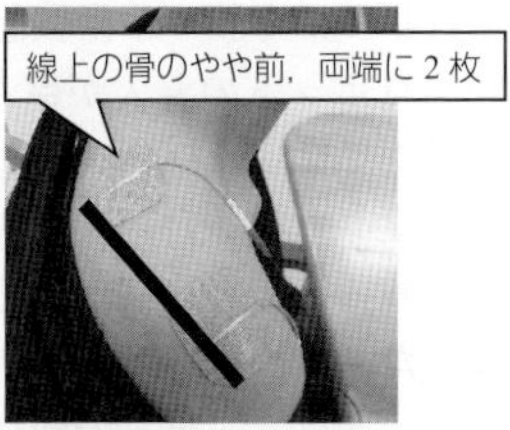

⑤上腕三頭筋への電気刺激

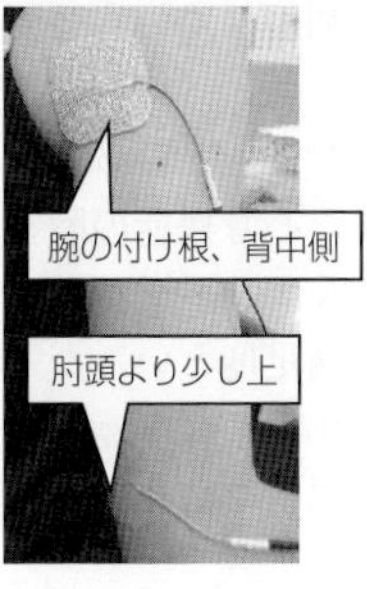

⑥三角筋後部線維への電気刺激

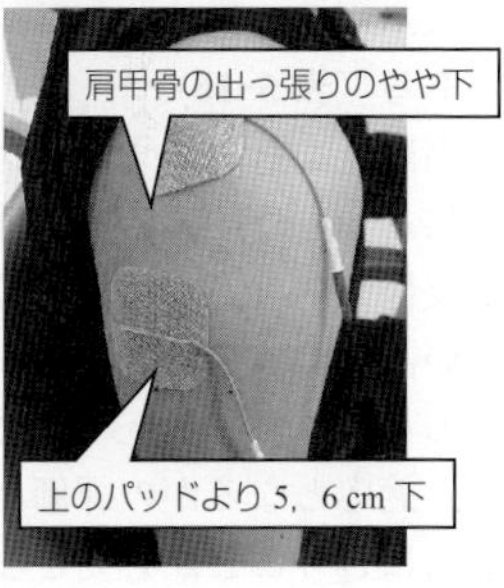

持・持ち上げるための上肢・手指運動プログラムの立案，リーチ動作に最適な予測的姿勢制御など，リーチ動作に必要な幅広い要素の学習を促す目的でも実施されている．

図 5-19　右上肢運動麻痺に対するミラーセラピー例

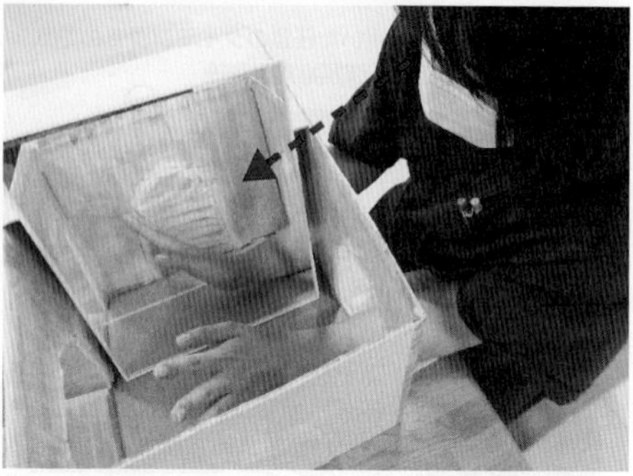

鏡面が非麻痺側上肢側を向くように鏡を設置し，麻痺側上肢の運動に錯覚させる．

(6) ロボットによる上肢訓練

近年では上肢・手指機能のリハビリテーションに対しても訓練用ロボットの導入が徐々に進んでおり，『脳卒中治療ガイドライン 2021』でもロボットを用いた上肢機能訓練に対しては推奨度 B，エビデンスレベル高となっている[17]．訓練用ロボットは多種多様な製品が開発されており，各々で形状や機能が異なるため，機種ごとにその運用方法も異なる．訓練への導入にあたっては，対象者の残存機能や障害像の精査を行い，疼痛誘発や身体損傷のリスクを評価したうえで，神経筋促通や可動域拡大，痙縮の軽減など目的の達成手段として利用していく必要がある（**表 5-16**）．

高齢者を対象とする場合では，ロボットやゲームといった手法に対し心理的拒否感が強い場合もある．また心身機能の障害が要因で課題遂行が困難な場合でも，「ゲームへの不慣れ」を言い訳にすることも多く，障害受容や訓練の満足度といったところにつながりづらい側面もある．そのため訓練への導入には，適応となるかの評価と同時に対象者との綿密な情報共有を事前に行うことが必要となる[68]．

訓練用 Robotics の一例として，Tyromotion〔インターリハ(株)，**図 5-20**〕がある．Tyromotion は主に 5 つのデバイスを組み合わせることで，上肢・手指機能のみに限局した機能改善ではなく，上肢・手指操作を行ううえで重要となる体幹や下肢

表 5-16　ロボット訓練とセラピストによる訓練の特徴の違い

ロボット	セラピスト
• 疲労がなく高頻度な運動量の確保が可能 • 対象者の障害に合わせ段階的・画一的な訓練課題，評価の提供が可能 • 訓練内容・所要時間・結果などが自動的に記録され，効果検証や患者へのフィードバックが行いやすい • セッティング以外でのマンパワーを必要としないため自主トレとしての導入が容易 • 疼痛の発生など訓練中の患者の変化に自動的に応答することが困難 • 大型機材の場合，訓練環境が固定される • ロボットに対する心理的忌避感が患者によって生じる場合がある	• 疲労による運動量確保の困難さ，また介助内容の変化が起こりやすい • 治療者の知識・経験によって訓練内容や評価に差が生じやすい • 徒手療法主体では介入時間以外での運動機会の提供が困難 • 対象者の全体像を考慮した声掛けや接触・誘導方法の検討，治療環境の変更が可能 • 介入中の身体的・心理的変化に合わせて適時訓練内容や負荷の調整が可能

図 5-20　Tyromotion の各デバイス

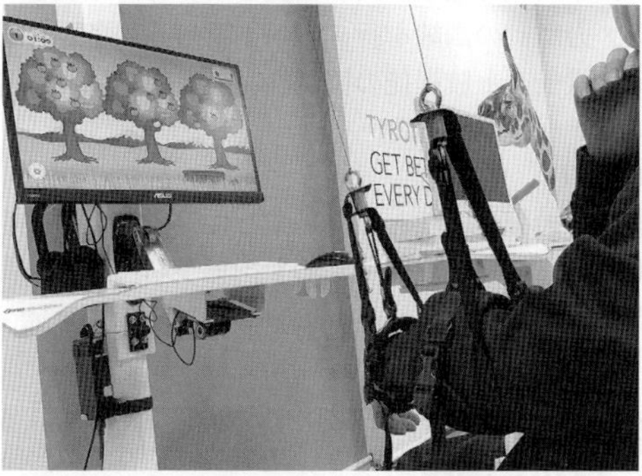

の安定性，また高次脳機能障害まで広範囲のアプローチを可能とする Robotics である．

訓練での使用のみではなく，上肢・手指の ROM，筋力，痙性を含む筋緊張状態などの評価が可能で，それをデータベース上に蓄積していくことができる．今までの徒手的な検査では検者ごとの感覚・経験の差によって評価結果に多少の差が出ていたが，Robotics の利用によって定量的なデータを蓄積していくことが可能となる．評価とあわせて毎日の訓練内容・所要時間，結果なども記録され，経時的な変化を追うことが可能なため訓練の効果検証や修正もより容易となる．

従来行われてきた徒手的な介助による神経筋促通手技や机上の物品を操作する治療方法では，単調な課題の反復のため患者自身の運動意欲・注意の持続が困難となる場面が多く，神経可塑性の誘発に必要な高頻度な運動反復が不十分となる傾向があった．Robotics の導入により，随時変化するゲーム性をもった課題を一定時間提供し，それに対しての持続的注意を促し，課題達成に向けた合目的な上肢運動方法の再学習を促しやすくなった．

①DIEGO

麻痺側上肢に対して重力補助を行い 2～3 次元的に自動運動範囲を拡大，画面情報に沿った合目的な上肢運動方法の学習を促す．

②MYRO

高さ・傾き調整可能な大画面装置を用いて，指尖部や手掌でのタッチ・力制御の訓練を行える．また用途に多様性があり認知・視知覚機能と上肢機能の協調性（目と手の協調性）改善へのアプローチも可能である．

③AMADEO

麻痺側手指の握り・離しの自動または他動運動の反復訓練が可能である．また神経筋促通目的や拘縮予防，痙性麻痺の筋緊張抑制など手指機能に対する幅広いアプローチが可能である．

（土井一馬）

5―脳卒中における反復経頭蓋磁気刺激（rTMS）治療

1. 非侵襲的脳刺激療法

非侵襲的脳刺激療法（non-invasive brain stimulation：NIBS）は，頭蓋を通して大脳を刺激するために電気的・磁気的な誘導電流を用いる手法で，非侵襲的に損傷脳の活動性の増加と神経可塑性変化を目的に使用される手法である．その方法は，使用機器，刺激の方法，刺激プロトコールによって種類は様々である（**図 5-21**）．ターゲットとなる脳領域に対して興奮性もしくは

図 5-21　非侵襲的脳刺激 non-invasive brain stimulation（NIBS）の種類

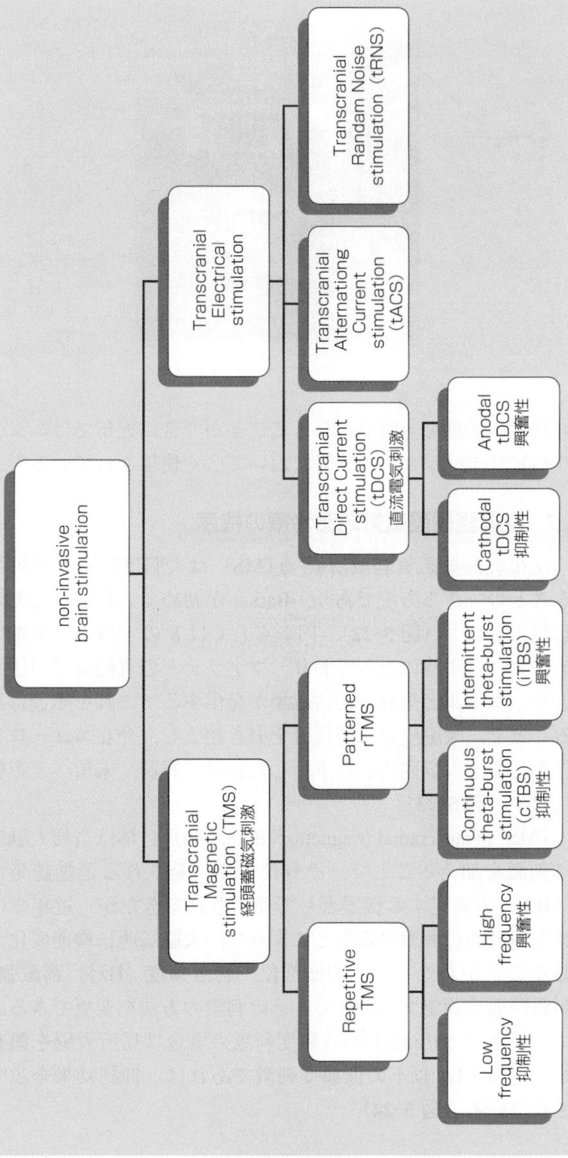

図 5-22　TMS 治療機器：MagPro（MagVenture 社）

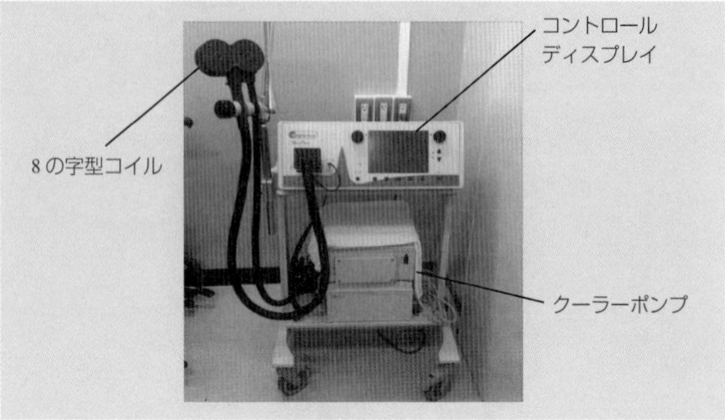

抑制性の活動を一時的に与えることができ，近年ではニューロリハビリテーションの分野において広く使用されている[69, 70]．

2. 反復経頭蓋磁気刺激治療の機序

反復経頭蓋磁気刺激治療（rTMS）は大脳皮質を直接刺激することのできる方法であり，Barker が初めて人体に対して応用し報告した[71]（**図 5-22**）．円形もしくは 8 の字型のコイルに電流が流れるようになっており，ファラデーの電磁誘導の法則により，コイルと垂直方向に磁場が発生する．これを頭蓋に当てることで，大脳皮質に過電流を引き起こし，介在ニューロンに作用して，大脳皮質から下行した脳幹，脊髄，末梢へと影響を及ぼす（**図 5-23**）．

TMS（Transcranial Magnetic Stimulation）自体は当初大脳皮質に刺激を加えることで，それにより誘発される運動誘発電位（MEP）を測定する機器として使用されてきたが，近年ではこれを連続的に刺激することによって，大脳局所に機能変化が生じることがわかった．刺激部位，刺激頻度［Hz］，刺激強度，刺激時間を設定することで，その刺激の方法を変更できる．

一般的に 5 Hz 以上の高頻度刺激の場合は局所大脳を興奮させ，逆に 1 Hz 以下の低頻度刺激であれば，抑制効果を示すとされている（**図 5-24**）．

図 5-23　TMS の原理

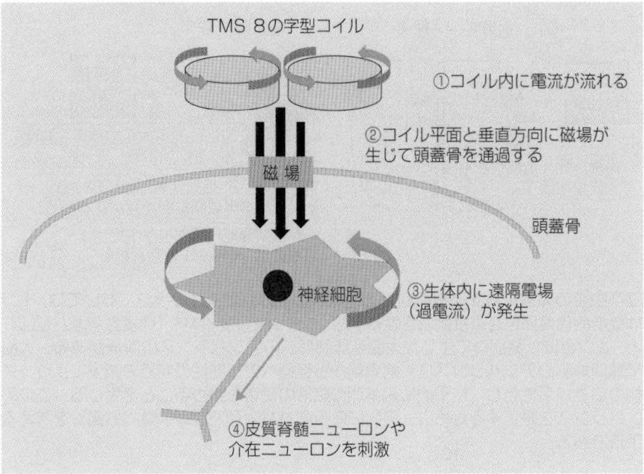

図 5-24　反復経頭蓋磁気刺激と周波数
（repetitive Transcranial Magnetic Stimulation：rTMS）

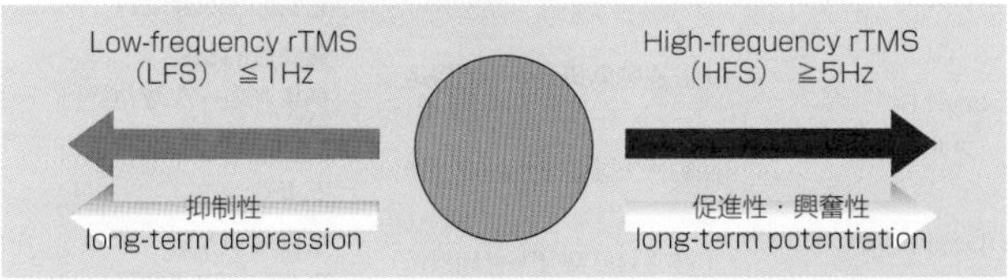

3. 大脳半球間抑制の理論

脳卒中後の運動障害に対する rTMS では，大脳半球間抑制の理論に基づいている．通常，大脳半球間の抑制は同程度であるとされているが，脳卒中発症により病巣側から健側への抑制が低下し，これにより健側から病巣側への抑制が強くなる．結果的に脳卒中後の回復に重要である損傷周囲領域の可塑性を引き出すことが困難な状態が生じる．この半球間の抑制性のアンバランスが，機能回復を阻害していると考えられる．

そのため，これらの理論から考えられる刺激方法は 2 つである（**図 5-25**）．1 つめは，病巣周囲を賦活するため高頻度（興奮性）刺激を行う．2 つめは，病巣の反対側に低頻度（抑制性）

図 5-25　脳卒中発症後に機能代償部位を賦活するアプローチ

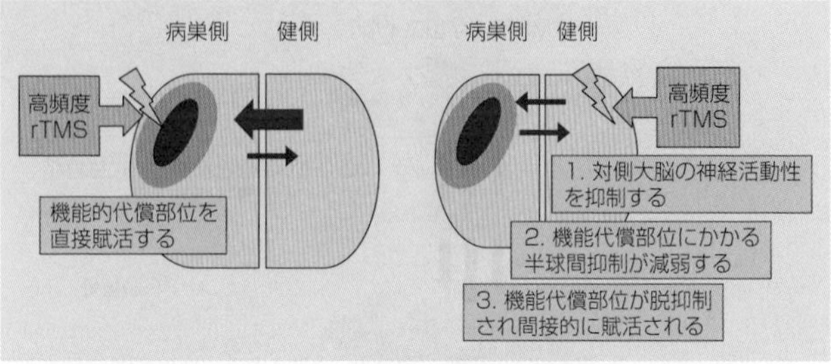

脳卒中後の障害に対する機能向上を目指した磁気刺激療法の手法においては，1 つは機能的代償部位を直接賦活させる手法，つまり高頻度 rTMS（興奮性刺激）（左図）と，2 つめに，発症後に生じた大脳半球間抑制のアンバランスの解消がある．大脳半球間抑制のアンバランスは，病巣側から健側への抑制性の刺激の減少により，健側の活動が活性化し，結果的に病巣側の賦活の賦活を強めることで生じる．このアンバランスを是正するために，健側に低頻度 rTMS（抑制性刺激）（右図）を与える手法である．

表 5-17　脳卒中後遺症に対する rTMS 治療のエビデンスレベル

Level A（efficacy）	上肢運動麻痺（急性期以後）	低頻度 rTMS 対側の一次運動野
Level B（probable efficacy）	上肢運動麻痺（急性期以後）	高頻度 rTMS 病巣側の一次運動野
	運動性失語症（慢性期以後）	低頻度 rTMS 右 IFG
Level C（possible efficacy）	上肢運動麻痺（慢性期以後）	低頻度 rTMS 対側の一次運動野

IFG：下前頭回　　　　(Lefaucheur JP，2020)[68] より筆者作成

刺激を行う．これにより半球間抑制が減弱し，間接的に病巣周囲が賦活される理論である．

4. 脳卒中後遺症に対する rTMS 治療のエビデンス

Lefaucheur JP らの最新の報告から，脳卒中後遺症におけるエビデンスレベルについて**表 5-17** にまとめた[69]．これによると脳卒中の上肢麻痺の回復については，急性期以後に対側に対する低頻度 rTMS が Level A とされ，急性期以後の病巣側に対する高頻度 rTMS が Level B であるとされている．慢性期の失語症に対しては，右下前頭回への低頻度 rTMS が Level B とされ

表 5-18　NEURO-15® の適応基準
（東京慈恵会医科大学リハビリテーション医学講座，2008 年，開始当初の基準）

1）	年齢が 16 歳以上である．
2）	認知障害や重篤な精神疾患ではない．
3）	透析をしていない．
4）	頭蓋内に金属（クリップ）が入っていない．心臓ペースメーカーが入っていない．
5）	少なくとも 1 年以内に痙攣の既往がない．抗痙攣薬の服用は問題ない．
6）	全身状態が良好である（発熱，栄養障害，重度心疾患，体力低下などがない）．
7）	日常生活が自立している．
8）	脳機能障害を原因として上肢麻痺を呈している．

表 5-19　NEURO-15®（rTMS＋集中 OT）のスケジュール
（東京慈恵会医科大学リハビリテーション医学講座，2008 年）

入院治療				外来治療
	入院日	第 2～14 病日（日曜は除く）	退院日	退院 4 週後
午前	入院	低頻度 rTMS（40 分）	退院時評価および退院後自主トレ指導	4 週後評価
		個別 OT（60 分）		
		自主トレ（60 分）		
午後	入院時評価	個別 OT（60 分）	退院	
		自主トレ（60 分）		

ている．

5. 脳卒中後遺症に対する rTMS 治療と併用リハビリテーション

rTMS の刺激自体は，決して永続的な効果を引き出すものではない．そのため，その効果の持続期間を考えると長期間の症状，もしくは疾患の改善のためには長期間持続する脳の再構築を必要とする．rTMS は脳内の可塑的変化を引き起こしている．そのため運動再学習のリハビリテーションを併用することで，失われた機能の再構築が可能となる．

(1) 上肢麻痺に対する rTMS 治療と併用リハビリテーション

東京慈恵会医科大学リハビリテーション医学講座においては上肢麻痺に対する rTMS 治療と併用リハビリテーションが NEURO-15®としてプロトコールが作成され（**表 5-18, 5-19**），

2008年から開始された.

①上肢麻痺に対するrTMS治療と併用リハビリテーション（NEURO-15®）の実際

NEURO-15®の治療スケジュールを**表5-19**に示したが，主に40分間のrTMSと個別作業療法，自主トレーニングの実施からなるプログラムである．これを日曜日を除く連日行い，入院時，退院時に機能評価を実施，また退院時には在宅でも実施・継続できる自主トレーニングメニューを指導する．過去の報告より，入院時と退院時での変化よりも，退院4週間後まで効果が維持されるという報告がある[72]．つまり，これは2週間の間に学習した自主トレーニングメニューの退院後実践が大きく関与している．

②併用リハビリテーションについて

併用リハビリテーションの概念において重要な点は，以下の点である．

a. 「入院時の客観的評価（上肢機能検査）」「患者の実生活における使用状況・NEURO-15®で達成したいニードの聴取」

b. NEURO-15®は軽度の痙縮を改善する効果も併せもつため，あえてボツリヌス療法を併用しないでよい場合もある．

c. 近位から遠位へかけて代償性運動動作を改善する：手指の巧緻性の向上には，まずは中枢からの柔軟性の向上が必要不可欠である．

d. 粗大動作・巧緻動作訓練から複合動作訓練へと進めていく（入院2週目から応用動作訓練を取り入れる）.

e. 「誤りなき学習を取り入れた動作反復訓練とプログラム立案」「個別作業療法訓練が復習できるようにした自主トレーニングの立案」

f. 「退院時指導」「退院後自主トレーニングについてのアドバイス」

またリハビリテーションの効果が最大限に発揮できるよう，様々な工夫が重要である．

③リハビリテーションの実践的工夫

a. 写真・動画の使用

脳卒中後上肢麻痺患者に対するリハビリテーションにおいて，写真やビデオを用いた視覚的フィードバックは，脳卒中後の視覚障害，半側空間無視，重度の注意障害を有さない患者にとっては有用である．これらの視覚的フィードバックは，姿勢や動作イメージがつかみやすく，訓練時におけるモチベーションの向上にもつながると考えられる．また，後述する自主トレーニングや退院後の指導において活用している施設も多い．入院中にできた生活動作を写真に撮り，理解しやすいコメントを添えて資料にする．それを自主トレーニングメニューとともに渡し，自宅でも麻痺側上肢の使用が継続するように退院時指導を行う．

b. 自主トレーニングの工夫

自主トレーニングの主な目標は，日常生活動作の改善に向けて，①筋力・耐久性の向上，②動作反復練習，③課題指向型を実施することである．そのなかで，達成可能なメニューを個々の患者に合わせて作成し，基本的な訓練メニューに加えて入院時に聴取した趣味や調理手技を自主トレーニングに応用する（**表 5-20**）．自主トレーニングの運動種目と運動強度に関しては，その達成度に応じて随時プログラムの見直しを行い，患者へのフィードバックを実施する．

c. 退院後の評価・指導

NEURO-15®の退院時には，療法士から入院中の達成度や成果について説明し，退院後のセルフエクササイズについて指導を実施する．セルフエクササイズの指導において重要な点は**表 5-21** に示した．そして，NEURO-15® において重要な点はまず第 1 に「麻痺側上肢を使い続ける」という習慣を獲得させること，第 2 に獲得した機能を維持するために，誤った訓練方法を実施していないかを評価し，必要時は修正を加えるなど継続した指導を実施していくこと，第 3 に患者本人，医療者に加えて，家族にも情報の共有化を行うことである．

また，個々の能力に応じて，段階づけた訓練を図や写真を用いて具体的に明記した小冊子を作成し退院時に提供することも効果的である（**図 5-26**）．

また，情報を共有してもらうために，退院時に家族にも達成可能な動作について指導を行う．施設によっては，自宅にていかに麻痺側上肢を使用しているか，訓練は継続できているかを家族にチェックしてもらうこともある．加えて，退院後 4 週間

表 5-20　自主トレーニングメニュー例

○○　○○様　自主トレーニングメニュー		
1）	ボール上げ	20 回× 2 セット
2）	壁拭き 痛みがあれば控えめに行ってください．左手で支えながら脇をしめて行いましょう	上下に 20 回×2 セット
3）	小ペグ（抜き差し　反転） 棒を薬指と小指で握りながら行いましょう	
4）	ボールまわし（大きいビー玉を使いましょう） 手の中でグルグル回す	10 回ずつ
5）	書字訓練　・箸をうまく使う ・字をうまく書く	
疲れを感じたら休憩しましょう		

○○　○○様　自主トレーニングメニュー		
1）	両手でボール上げ	15 回×2 セット
2）	両手でボールを前へ	15 回×2 セット
3）	両手でボールを回転	15 回×2 セット
4）	机の上で腕立て伏せ	15 回
5）	壁で腕立て伏せ	
6）	内旋筋ストレッチ	10 秒キープ×10 回
7）	太ペグ移動	
8）	書字訓練	
疲れを感じたら休憩しましょう		

表 5-21　セルフエクササイズの指導

評価	身体機能，活動，社会環境，性格，ニード
課題分析	問題を共有し，どの動作が必要か分析 訓練において，何に対して行うべきか明確にする
目標設定	達成可能かつ継続性があり，無理のない目標にする 利用者・家族の主訴・要望と各職種による客観的な評価・課題分析に基づいた予後予測から，将来的な生活イメージの目標と当面クリアすべき生活目標とを設定する
内容設定	身体機能に即したもの，生活行為を反復練習する内容，社会参加自体が内容と異なる場合もある．具体的に内容を設定する
監視	外来，もしくは電話にて状況を確認する．その際動画など撮影してもらい，フィードバックを行う

図 5-26　退院時自主トレーニングメニューを作成した小冊子

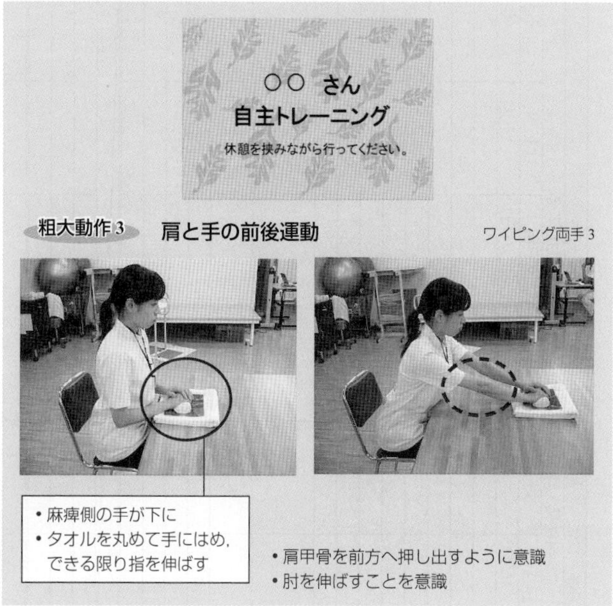

後に自宅での生活動作や訓練の様子を聴取し，その後の継続した評価・訓練に反映させ，再度医療者側からアドバイスを実施する．

d. 病棟生活

NERUO－15®における入院期間は原則 15 日間である．この短期間で，効率よく行動変容と麻痺側上肢の改善を促進するために，病棟内での生活でどれだけ麻痺側上肢を使用しているか，看護師がチェックしている施設もある（**表 5-22**）．医師や療法士が気づきにくい入院生活での麻痺側上肢の使用状況の把握を看護師が行い，患者とのコミュニケーションのなかで麻痺側上肢の使用に関する不安や問題点を抽出することは重要である．

e. Transfer package の導入

Transfer package は，2006 年に Taub らにより提唱された，Constraint induced movement therapy（CI 療法）における効率的

表 5-22　病棟での麻痺側上肢の使用状況のチェックシート

氏名(　　　　　)　年齢(　　歳)　男性・女性　利き手(右・左)　麻痺側(右・左)							
評価　0：できない　1：動作はできる　2：自助具・環境調整でできる　3：いつもしてる							
評価動作		3日目 /(月)	5日目 /(水)	7日目 /(金)	9日目 /(日)	11日目 /(火)	13日目 /(木)
食事	両手を使って食事ができる						
	麻痺側で箸またはスプーンを使用できる						
	麻痺側で器を持つか押さえることができる						
整容	両手で手を洗える						
更衣	両手を使って羽織のシャツの着脱ができる						
日常	麻痺側でティッシュペーパーを取り出せる						
	財布から麻痺側でお札を取り出せる						
	財布から麻痺側で小銭を取り出せる						
身体状況	麻痺側の親指を人さし指から順番にすべて指先に触れることができる (0：示指　2：中指　3：薬指　4：小指)						
	麻痺側の手を挙げることができる (0：45度以下　1：90度　2：135度　3：180度)						
目標動作							
その他							
キャッチアップテスト（机に置く）							
ポール							
鉛筆（体と並行になるようにおく）							
紙（折り目がない紙を上からつかむことができる）							
合計点							

表 5-23　Transfer package とは

Monitoring	訓練状況の監視，麻痺側上肢の使用状況の監視
Problem Solving	問題を解決するために実際にどうすればいいかの戦略立案
Behavioral Contract	問題解決のための行動規約．日常生活での麻痺側上肢の使用規約
Home Skill Assignment	普段実施している行動のリスト
Home Practice	自宅での自主トレーニング
Daily Schedule	日々の行動記録

（Wolf SL, et al., 2006）[73)]

な作業療法戦略の手法で，実生活での ADL 場面において麻痺手の使用頻度や動作の質を向上させる行動戦略である[73)]．多くの患者は脳卒中後上肢麻痺自体による機能障害に加え，麻痺側上肢の不使用による行動障害を伴っていることが多い．そこで，Transfer package は，**表 5-23** に示すように入院中に療法士と患者が上肢麻痺の向上に向けた行動戦略を計画し，その障壁を乗り越えるための訓練を実施し，退院後もその効果を持続させる訓練方法である．通常の訓練との大きな違いは，患者が療法士から訓練内容や訓練方法を受動的に呈示されるのではなく，患者と療法士が協働して，次の目標に向けた新たな訓練方法や内容を生み出すことにある．

(2) 下肢麻痺に対する rTMS 治療と併用リハビリテーション

ペンフィールドの地図では，下肢領域は半球間裂付近からその深部に存在しており，double cone coil という深部まで刺激が可能なコイルを使用して，下肢領域にも刺激を実施することができる．過去の報告によると，歩行速度の速い群では麻痺側前脛骨筋の興奮性が有意に強く，遅い群では非麻痺側 TA の興奮性のほうが有意に強い結果となったとしている[74)]．つまり，損傷側からの皮質伝導性の欠損と非損傷側からの強い伝導性は，慢性期脳卒中後下肢麻痺患者の機能回復と負の関係性にあるとしている．この関係性は，上肢における過去の研究と一致しており，慢性期に構築される大脳半球間抑制のアンバランスは下肢にもいえる可能性がある．

下肢をターゲットとした rTMS については，高頻度刺激と sham 刺激の Cross Over Study による歩行への即時効果について

図 5-27　脳卒中後失語症に対する刺激部位と刺激方法

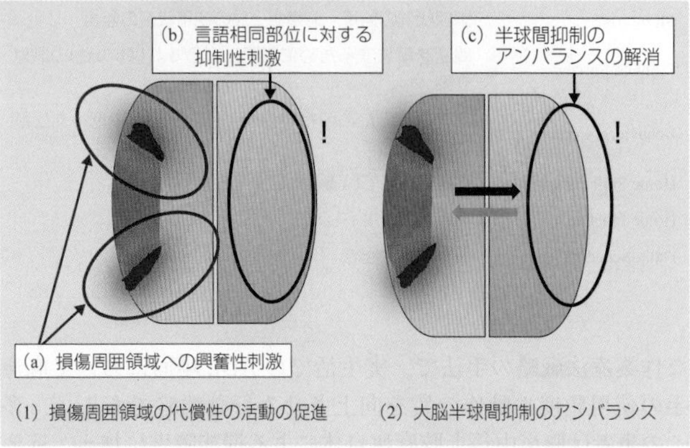

a. 損傷周囲領域の活動を賦活させる手法……損傷周囲領域に対する興奮性刺激
b. 損傷周囲領域の活動を賦活させる手法……半球間抑制の原理に基づき，言語相同部位に対する抑制性刺激
c. 半球間抑制のアンバランスの解消…………言語相同部位の活動の減少のための言語相同部位に対する抑制性刺激

検証がされている[75]．これによると，歩行速度と Physiological Cost Index（PCI）が sham 刺激と比較して有意な即時効果を認め，また歩行速度のみ刺激 10 分後，20 分後までその効果が持続していた.

(3) 失語症に対する rTMS 治療と併用リハビリテーション

失語症に対する rTMS については，**表 5-17** の通り慢性期の患者で右下前頭回（IFG）に対する低頻度刺激が高いエビデンスレベルとなっているが，急性期，亜急性期での報告も認められている[76, 77]．失語症に対する rTMS に関しても上肢と類似しており，損傷周囲領域の可塑性の向上が重要であるとされている．Naeser らの報告により，失語症に関しても大脳半球間抑制のアンバランスが生じており，これを解消する手法が提唱された[78]．そのため，基本的に言語領域の相同部位にあたる右 IFG への低頻度 rTMS が刺激部位として選択される．一方で，最近では，損傷側の残存領域に対する高頻度 rTMS による有効性の報告も認められている．脳卒中後失語症に対する刺激部位の選択について**図 5-27** に示した.

図 5-27 における（b）と（c）の刺激方法は結果的に同一で

あるが，その刺激根拠が異なっている．しかし，この部分については議論されずに研究が進められてきた経緯があり，右 IFG に対する低頻度 rTMS についてはまだ議論がある．例えば，Heiss らは MCA 領域の広範囲病巣の場合，右大脳半球に抑制性刺激の刺激を実施しても，左大脳半球に賦活する領域（room）がなければ，rTMS の効果と言語機能の改善は乏しいと提言している[79]．また，脳卒中後失語患者に対して右 IFG に抑制性刺激を実施し，一定の言語機能の改善が認められた症例が，3 カ月後に右半球脳梗塞を生じたことで失語症の増悪を認めたとの報告があり，右 IFG の脳卒中発症後の役割についていまだ未解明な部分が大きい．そのため右 IFG に対する刺激方法については，必ずしもすべての患者で当てはまるとは言えず，個々の症例に応じた対応が必要である可能性が示唆される[80]．そのため，筆者らの研究グループでも，脳機能画像により脳の賦活領域を同定し，それに応じた磁気刺激手法を提唱している[81]．また，この刺激介入前後に脳血流を画像的評価して，失語症の改善と脳血流がパラレルに変化したことも報告した[82, 83]．失語症に対する rTMS においては，今後画像に基づいた磁気刺激手法が主流になっていくものと考えられる．

（原　貴敏）

6—嚥下障害のリハビリテーション

1. 摂食嚥下障害治療のチームアプローチ

脳卒中の嚥下障害は咽頭期障害が中核的障害であるが，咽頭期のみが単独で障害されている例は少ない[84]．また，摂食嚥下行動は口腔・咽頭機能といった局所機能だけでなく食物の認識や姿勢調節といった全身機能の働きにより成立することから，多職種での対応が必要である．

チームアプローチに関する職種とその役割を**表 5-24** に示す．

2. 摂食嚥下治療の考え方

摂食嚥下治療は，まず嚥下機能の改善・回復を目指す．機能が改善・回復しない場合は，残存能力を活用した代償法を考え，代償法でも経口摂取が困難な場合は，栄養管理の方法を考える．

表 5-24　摂食嚥下障害治療に関わる主な職種とその役割

職種	主な役割
医師	嚥下障害の診断，リハビリテーション適応の判断と指示，全身管理やリスク管理，患者や家族への説明
看護師	嚥下障害の諸徴候の観察・記録，全身状態の管理
言語聴覚士	嚥下機能の総合評価・重症度判定・予後推定，訓練の実施と多職種への情報提供
理学療法士	頭頸部や体幹の ROM 訓練，呼吸訓練，全身調整
作業療法士	ADL 訓練，環境調整，全身調整
管理栄養士	栄養評価と管理，嚥下食の提供，患者や家族への栄養指導

（苅安，2008）[85]

表 5-25　摂食嚥下障害治療のエビデンス

嚥下障害を改善するために，嚥下訓練を行うことが勧められる．	推奨度 A エビデンスレベル高
頭部挙上訓練および頭部の抵抗運動訓練，舌の抵抗運動訓練，呼吸筋訓練を行うことは妥当である．	推奨度 B エビデンスレベル中
反復性経頭蓋磁気刺激（rTMS）や経頭蓋直流電気刺激（tDCS）を行うことは妥当である．	推奨度 B エビデンスレベル高
咽頭部への経皮的電気刺激を行うことは妥当である．	推奨度 B エビデンスレベル中

（脳卒中ガイドライン委員会，2021）[17]

3. 治療・代償アプローチ

摂食嚥下障害の治療は，安全で効率的な嚥下と，必要十分な栄養・水分の摂取が目的であり，治療アプローチと代償アプローチに大別できる．治療アプローチは手術や訓練を指し，嚥下訓練は食物を用いない間接的嚥下訓練と食物を用いて行う直接的嚥下訓練に大別される．一方，代償アプローチは食物形態調整，姿勢調整，補助具の装用，代替栄養を指す[85]．

『脳卒中治療ガイドライン 2021』では，**表 5-25** の項目が推奨度 A および B とされている[17]．

(1) 間接的嚥下訓練

間接的嚥下訓練では，個別の運動の再学習および嚥下反射を誘発する訓練を行う．利点として誤嚥や窒息のリスクが低いこと，意識レベルや全身状態が良好でなくても行える訓練があることがあげられる（**表 5-26**）[86]．

表 5-26　間接的嚥下訓練の種類と目的・方法

名称	目的	方法・注意点
口腔ケア	細菌による誤嚥性肺炎の予防および口腔内知覚の感受性の保持	歯ブラシ，スポンジブラシなどを用いて口腔内清掃，義歯の手入れを行う アルコールを含む洗口液は口腔内の乾燥を助長するため注意が必要
嚥下体操	全身や頸部の嚥下筋のリラクセーション	摂食前に準備体操をして行ったり，基礎訓練として行う．頸椎症など頸部の疾患がある場合は，首の運動を控える．めまいなどの症状に注意する
歯肉マッサージ	口腔内の感覚機能を高める 唾液分泌を促し，嚥下運動を誘発させる	ディスポグローブを使用し口腔前庭部を 4 区画に分け，その区画ごとに刺激する（**図 5-28**）
開口訓練	舌骨上筋の筋力訓練を行うことで舌骨の挙上や食道入口部開大をはかる	開口を命じて舌骨上筋群が強く収縮していることを意識しながらその状態を 10 秒間保持させて 10 秒間休憩する 顎関節症や顎関節脱臼のある患者には注意して行う，もしくは適用 を控える
口唇閉鎖訓練	口唇閉鎖機能を再獲得する	口唇運動能によって①自動介助運動，②自動運動（口唇伸展，口唇突出，口角引き），③抵抗運動を行う 抵抗（負荷）運動は舌圧子などを口唇で挟んで保持する
舌の訓練	舌の筋力を強化し，送り込み障害の改善や口腔・咽頭内圧が高まることを目指す	突出，挙上，側方運動などを他動運動，自動運動，抵抗運動と組み合わせて行う 他動運動では，湿ったガーゼで舌の前方を包むようにしっかりと保持して，前方，上方，側方運動を行う 舌圧計を用いて視覚的にフィードバックしながら訓練する方法もある
嚥下おでこ体操	喉頭挙上に関連する筋の筋力を強化し，喉頭の前上方運動を改善する	額に手を当てて抵抗を加え，おへそをのぞき込むように強く下を向くようにする．下記 2 種類の方法がある． ①持続訓練：ゆっくり 5 つ数えながら持続して行う ②反復訓練：1 から 5 まで数を唱えながら，それに合わせて下を向くように力を入れる
冷圧刺激	嚥下反射の惹起を誘発する	凍らせた綿棒で前口蓋弓に冷圧刺激を加える
のどのアイスマッサージ	マッサージ効果により嚥下反射を誘発する	凍らせた綿棒に水をつけて前口蓋弓だけでなく舌後半部や舌根部，軟口蓋や咽頭後壁の粘膜面を軽くなでたり押したりする（**図 5-29**）
嚥下反射促通手技	嚥下反射の惹起を誘発する	甲状軟骨上縁と輪状軟骨下縁の間を親指と人差指しで上下に摩擦する

（つづく）

表 5-26　間接的嚥下訓練の種類と目的・方法（つづき）

名称	目的	方法・注意点
K-point刺激法	偽性球麻痺患者に対して嚥下反射の惹起を誘発する 開口を促す	凍らせた綿棒やスプーンで K-point（**図 5-30, 31**）を軽く刺激する
氷なめ訓練	氷の冷刺激で嚥下反射を誘発する	小さめの氷を口に含み，溶けてきた水を飲み込む 重度の咽頭期障害がある患者や誤嚥性肺炎を繰り返している患者，氷片を口腔内で保持できない患者には行わない
息こらえ嚥下法	嚥下中の誤嚥を防ぐ 気管に入り込んだ飲食物を喀出する 嚥下と呼吸のパターン訓練	鼻から大きく息を吸って，しっかり息を止め，飲み込み，口から勢いよく息を吐く
ハフィング	咽頭貯留物，残留物，喉頭侵入・誤嚥物を排出させる	できるだけ深く吸気を行わせた後，強い咳をするように指示する 十分な呼出力が得られない患者に対して徒手的に胸郭を圧迫して強い呼気を促す方法もある
反復経頭蓋磁気刺激（rTMS）	大脳皮質を刺激することで脳の可塑的変化を促す 従来の訓練法と併用することで嚥下機能の改善を促進すると報告されている	経頭蓋磁気刺激装置で特定部位の神経細胞を繰り返し刺激する 至適パラメーターについては現在研究が進められている けいれんの既往がある患者には禁忌

（日本摂食嚥下リハビリテーション学会医療検討委員会，2014）[86]

図 5-28　歯肉マッサージ

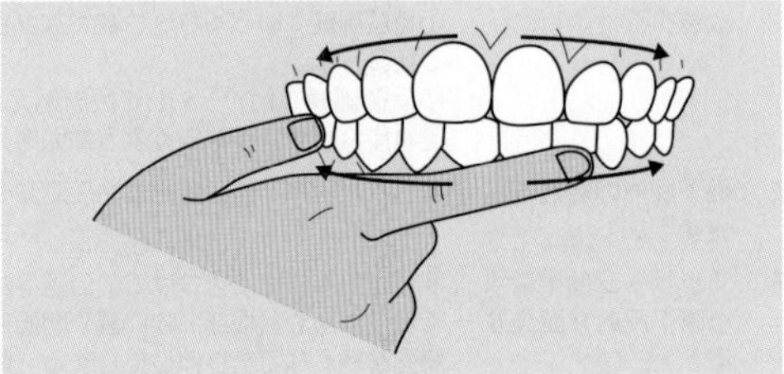

（日本摂食嚥下リハビリテーション学会医療検討委員会，2014）[86]

図 5-29　のどのアイスマッサージ

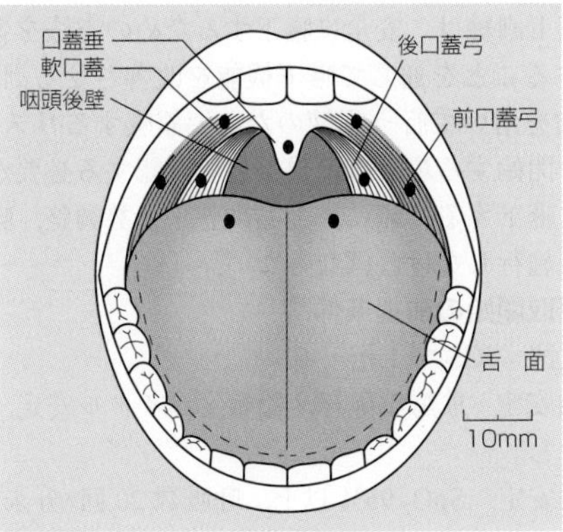

図 5-30　K-point

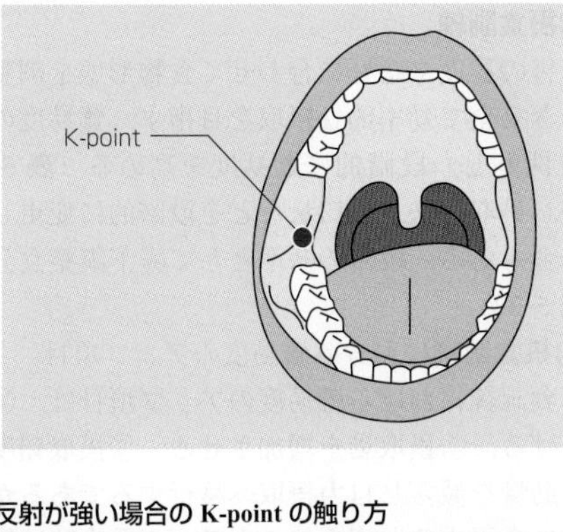

図 5-31　咬反射が強い場合の K-point の触り方

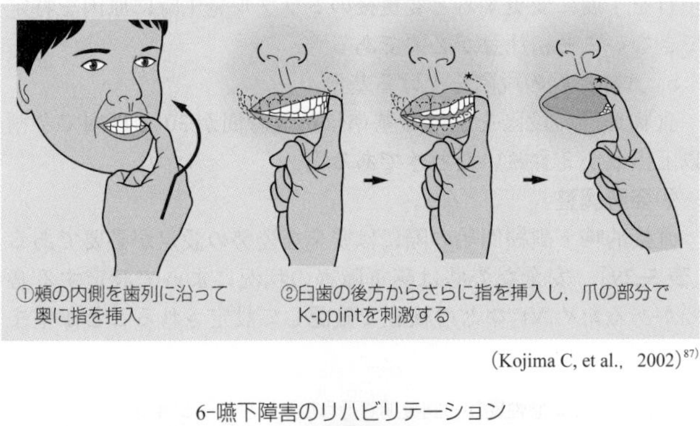

(Kojima C, et al., 2002)[87]

(2) 直接的嚥下訓練

直接的嚥下訓練は，安全に嚥下するための方法を習得し，食物を嚥下することを通じて嚥下機能を改善させる訓練である．実際の食物を用いて行う訓練のため，誤嚥するリスクがあり，経口摂取を開始する場合は前提条件を確認する必要がある．また，安全に嚥下するために，食品調整，姿勢調整，嚥下手技を考えながら施行しなければならない．

①経口摂取開始の前提条件[88)]

・意識が覚醒：JCS で 1 桁
・全身状態安定：重篤な併存症なし，バイタル安定，脱水・栄養障害なし
・呼吸状態安定：SpO_2 95% 以上，呼吸数 20 回/分未満
・唾液，少量の水で嚥下反射あり
・口腔内が清潔で湿潤している

②段階的摂食訓練

患者の障害の程度や嗜好に合わせて食物形態を調整し，窒息や誤嚥を防ぎ安全で効率的な摂取を目指す．難易度の低い食品から摂取を開始し，段階的に難易度を高める（**表 5-27**，**28**）．姿勢の調整，摂取方法，一口量などを段階的に変更していくことを含む場合もある．段階の基準として嚥下調整食分類があげられる（**図 5-32**）．

a. 段階的摂食訓練における難易度のアップ項目

段階的摂食訓練における難易度のアップ項目は，①食物形態の段階を上げる，②摂取量を増加させる，③摂取頻度を増加させる，④介助量を減らし自力摂取へ移行するであるが，複数の項目を 1 度に変更すると変更後のトラブル発生時に原因を特定できないことに注意が必要である[89)]．

b. 食物形態の段階を上げる基準

食物形態の段階を上げる基準は摂取時間が 30 分以内で 7 割以上摂取が 3 食続いたときである[89)]．

③姿勢調整

直接的嚥下訓練開始の際には安全な姿勢の設定が必要である（**表 5-29**）．安全な姿勢は嚥下障害の状況によって設定する必要があるため VF などの検査で確認して設定されることが望ましい．

表 5-27　嚥下調整食分類 2021（食事）早見表

分類	形態	必要な咀嚼能力
0j	均質で，付着性・凝集性・かたさに配慮したゼリー 離水が少なく，スライス状にすくうことが可能なもの	（若干の送り込み能力）
0t	均質で，付着性・凝集性・かたさに配慮したとろみ水 （原則的には，中間のとろみあるいは濃いとろみ*のどちらかが適している）	（若干の送り込み能力）
1j	均質で，付着性，凝集性，かたさ，離水に配慮したゼリー・プリン・ムース状のもの	（若干の食塊保持と送り込み能力）
2−1	ピューレ・ペースト・ミキサー食など，均質でなめらかで，べたつかず，まとまりやすいもの スプーンですくって食べることが可能なもの	（下顎と舌の運動による食塊形成能力および食塊保持能力）
2−2	ピューレ・ペースト・ミキサー食などで，べたつかず，まとまりやすいもので不均質なものも含む スプーンですくって食べることが可能なもの	（下顎と舌の運動による食塊形成能力および食塊保持能力）
3	形はあるが，押しつぶしが容易，食塊形成や移送が容易，咽頭でばらけず嚥下しやすいように配慮されたもの 多量の離水がない	舌と口蓋間の押しつぶし能力以上
4	かたさ・ばらけやすさ・貼りつきやすさなどのないもの 箸やスプーンで切れるやわらかさ	上下の歯槽提間の押しつぶし能力以上

*表 5-29 参照　　（日本摂食嚥下リハビリテーション学会，2013）[89]

表 5-28　嚥下調整食分類 2021（とろみ）

	段階 1 薄いとろみ	段階 2 中間のとろみ	段階 3 濃いとろみ
性状の説明（飲んだとき）	口に入れると口腔内に広がる 液体の種類・味や温度によっては，とろみが付いていることがあまり気にならない場合もある ストローで容易に吸うことができる	明らかにとろみがあることを感じる 口腔内での動態はゆっくりですぐには広がらない 舌の上でまとめやすい ストローで吸うのは抵抗がある	明らかにとろみが付いていて，まとまりがよい 送り込むのに力が必要 ストローで吸うことは困難
性状の説明（見たとき）	スプーンを傾けるとすっと流れ落ちる フォークの歯の間から素早く流れ落ちる カップを傾け，流れ出た後には，うっすらと跡が残る程度の付着	スプーンを傾けるととろとろと流れる フォークの歯の間からゆっくりと流れ落ちる カップを傾け，流れ出た後には，全体にコーティングしたように付着	スプーンを傾けても，形状がある程度保たれ，流れにくい フォークの歯の間から流れ出ない カップを傾けても流れ出ない（ゆっくりと塊となって落ちる）

（日本摂食嚥下リハビリテーション学会，2013）[89]

図 5-32　嚥下調整食分類 2021（食事）ピラミッド

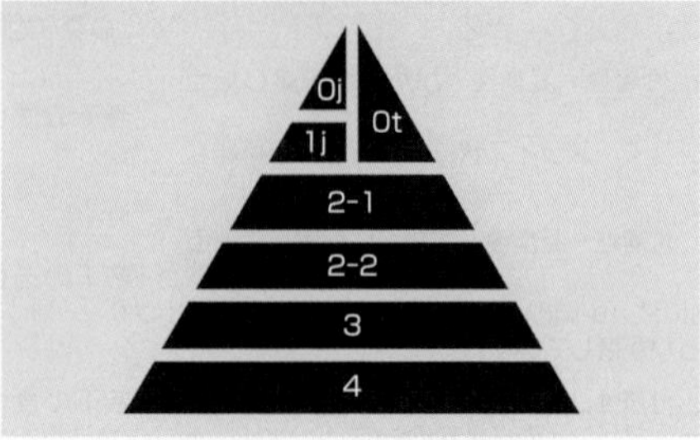

（日本摂食嚥下リハビリテーション学会，2013）[89]

表 5-29　姿勢調整法

名称	目的	方法・注意点
体幹角度調整	食塊を送り込みやすくする 誤嚥を軽減ないし防止する 適切な腹圧を保ち逆流を防止する	床面に対する体幹の角度を調整する 水平位に近いと処理能力を超えた量の食物，水分が咽頭へ流入したり鼻咽腔へ逆流しやすくなるため必ずしも水平位に近くリクライニングしたほうがいいとは限らない
頸部回旋法	①咽頭残留の防止，食道入口部の通過改善が目的の場合	①患側に頸部を回旋し嚥下する
	②咽頭残留の除去が目的の場合	②嚥下後に残留のある側とは反対側に回旋させて嚥下する
顎引き嚥下	誤嚥防止や軽減 頭部屈曲位 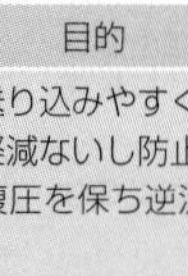 頸部屈曲位 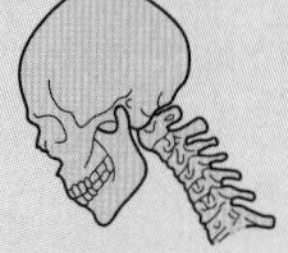	喉頭蓋谷に食物が残留し嚥下後に誤嚥が生じる場合→頭部屈曲位 頸部の緊張が高い場合や早期咽頭流入が生じる場合→頸部屈曲位

（日本摂食嚥下リハビリテーション学会医療検討委員会，2014）[86]

表 5-30　嚥下手技

名称	目的	方法
嚥下の意識化	嚥下運動を確実にし，誤嚥や咽頭残留を減らす	食事に集中できる静かな環境を整える 「食べましょう」などの声掛けをする
交互嚥下	残留物を除去する	固形物と流動物を交互に嚥下させる
複数回嚥下	咽頭残留を除去し，嚥下後誤嚥を防止する	一口につき複数回嚥下をする
努力嚥下	舌根部の筋力を高め，喉頭蓋谷の残留を減少させる	舌に力を入れ口蓋に強く押しつけながら嚥下する
メンデルソン手技	舌骨と喉頭の挙上量の拡大と，挙上持続時間の延長，咽頭収縮力の増加	舌骨と喉頭の挙上と咽頭収縮がピークに達した時点で嚥下を一時停止するように指示し（のどぼとけを最も高い位置に保つように指示する），この状態を数秒間保った後，力を抜いて嚥下前の状態に戻すように指示する
一口量の調整	安全かつ効果的に訓練を実施する	重度の摂食嚥下障害に対する直接訓練では，1～2 ml 程度の少ない一口量から開始し，安全性を確認しながら徐々に量を増やす．患者自身で一口量の調整が困難なときは，食具や食器の変更を試みる

（日本摂食嚥下リハビリテーション学会医療検討委員会，2014）[86]

表 5-31　内的環境の設定

覚醒レベルの改善	口腔ケアによる口腔内の刺激
	間接的訓練，嚥下体操の実施
口腔環境	口腔ケアの実施
	義歯の調整，装着，手入れ
耐久性	栄養管理
	全身状態の改善

（日本摂食嚥下リハビリテーション学会，2015）[90]

④嚥下手技

安全に直接嚥下訓練を実施するため，**表 5-30** に示す手技を使う[3]．

⑤環境設定

直接訓練の効果を高め，誤嚥・窒息のリスクに備えるために環境設定を行う．環境設定は内的環境と外的環境に大別され，さらに下記に細分化される．

・内的環境（**表 5-31**）：身体的，心理的，社会的側面から整える．

表 5-32　外的環境の設定

物的環境	換気を行い，テーブル周囲は片づける
	訓練者は患者と水平位置で目線を合わせるように座る
	訓練者は椅子に座った姿勢で訓練を実施する
	患者が訓練者の提供する食物を正面から視覚認識できる位置に調整する
	上肢の機能に合った食具を準備する
	体幹角度の調整や体位の設定が必要な患者に対し姿勢調節を行う
	視力低下に配慮した食器や盛り付けの工夫
	半側空間無視がある場合は段階的に食物の位置の変更や声掛けをする
	吸引器の設置
人的環境	関わる従事者全員が患者の病態を理解する
	誤嚥・窒息の徴候の早期発見と対処ができる
管理的環境	関わる従事者全員が患者の摂取時の条件を共通理解できるよう伝達する
	嚥下調整食の品質管理
	不測の事態に備えた対処マニュアルの整備と訓練の実施

（日本摂食嚥下リハビリテーション学会，2015）[90]

・外的環境（**表 5-32**）：物的環境，人的環境，管理的環境を整える．

（岡本雄吾，高橋真由美）

7—高次脳機能障害のリハビリテーション

3 章では，脳卒中の病巣別に生じる高次脳機能障害の症状について説明した（88 頁参照）．**図 5-33** には，高次脳機能障害リハビリテーションの流れを示した．画像所見と臨床症状，神経心理検査などから，中核となる症状の診断が最初のステップとなる．それに対するリハビリテーション計画として，関連する文献検索を行い，リハビリテーションプログラムの立案へと進める．治療法としては EBM に依拠して推奨されているものを選択していく．EBM は Cicerone による系統的な review が 2005 年から経年的に出版されており，参考にできる[91-93]．わが国では渡邊による EBM が明らかにされている[94]．

図 5-33　回復期リハビリテーションにおける高次脳機能障害に対するリハビリテーション計画

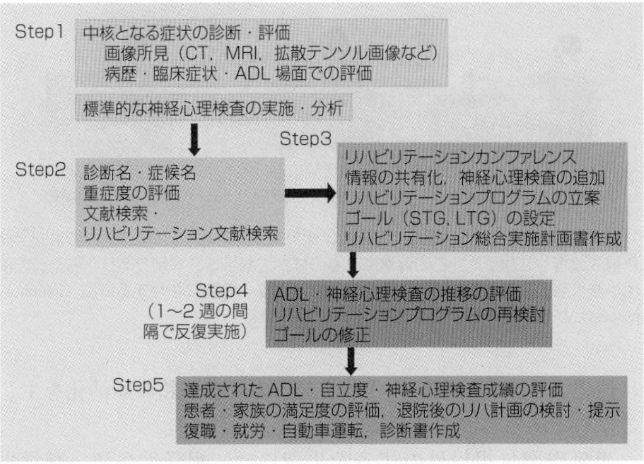

表 5-33　認知リハビリテーションのエビデンス（抜粋）

		推奨レベル
視空間認知障害（半側空間無視）	右大脳半球損傷脳卒中における左への視覚探索訓練を含む，視空間認知リハビリテーション	A
	視覚探索訓練と左上肢への刺激と強制使用を複合したリハビリテーション	B
	電子機器を用いた左への視覚探索訓練	C
失行	左大脳半球損傷の観念失行・観念運動失行患者にジェスチャー使用の訓練，デザインされた ADL 訓練を実施，対照群（通常の言語・身体リハビリテーション）に比して有意に改善	A

（Cicerone KD, et al.，2011，2005，2019）[91-93]

1. 半側空間無視（表 5-33）

半側空間無視に対するリハビリテーションでは，左への視覚探索訓練は総じてレベル A とされている．さらに左視空間における左上肢を使用する訓練と視覚探索訓練の複合が B とされている．**図 5-34** は，左上肢を用いて左視空間でのタスクを実施することにより，空間無視の改善につながることが明らかにされている．その理由として，左視外空間と左側身体がとも

図 5-34　半側空間無視に対するボトムアップ刺激（Bottom-Up specific Stimulation）の訓練例

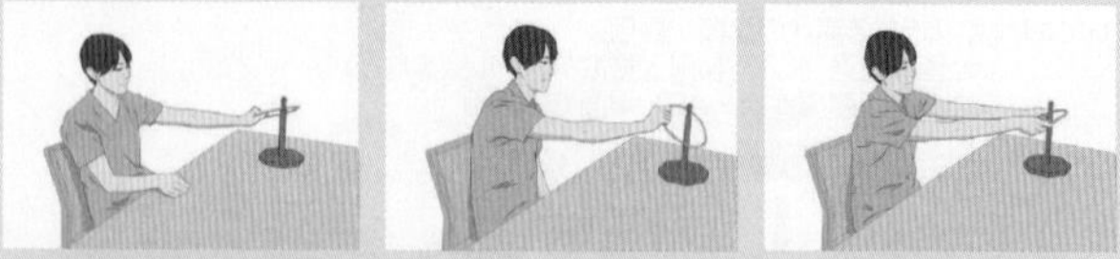

1．左視空間における左上肢での訓練　2．左視空間における右上肢での訓練　3．左視空間における両上肢での訓練

3 つの手法では，1 の手法時にのみ左半側無視は改善しており，2 と 3 では左半側無視は改善しなかった．この背景にあるのは，大脳半球間抑制であり，右上肢の使用が左大脳の活性化を生じて，その結果，右大脳への脳梁を介する抑制（inhibitory process）が生じていることにあると説明されている[19, 20]．

に関連する空間処理を担う右半球内の神経回路の賦活化を生じるからであると説明されている[95, 96]．

半側空間無視以外の代表的失認には，視覚性失認，聴覚失認，相貌失認，同時失認などがある．また視覚性注意障害と距離判断の障害が併存したバリント症候群などがある．こうした失認に対するリハビリテーションの系統的な分析はなく，症例報告がされているレベルである[97]．

(1) 失行

左大脳半球損傷には，ジェスチャーを用いた訓練とデザインされた ADL 訓練が推奨されている[98, 99]．観念失行に対するリハビリテーションは，各文献[100, 101]を参照されたい．

(2) ゲルストマン症候群

失算，失書，左右障害，手指失認の 4 症状は症候上周知であるが，ベースにある障害像は内的イメージの操作障害である．リハビリテーションは，困難である側面に対する直接的訓練を実施していく．書字訓練，数の概念，文章課題におけるイメージ化，折り紙やブロックを用いた構成課題，長文読解作業などである．多面的認知課題（task oriented cognitive remediation）を包括的に進めていく[101]．

表 5-34　記憶障害，注意障害，遂行機能障害に対する認知リハビリテーションのエビデンス（抜粋）

対象療育	認知リハビリテーション訓練方法	推奨レベル
注意障害	直接的注意訓練（Attention Process Training：APT）[14]とメタ認知訓練〔自己教示法としてのタイムプレッシャーマネジメント訓練（TPM）〕[18]	A
	コンピュータソフトを用いた working memory の訓練	B
記憶障害	内的記憶術（例，視覚イメージ法など）と外的補助具（external memory compensations）を用いた記憶訓練	A
	誤りをさせない学習法（errorless learning）による領域特異的技術と知識の習得	C
	日々のタスク遂行上の展望記憶と情報想起のためのグループ訓練	C
遂行機能障害（メタ認知）	メタ認知（自己洞察と自己制御）訓練（問題解決訓練[19]，ゴールマネジメント訓練）	A
	VTR と言語フィードバックの手法を用いたメタ認知（気づき）訓練	B
	自己教示法，問題解決訓練，ゴールマネジメント訓練と感情調整を取り入れたグループ訓練	C

（Cicerone, et al., 2019）[93]

2. 記憶障害，注意障害，遂行機能障害に対する認知リハビリテーション（表 5-34）

(1) 記憶障害

記憶障害の検査法として，わが国において標準化されて使用できる方法は 3 つ〔ウエクスラー記憶検査（WMS-R），リバーミード行動記憶検査（RBMT），標準言語性対連合学習検査（SPA）〕である．3 つの検査はそれぞれ特徴があり，記憶の異なる側面を評価している．それにより記憶障害の重症度を評価する．そのなかで RBMT は，日常記憶（everyday memory）と展望記憶（prospective memory）の評価が可能であり，日常生活上での記憶障害に起因する重症度をよく反映する．評価点は額面通りの妥当性（face validity）を有する．重症度に応じて，**表 5-35** のようなリハビリテーションの手法を導入していく．環境調整（**図 5-35**），「記憶サポート帳」の導入[102]，間隔伸張法（spaced retrieval：SR 法）による学習[104, 105]，意図的記憶想

表 5-35　記憶障害へのリハビリテーション

環境調整	例，ベッド周囲における情報掲示，ラベリング，道順標記
外的補助具の導入・活用	例，記憶サポート帳[102]，電子機器
間隔伸張法を用いた情報・行動パターンなどの学習	例，日付，道順，入院の理由，ナースコールの利用，約束事，スケジュール，外的補助具の利用など
意図的記憶想起（effortful retrieval）による学習	例，見当識，固有名詞，文章課題・対語学習，ブロック学習とランダム学習[103]

図 5-35　入院での環境調整（environmental modification）

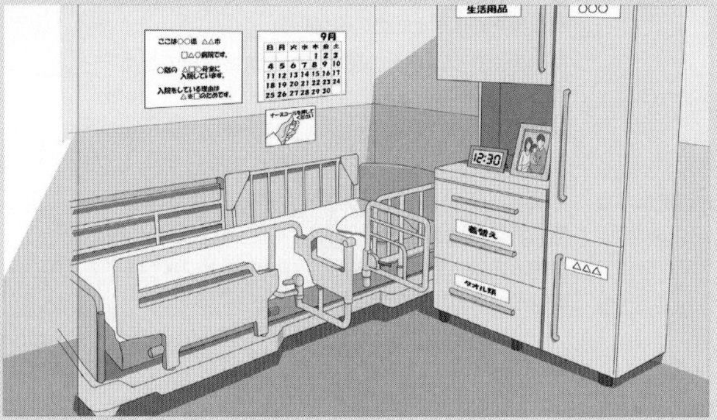

重度な負荷を負っている認知機能への負荷を軽減できるように，環境調整を可能な限り行う（disable the disabled environment）．

起（effortful retrieval）による学習[106]などである．

(2) 注意障害

注意障害のリハビリテーションとして，直接的注意訓練(attention process training：APT)[107]と，メタ認知訓練〔自己教示法としてのタイムプレッシャーマネジメント訓練(TPM)〕[108]が支持されている．後者は，自己教示法（self-instruction）の一つであり，処理速度の低下が生じることにより作業時間が長くかかることに対する対処方法である．課題遂行時には十分に時間を確保しておく工夫が必要になる手順を学んでいく，以下の 3 ステップからなっている．①作業時間が遅いことへの自覚をもたせる，②作業を完了するには時間を要することを他者に告げられるようにする，③これらのステップを他の日常課題においても適用できるように訓練する．

(3) 遂行機能障害

遂行機能とは，背外側前頭前野のワーキングメモリーと，右大脳半球の前頭前野-視床-頭頂小葉が関わる持続性注意システム（right frontal-thalamic-parietal sustained attention system）の2つに立脚する機能である．そのシステムの破綻により，高次に序列化されたゴールに対しての無意識的惰性と環境刺激の妨害が入り，結果として刺激依存性のゴールから逸脱した行動に陥る．それが注意障害あるいは遂行機能障害として顕在化する．その背景からゴールマネジメント訓練（Goal Management Training：GMT）が開発されている[109)]．このような理論的背景に依拠して定型化された訓練方法の実施が，自己洞察と自己制御のメタ認知の改善につながるとされる[110)]．

（原　寛美）

8—失語症と運動性構音障害のリハビリテーション

1. 失語症者への支援

失語症を発症すると，言語機能の障害から生じる問題により，買い物や復職などの社会活動や参加が著しく制限される．言語治療では言語機能の回復だけでなく，その人らしい生活の再構築をはかり包括的に介入する必要がある．

2. 失語症のタイプ分類

失語症のタイプ分類は，**表 5-36** に示す症状特徴の組み合わせに基づいて分類される．分類から治療方針を決められるわけではないが，失語症者の全体像を把握しやすく，他の臨床家とも共通認識を得られやすい利点がある．

3. 失語症の訓練

病期別における訓練の流れを**表 5-37** に示す[111)]．

4. 言語機能訓練

ここでは，言語機能訓練プログラムの背景となる言語治療の理論について記す．認知神経心理学的アプローチで言語処理過

表 5-36　ボストン学派による古典分類

流暢性	聴覚的理解	復唱	失語症タイプ
流暢	良好	良好	健忘失語
		不良	伝導失語
	不良	良好	超皮質性感覚失語
		不良	ウェルニッケ失語
非流暢	良好	良好	超皮質性運動失語
		不良	ブローカ失語
	不良	良好	混合型超皮質性失語
		不良	全失語

表 5-37　各期の失語症の訓練

ICF/回復経過	急性期	回復期	生活期
心身機能・身体構造	障害の評価・把握 言語機能の回復 認知機能の回復	言語機能の回復	言語機能の回復・維持
活動	コミュニケーション回路の確保	実用コミュニケーション訓練	コミュニケーション活動向上
参加	心理的支援 環境調整	心理的支援 環境調整	心理的支援 環境調整 社会参加支援

程の障害箇所を明らかにし，行動変容法を利用して段階を踏みながら刺激法に基づいた刺激を与えて言語行動の改善を目指すなど，言語訓練の理論的背景となる（**表 5-38**）[112-116]．

5. 実用的コミュニケーション訓練

失語症者の言語・非言語に関する残存能力を活用し日常生活でのコミュニケーション障害の軽減をはかる訓練である．**表 5-39**[117-120] に示す方法が代表的である．

6. 認知機能訓練

コミュニケーションには注意，記憶，推論といった認知機能が関わる．言語機能障害とコミュニケーション活動制限は有意に相関するが経過とともに低下[121] し，自発的な代償反応の基盤となる認知機能の向上が関与すると報告されている[122]．また，失語症の発症早期からの認知機能の回復は，意識，感情，

表 5-38　言語治療の理論

名称	目的や方法，特徴
認知神経心理学的アプローチ	言語機能を情報処理過程としてとらえ，保たれている機能と障害されている機能を明確にし，障害のメカニズムを推測したうえで治療法を考える[112] 患者の失語タイプ分類は行わない 固有の治療方略はもたず，明らかにされた言語処理障害に対して他の方略を利用する
行動変容法（プログラム学習法）	訓練課題を系統的に細かい段階に分けて作成し，刺激-反応-強化の過程を通じて言語行動の変容を目指す訓練法 患者に必要な手掛かりを与えて目標行動を産出させ，正反応を選択的に強化する（Shaping），次いでその行動を患者が自ら産出できるように徐々に手掛かりを減らしていく手続き（fading）によって言語行動の変容を目指す[113]
刺激法	感覚刺激を適切に用いて，機能が低下した言語系を賦活させる schull らの刺激法の 6 原則[114] ①強力な感覚刺激の使用，②適切な感覚刺激の使用，③感覚刺激の反復使用，④反応を生起させる刺激の使用，⑤強制や矯正を受けない反応の生起，⑥最大限の反応の生起
遮断除去法（ディブロッキング法）	良好な言語機能の側面で正答した後，一定時間内であれば障害された言語機能の側面でも正答が可能となることを利用し，良好に保たれている経路から十分な刺激を与え，重篤な障害を有する経路の回復をはかる方法[115] 異なる言語モダリティを使って，同一の語や文の処理を促す
機能再編成法	障害されていない機能システムを手がかりとして本来なら自動的に達成される機能を意識的に行わせるなど，通常は使われない機能を用いてゴールを達成させる方法[116] （機能再編成法の例）発語失行例に対し構音器官の図を用い口腔内の構音点を温痛覚を通して刺激し構音動作の定着をはかる

判断，病識の順に回復する可能性が示唆されている[123]．

7. 反復経頭蓋磁気刺激（rTMS）

近年では，脳機能画像所見に基づきリハビリテーション分野において用いられている反復経頭蓋磁気刺激治療（rTMS）を失語症の治療的介入に導入する試みがなされている．rTMS は，繰り返し反復してコイルに電流を流すことで磁場を発生させ，頭蓋内に磁場を誘導し，生じる過電流によって神経組織を刺激する治療法である[113]．失語症者に対する TMS 治療のエビデンスは十分ではないが，脳卒中による慢性期失語症患者に対して rTMS 治療と集中的なリハビリテーション治療を行うことで，

表 5-39　実用的コミュニケーション訓練

名称	方法や特徴
PACE	訓練に対話構造を取り入れることで実用的コミュニケーション能力の改善をはかる方法 ①スタッフと患者が新しい情報を交換する，②患者は情報伝達手段を自由に選択できる，③スタッフと患者は情報の送り手と受け手として同等の役割を分担する，④伝達内容の可否をより重視するの 4 原則に沿って行う[117]
CIAT	CI 理論（拘束による強制使用）を失語症治療に応用した技法[118] 代替手段の使用を制限し，強制的に発話せざるを得ない状況を設定したうえで短期集中訓練を実施する[119] 慢性期失語症者の日常コミュニケーション機能の改善に有効とされている[120]
AAC	代替手段を利用してコミュニケーション能力を高める方法 ジェスチャー，描画，コミュニケーションボード，会話エイドソフトなど様々なツールがある

その効果が認められてきている．

（岡本雄吾，高橋真由美）

8. 運動性構音障害（dysarthria）の評価と訓練

(1) 運動性構音障害（dysarthria）の評価法

運動性構音障害の標準化された総合的検査法に標準ディサースリア検査（AMSD）がある．

AMSD は，①一般的情報の収集，②発話の検査，③発声発語器官検査で構成されており，その評価結果からタイプ分類と重症度の判定が可能で予後予測や治療計画立案に活用することができる（**表 5-40，5-41**）．

(2) 運動性構音障害（dysarthria）の訓練[125]

①呼吸機能訓練

・ガーゼ・吸啜運動：最大呼気後，口唇に薄手のガーゼを当てて 5 秒間吸入させる．

・ガーゼ・ブローイング運動：最大吸気後，口唇に薄手のガーゼを当てて 5 秒間呼出させる．

②発声機能訓練

・ストロー発声法：声道の二次的狭窄を用いた発声技法（SOVT）の一種．ストローをくわえさせ，発声しやすい母音を 5～10 秒間，持続発声させる．声質改善を目的とした訓練と

表 5-40　運動性構音障害（dysarthria）のタイプ分類

タイプ	病変部位	発話特徴
痙性	上位運動ニューロン（両側）	発話の短い途切れ 粗糙声 無力声 努力声 開鼻声 構音の歪み 発話速度が遅い 声の大きさの単調性 声の高さの単調性
UUMN	上位運動ニューロン（一側）	構音の歪み
		粗糙声
		発話の短い途切れ
弛緩性	下位運動ニューロン	気息性 発話の短い途切れ 開鼻声 構音の歪み 声の高さの単調性 声の大きさの単調性
運動低下性	錐体外路系	発話の加速化 声のふるえ 発話の短い途切れ 気息声 不適当な沈黙 起声困難
運動過多性	錐体外路系	発話速度が不規則に変動する 不規則に発話の異常性が出現する
		声の大きさの過度の変動
失調性	小脳系	爆発性の発話 断綴性発話 発話速度が不規則に変動する 声のふるえ
混合性	複数の運動系	原因疾患によって異なる

（西尾，2004）[124]

表 5-41　発語失行との鑑別

	運動障害性構音障害	発語失行
発声発語器官の運動障害	有	構音に影響がない程度
構音の誤りの一貫性	極めて高い	比較的低い
語の出現頻度と構音の誤りの関連性	なし	高い傾向
実在語と無意味語の構音の誤り	差は乏しい	無意味語のほうが生成困難

して過緊張発声と低緊張発声のいずれにも適応している[126].

・発声機能拡張訓練(vocal function exercise：VFE)短縮版[127]：声質改善と発声持続時間の延長を目的とした訓練．①特定の高さでの発声持続練習，②発声持続時間の延長をセットで行う．

a. 特定の高さでの発声持続練習：「オー」を話声位よりも胸声位に近い高いピッチで持続発声させる．

b. 発声持続時間の延長：「ニー」（「イー」では過緊張発声を招くことがある）を話声位で持続発声させる．

③鼻咽腔閉鎖機能訓練

・軟口蓋へのアイシング[128]：凍らせた綿棒で口蓋帆挙筋を意識しつつ咽頭の筋走行に沿って軟口蓋を刺激しながら「アー」の発声を反復させる．

④舌の機能的訓練

・舌の前方突出運動：前方に向かって舌を突出させ，その状態を5秒間保持させる．

・舌尖の挙上運動：硬口蓋の様々な位置に綿棒をあてがい，綿棒に向かって舌尖を多方向的に挙上させる．

・舌背の挙上訓練：前舌〜中舌を挙上させ，硬口蓋と舌の間で舌圧子を挟み5秒間保持させる．

⑤顔面下部の機能的訓練

・顔面のCIセラピー[129]：健側の顔面下部の運動を医療者が手指で抑制し患側を強制的に使用させて運動させる．

・アイシング：顔面下部に冷刺激を加える．アイシングは中枢神経疾患における過緊張を抑制する働きがあるとされている[130]．臨床ではCIセラピーと組み合わせて行う．末梢性麻痺の場合は局所の血液循環を改善する温熱療法が推奨されている．

⑥構音訓練

対照的生成ドリル：1音素だけが音韻論的に対立する音節または単語が対になったドリル[131]．聞き手に意味の弁別が可能なレベルで構音運動を制御する能力を高めることが目的である．

⑦プロソディー訓練

a. 発話速度の調節：発話速度を遅くして発話明瞭度を高める訓練[132]．

・ポインティングスピーチ：発話時に文字盤上で語頭音の文字を指さすことで発話速度を自ら調節させる.
・リズミックキューイング：医療者が指さした速度に合わせて音読もしくは復唱させる.

b. アクセントの調節：同音異義語を対にした対照的アクセントドリルを使用する.

c. プロミネンスの調節：異なる箇所にプロミネンスを加える指示がされた短文を音読させる.

（岡本雄吾，高橋真由美）

9—急性期から行う日常生活動作（ADL）訓練

日常生活動作（ADL）の概念は日本リハビリテーション医学会によると，「1人の人間が独立して生活するために行う基本的な，しかも各人ともに共通な毎日繰り返される一連の身体的動作群をいう」[133]とされている．このようにADLの概念は広範囲に及び，起き上がりや立ち上がりを含む基本動作から買い物のための外出，公共交通機関の利用など，人が生活するために必要な多くの活動を示している．一方，広く用いられるADL評価指標であるBarthel Index（BI）やFunctional Independence Measure（FIM）は歩行などの移動や階段昇降に加え，食事・更衣・トイレ・入浴・整容など，セルフケアを中心とした項目で構成される[134]．これらの項目は基本的ADLとも称される．基本動作とともに基本的ADLの獲得に向けたアプローチは機能回復訓練と並行して，脳卒中後急性期から積極的に行われるリハビリテーション治療の一つである．

家事や買い物，金銭管理などは手段的日常生活動作（Instrumental ADL：IADL）に分類される（**図5-36**）[135]．基本的ADLは家庭復帰の目安となり，IADLは社会環境への適応の目安となるとされており[135]，特に就労などを見据えた場合にはIADLの獲得が脳卒中リハビリテーションにおいて重要な一つとなる．

1. ADL評価尺度

ADL訓練を計画的に進めていくうえで，評価尺度を用いてADLを定量的に評価することが必要である．ADL訓練の効果

図 5-36　ADL の分類

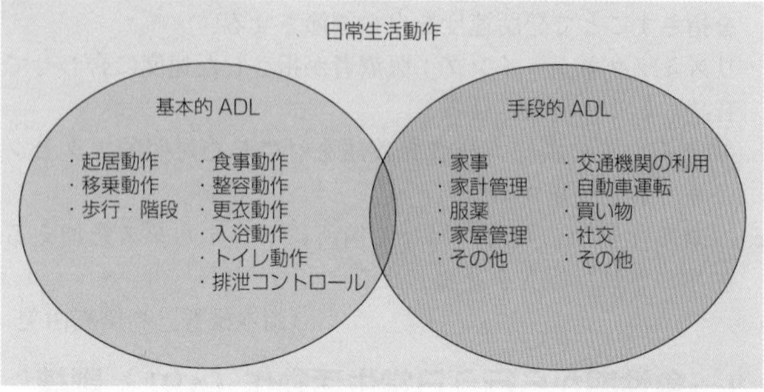

（横山，2010）[135]

判定に用いるほか，予後予測の指標としても重要である．ADL 評価尺度として広く用いられているものとして，Barthel Index（BI），Functional Independence Measure（FIM，機能的自立度評価法），modified Rankin Scale（mRS）があげられる．いずれも評価尺度として信頼性，妥当性が報告されている[17]．

BI（3 章，76 頁参照）[136] は 10 項目を 0 点（不可能）～15 点（自立）で採点し，合計点は 0～100 点となる．簡便に用いることができる評価尺度である．FIM（3 章，78 頁参照）[137] は運動項目 13 項目，認知項目 5 項目，合計 18 項目を 1 点（全介助）～7 点（自立）で採点し，合計点は 18～126 点となる．わが国では回復期リハビリテーション病棟入院料の施設基準を定める実績要件である「リハビリテーション実績指数」の算出にも FIM 運動項目が用いられている．mRS（3 章，79 頁参照）[138] は 0～5 までの 6 段階のグレードで判定を行う簡便性に優れた評価尺度である．

2. ADL 訓練の進め方

『脳卒中治療ガイドライン 2021』[17] では十分なリスク管理のもとに，早期座位・立位，装具を用いた早期歩行訓練，摂食嚥下訓練とともにセルケア訓練などは発症後できるだけ早期から行うことが推奨されている．特に高齢脳卒中患者に対して，急性期から動作訓練や ADL 訓練などのリハビリテーションを実施することは機能回復と能力向上を促すために有効であるとさ

表 5-42　ADL 介助量の変更例

左から右へ入院時からの時間的経過．→は変更がないことを表している．

開始日		○月○日	○月○日	○月○日	○月○日
移動	日中	車椅子 全介助	→	車椅子 自走	T 杖歩行介助 または車椅子 自走
	夜間	車椅子 全介助	→	車椅子 自走	→
移乗		全介助	部分介助	見守り	自立
食事	場所	ベッド上	デイルーム 車椅子座位	→	→
	介助量	部分介助	→	自立	→
更衣	上衣	全介助	→	部分介助	→
	下衣	全介助	→	部分介助	→
排泄	日中	おむつ使用	病棟トイレ誘導 全介助	病棟トイレ コール対応 部分介助	病棟トイレ コール対応 見守り
	夜間	おむつ使用	→	病棟トイレ コール対応 部分介助	→
入浴		機械浴	→	リフト浴	一般浴

れており[139]，不動・廃用症候群を予防するためにも，発症後早期から ADL 獲得に向けたアプローチが実施されることが必要である．また，脳卒中患者の ADL 能力を改善するためには，障害された心身機能の回復に向けたアプローチが必要なことは当然として，回復段階で残存する片麻痺や高次脳機能障害に応じた ADL 指導による自立支援が不可欠である．

つまり病態が安定し，転倒などの十分なリスク管理がなされれば入院生活においても補装具や福祉用具を用いて環境調整を行い，介助下にて積極的に ADL を遂行していくことが重要であると考えられる．特に回復期のリハビリテーションでは多職種連携に基づいた包括的なリハビリテーション診療を行うことが推奨されている[17]．医師，看護師などの病棟スタッフ，セラピストが中心となり入院生活で遂行可能な ADL を設定し，介助に携わる全スタッフが実行状況を把握し，患者の心身機能に応じて活動を促していく必要がある．入院中の患者の ADL 介助量の変更例を**表 5-42** に示す．訓練場面で ADL 動作を遂行できることが確認されたら，獲得目標となるレベルに向けて段階的にADLを拡大していく．いわゆる「できるADL」を「しているADL」へとつなげていく作業となる．ここで重要なことは，「(将来）する（ようになる）ADL」を目標として設定し，それを目指して努力することであり，「できるADL」と「しているADL」との差を埋めることだけを考えてはならないとされている[140]．

基本的ADLが自立してきたら，IADLなどの応用的な動作の獲得を目指す．買い物や家事動作を遂行するにあたって身体機能はもちろん，机上では明らかとなっていない高次脳機能障害が動作遂行に影響を及ぼすことも多く，実際の生活環境に近い条件下で評価・訓練を行うことが重要である．

3. 脳卒中患者に対するADL指導の実際

脳卒中患者に対して行うADL指導および環境調整について，指導例をあげる．ただし，基本的な指導方法の一例であり，同じADLの指導であっても患者の機能障害の程度や目標とする動作方法に応じて指導は工夫されるべきである．

(1) 基本動作の指導

①ベッドからの起き上がり

脳卒中片麻痺患者（右片麻痺）のベッドからの起き上がり動作の指導例について述べる．

原則的に，初めに非麻痺側から起き上がりの習得を目指す．上下肢の運動麻痺や感覚障害が重度の場合，半側空間無視や身体失認などの高次脳機能障害がある場合は，麻痺側上下肢の管理を患者自身に習得してもらうことが必要である．体幹機能が十分に回復するまでは，上体を起こしon elbowからon handとなり，ベッドから下肢を下ろしながら起き上がるよう，段階的に指導を行う（**図5-37**）．

②立ち上がり，立位

立ち上がりや立位の指導は安全性を確保したうえで，用いる支持物などの環境設定を患者個々の能力に応じて決定する．特にpusher現象を有する脳卒中患者では支持物を前方に置く，縦手すりを用いる，非麻痺側前腕部で身体を支えられる支持物を用いるなどで立ち上がり・立位動作が容易になることがある

図 5-37　ベッド上からの起き上がり

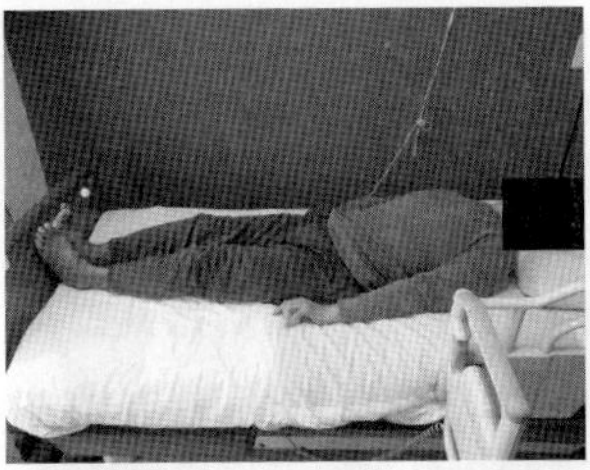

①開始肢位.

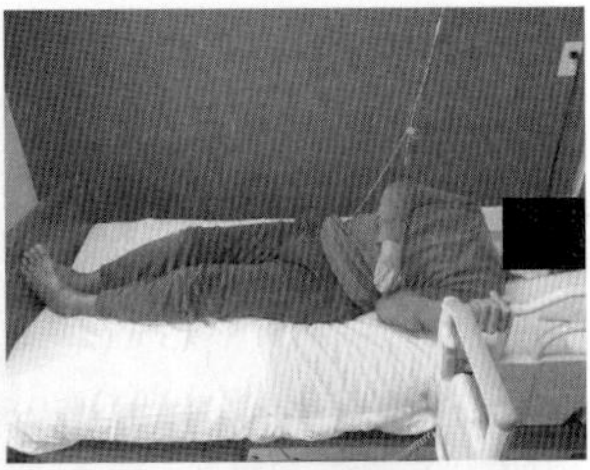

②麻痺側上肢を体の前方へ置く.

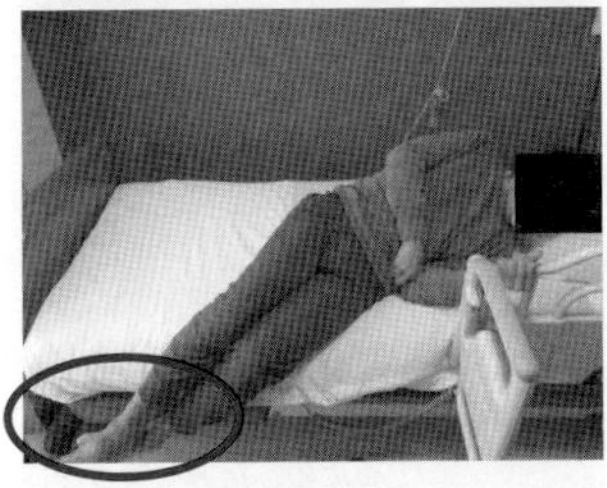

③非麻痺側下肢で麻痺側下肢をアシストしながら，下肢をベッドから下ろす.

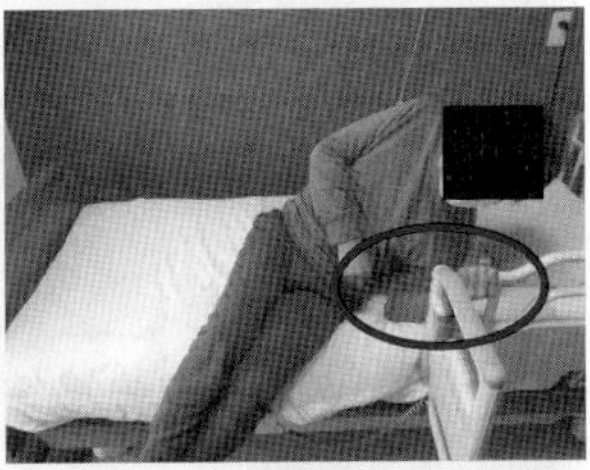

④非麻痺側上肢で手すりを引きながら，上体を起こし on elbow となる.

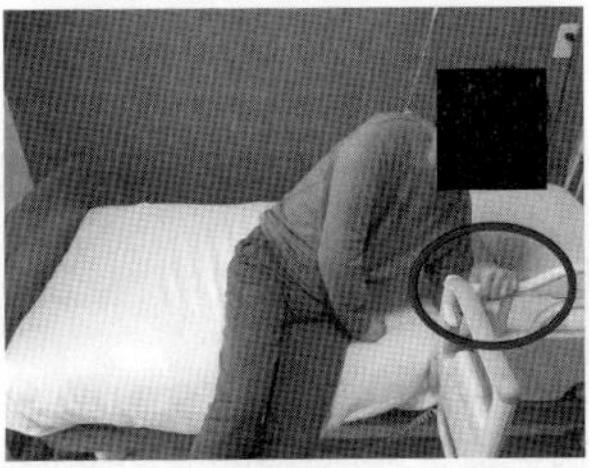

⑤On elbow のまま，手すりを持ち替える.

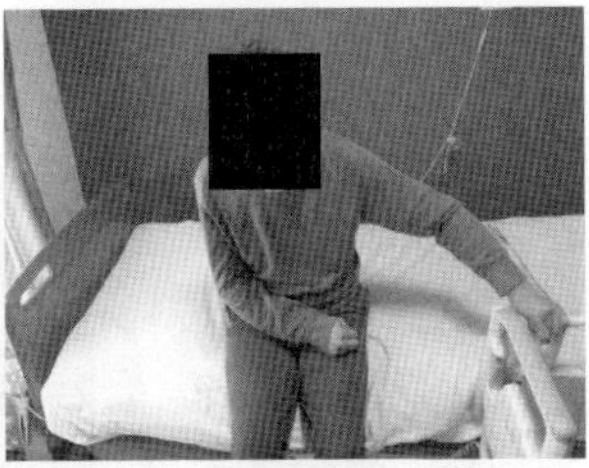

⑥非麻痺側上肢を伸展し，上体を起こして（on hand）端座位となる.

ため，適切な条件を設定して評価・訓練を行う（**図 5-38**）．また，座面高や座面のシート角度[141] によって立ち上がりの難易度は変化するため，立ち上がり動作が可能な座面高やシート角度を把握したうえで指導を行う必要がある．

(2) セルフケアの指導

①食事動作

食物を認識し，口に運ぶまでの食事動作指導について注意点をあげる．

図 5-38　立ち上がり（a）と立位の指導（b）

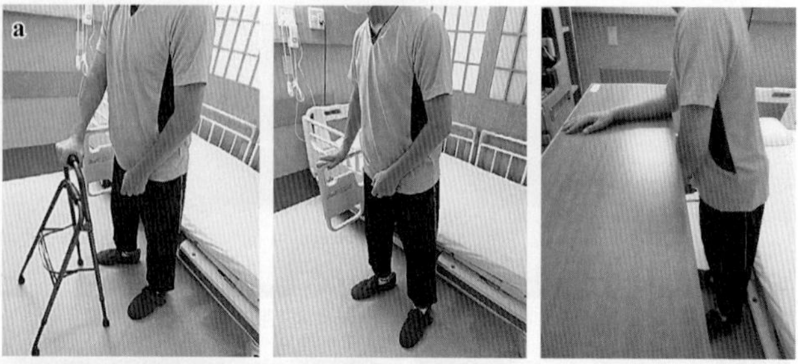

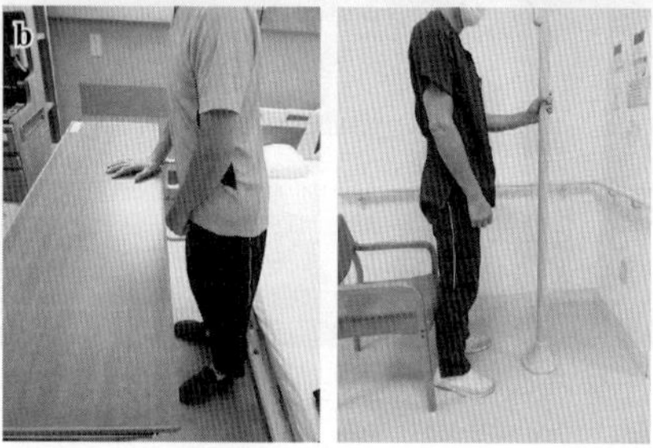

立ち上がり・立位は支持物によって難易度が変わるため，指導を行う際は個々の患者に応じて適切な環境を設定する．

図 5-39　自助具と介護食器

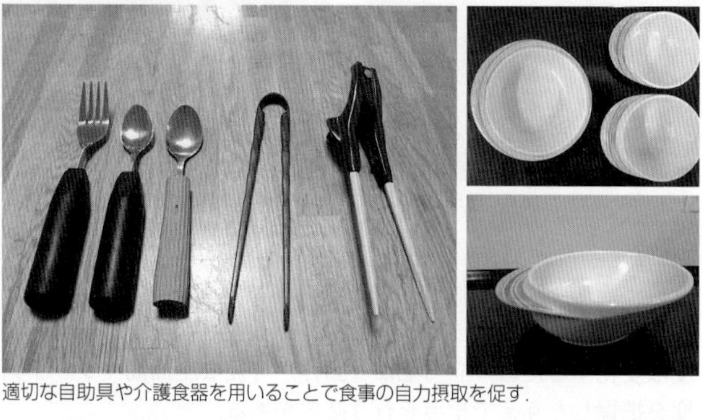

適切な自助具や介護食器を用いることで食事の自力摂取を促す．

利き手上肢麻痺が軽度である場合や，非利き手で箸やスプーンなどが使用可能であれば，自助具や介護食器を用いて自力摂取を促す（**図 5-39**）．

また，実際の食事場面で動作の評価を行い，環境調整を行うことも大切である．まず，食事をとる場所の検討を行う．椅子座位を安定して保てるか，集中して食事に取り組めるかなどを評価し，入院中であればベッド上またはデイルーム（食堂）で食事を行うのか，車椅子座位または椅子座位で食事を行うかなどを決定する．一例として，左半側空間無視がある症例では右側からの外部刺激が少なくなるよう，右隣に人がいない食席とする，食器の配置を右寄りに配置するなどの環境調整を行う．

②更衣動作

上衣の着衣指導（左片麻痺患者の例）について示す．**図 5-40** は開きシャツの着衣動作であるが，被りシャツも同様に麻痺側上肢から袖を通すように指導する．脱衣では反対に非麻痺側上肢から袖を抜き，服を脱いでいく．下衣も着衣では麻痺側下肢から通し，脱衣では非麻痺側下肢から脱ぐ手順をとる．

③トイレ動作

トイレで排泄ができることは患者から最もよく聞く要望の一つであり，脳卒中患者が車椅子で自宅復帰する際にも重要な ADL 因子の一つとされている[142]．トイレ動作には下衣を下ろす・便器に座る・清拭・立ち上がる・下衣を上げるなどの動作が含まれ，それぞれの動作を一連の流れで実行可能となる必要がある．そのなかでも下衣操作と立位バランスの関係性は重要視されており，トイレ介助が可能となるには 30〜35 秒の立位保持時間が必要であることも報告されている[143]．さらに居室と同様，トイレは転倒事故が多く発生する場所とされており，転倒に留意した動作指導が求められる．トイレ動作を病棟などのトイレで開始する際は，便座での座位保持や下衣操作時の立位保持は一定時間姿勢保持が可能なことを確認しておく必要がある（**図 5-41**）．

④整容動作

洗顔，歯を磨く，髭を剃る，爪を切る，整髪，化粧などが整容動作に含まれる．洗顔，歯を磨くといった行為は可能な限り洗面台を使用して行えるように指導を行う．手洗いや歯磨きでは感覚障害などにより，麻痺側の洗い残しや磨き残しがないことを確認しながら動作指導を行っていく．爪切りでは通常の爪切りでも机上で固定すると麻痺側でも操作しやすくなる（**図 5-42**）．

図 5-40　上衣の着衣動作

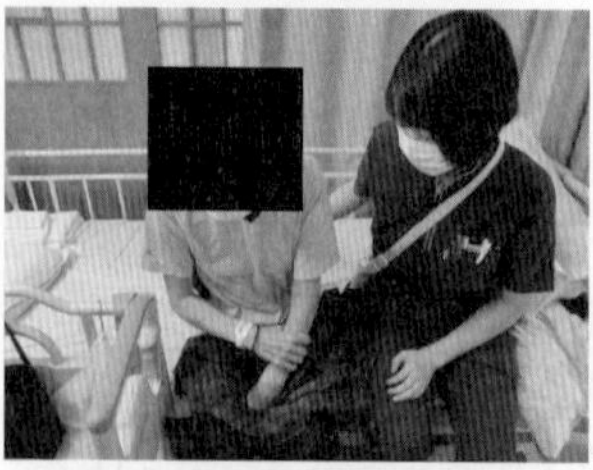

①麻痺側上肢を袖口へ誘導する.

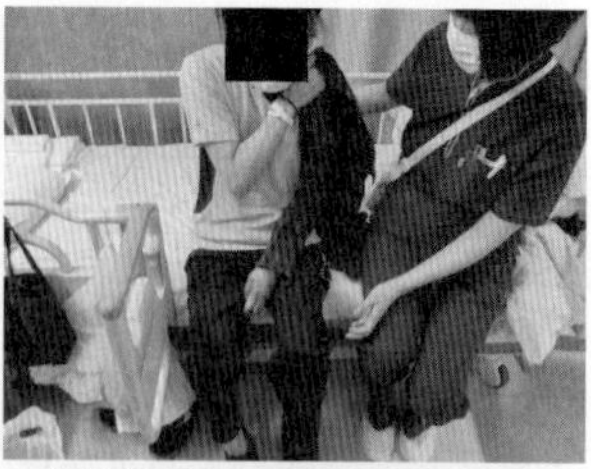

②麻痺側上肢から袖を肩まで通す.

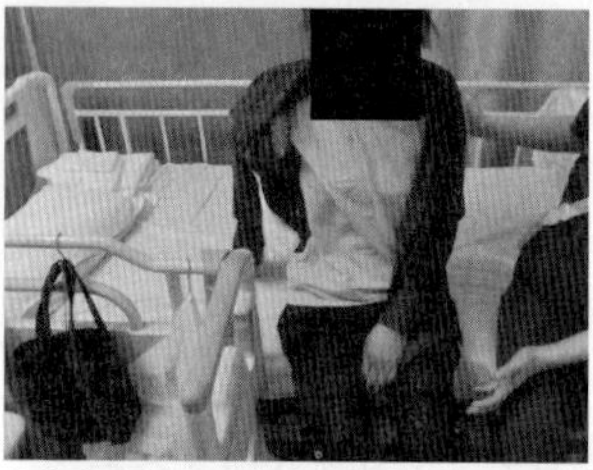

③非麻痺側上肢を後方からシャツの袖口へ入れる.

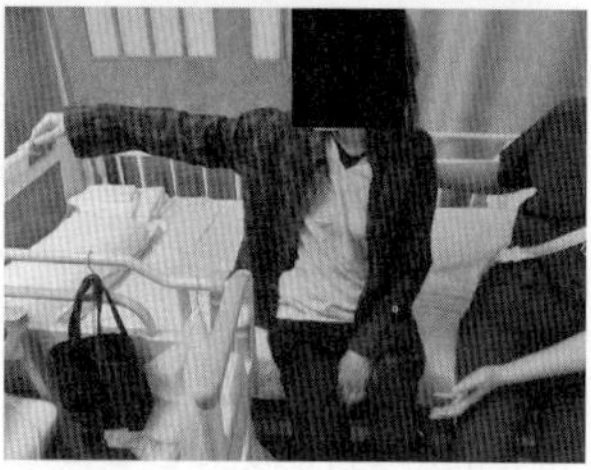

④袖を通す.

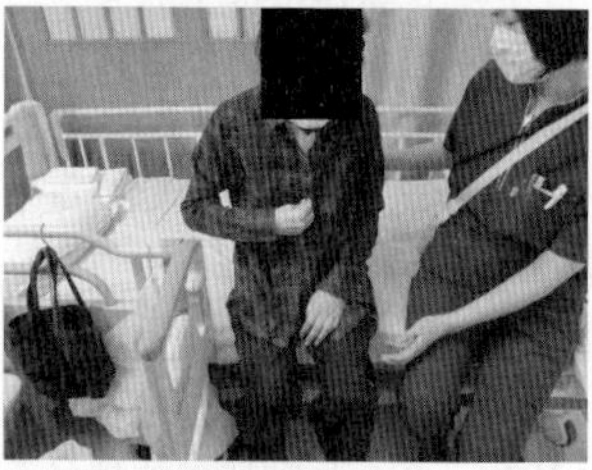

⑤ボタンを留める.

⑤入浴動作

入浴動作には洗髪，洗体動作と浴槽への出入りがある．必要に応じて，洗体のための自助具や浴槽への出入りに福祉用具を用いた訓練を行う．左片麻痺患者の指導例を示す（**図 5-43, 5-44**）.

(3) 移動手段の指導

①車椅子駆動

安全な歩行が獲得されるまでは入院中であっても，車椅子を自走し移動範囲を拡大することや活動量を維持することは有益

図 5-41　トイレ内での姿勢保持

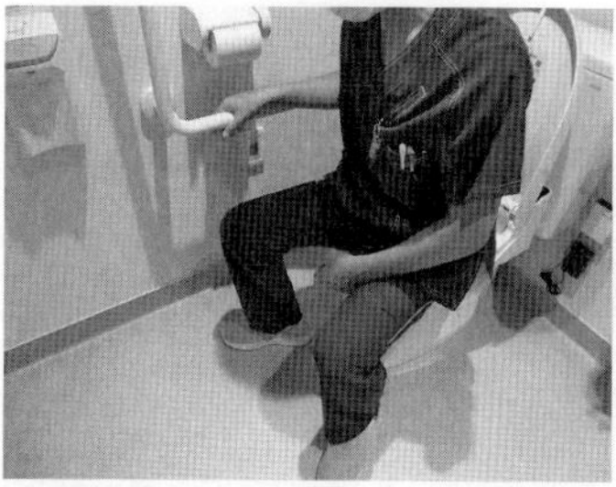

手すりを把持する位置を確認し，一定時間姿勢保持ができることを確認しておく．

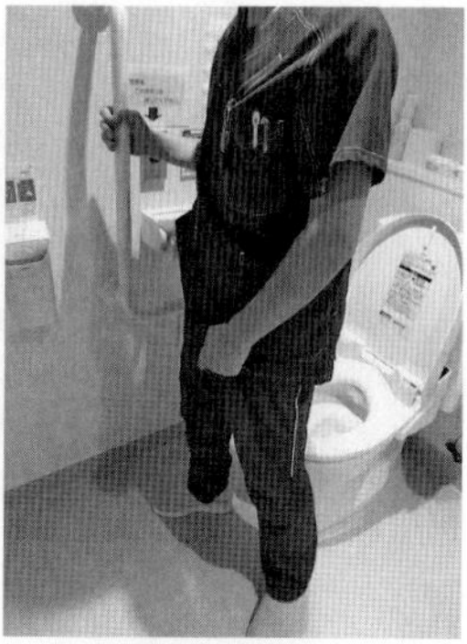

図 5-42　整容動作

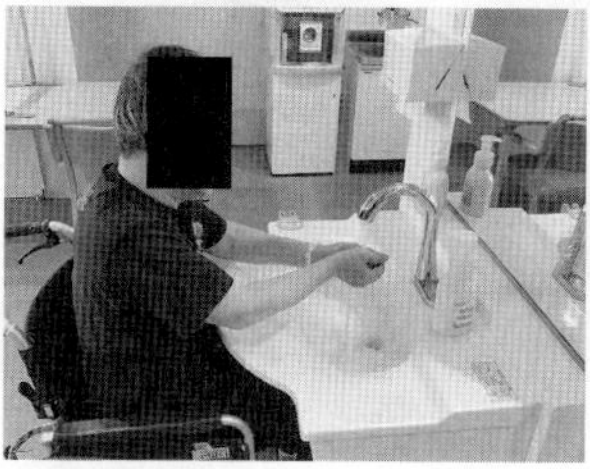

手洗いの指導．
麻痺側の洗い残しなどに注意する．

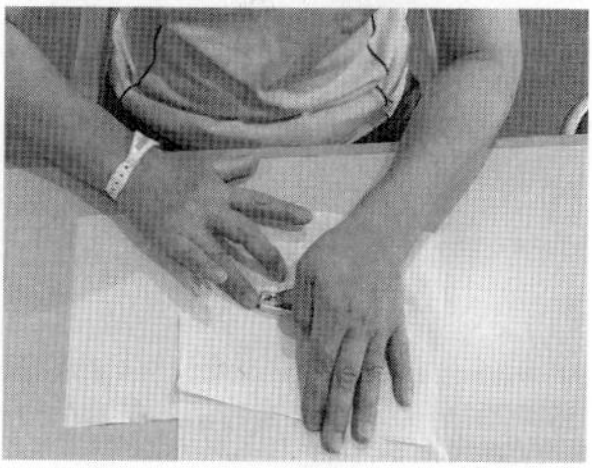

一般的な爪切りを使用した切り方の工夫．机上で固定して行う．

である．一般的に脳卒中片麻痺患者は非麻痺側上肢でハンドリムを駆動し，非麻痺側下肢で舵をとり，車椅子を操作する．車椅子自走を指導する際には適切な座位姿勢が保たれている必要がある．座面高やフットレストの位置が調整可能なモジュール式車椅子があれば，サイズ調整を行い，患者の体格に合わせた車椅子を使用させるべきである（**図 5-45**）．また，回復段階にある片麻痺患者では，歩行が安定するまでの移動手段であることを強調し，歩行の機会を減少させないことに注意する．

②ADL としての歩行

歩行機能を改善させるために，頻回な歩行訓練を行うことが勧められており[17]，セラピストが個別に行う歩行訓練だけではなく，安全に介助歩行が可能となれば入院中の移動手段とし

図 5-43　バスボートを利用した浴槽への出入り

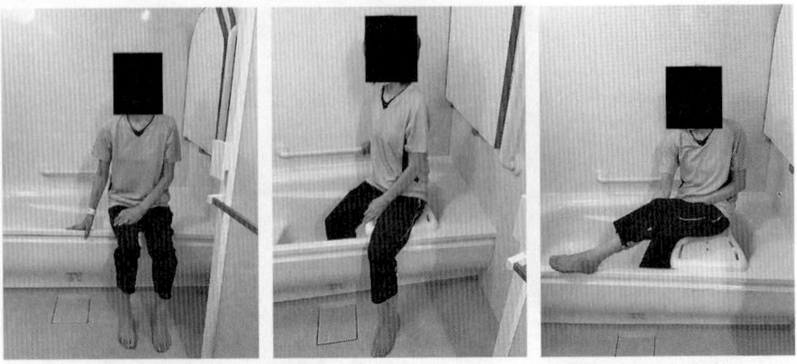

①バスボードに座る.

②非麻痺側下肢から浴槽へ入れる.

③麻痺側下肢を浴槽へ入れる.

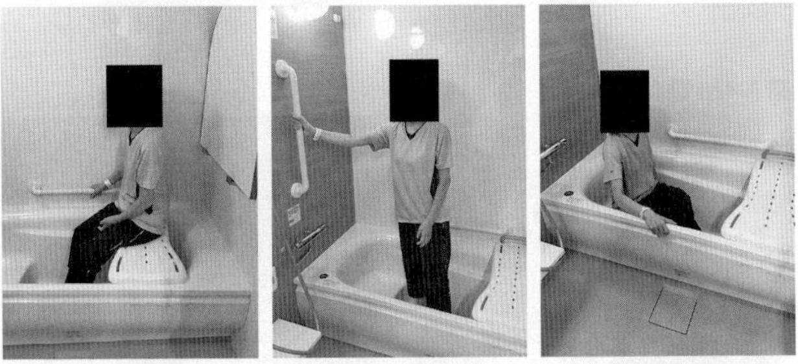

④身体を正面に向け立ち上がる.

⑤立位で方向転換する.

⑥浴槽内へ座る.

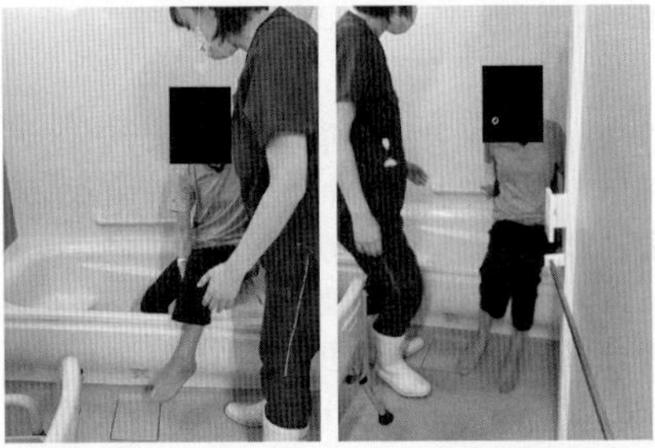

⑦浴槽から出るときは，バスボードに座り麻痺側から浴槽の外へ出す.

図 5-44　ループ付きタオルや長柄ブラシを用いた洗体動作

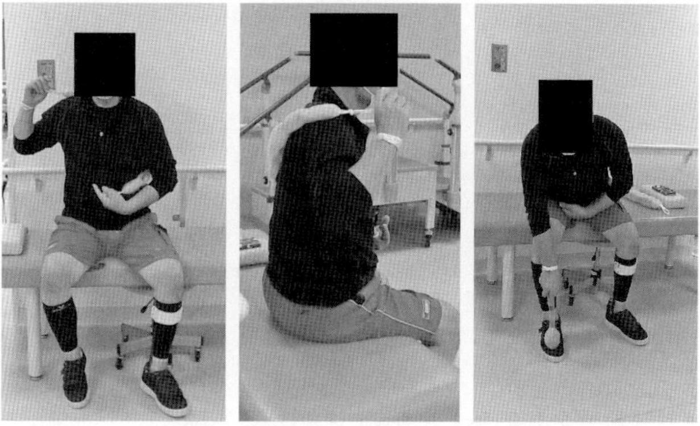

図 5-45　車椅子の調整と自走

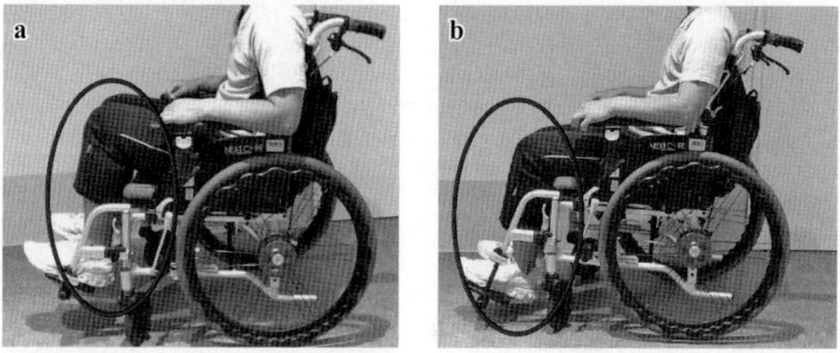

車椅子の調整例：
下腿長に対してフットレストの高さが合わないことで大腿後面がシートから浮いてしまっている（a）．モジュラータイプの車椅子であれば，適切なサイズ調整が可能（b）．

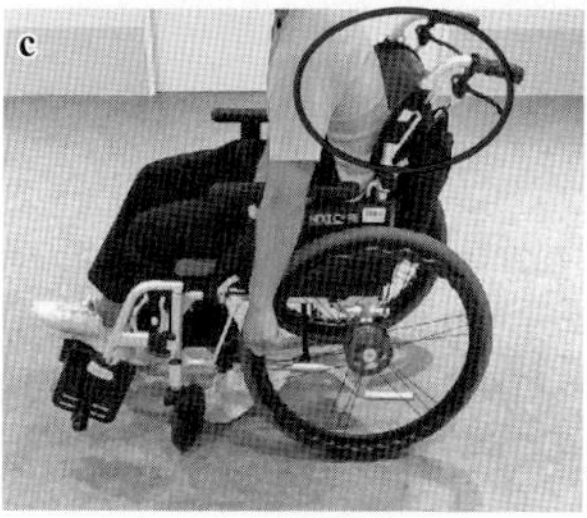

非麻痺側上下肢を使用した，車椅子駆動：座位保持能力が高い症例では，上肢の運動を制限しないよう，バックレストの背フレームを後方へ曲げてあるものが操作しやすい（c）．

図 5-46　歩行補助具

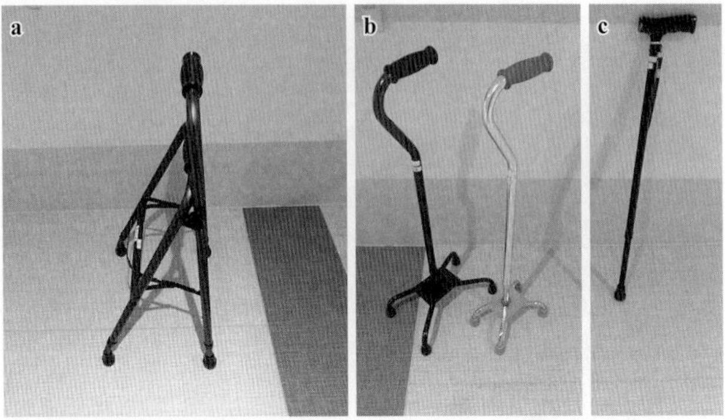

a. サイドケイン（side-cane），b. Q-cane（4 点杖），c. T-cane
下肢の支持性に応じて選択する.

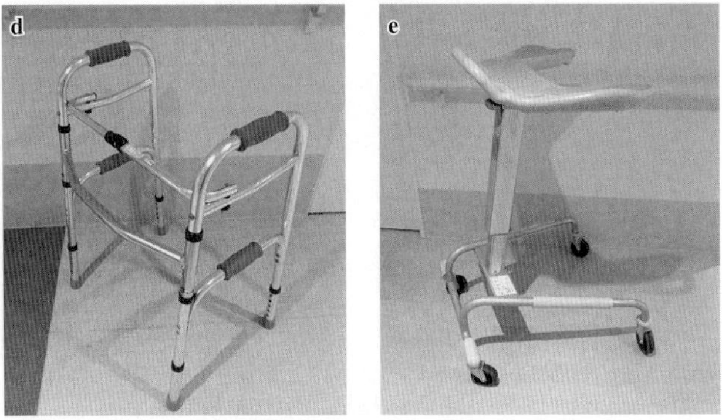

d. ピックアップウォーカー（pick up walker），e. 歩行車
運動失調や筋力低下が歩行障害の主要因である場合は歩行器の使用も検討する.

ても積極的に歩行が行われるべきである．脳卒中後では片麻痺が歩行障害の主要因となることが多いため適切な下肢装具や歩行補助具（**図 5-46**）を選定し，歩行能力に応じた介助量を決定し，生活のなかで歩行する機会を設けていく．前述した車椅子駆動と併用し，例えばベッドサイドからトイレまでは 4 点杖を使用し介助歩行を行うなど，短距離からでも ADL として歩行を取り入れていく．

③階段，段差昇降

片麻痺患者における杖を使用した階段昇降の手順を示す（**図**

図 5-47　階段昇降

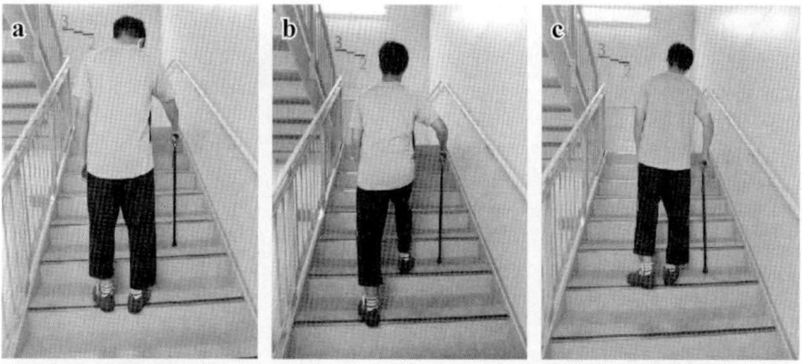

左片麻痺患者の昇段動作
a．杖，b．右下肢（非麻痺側），c．左下肢（麻痺側）の順で昇段する．

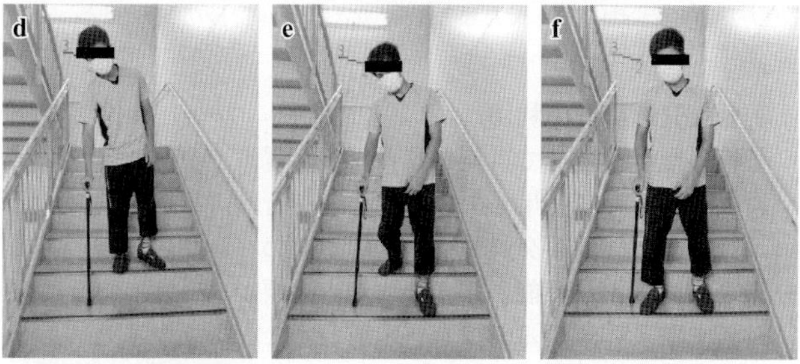

左片麻痺患者の降段動作
d．杖，e．左下肢（麻痺側），f．右下肢（非麻痺側）の順で降段する．

5-47）．麻痺側下肢に十分な支持性が得られない段階では二足一段で非麻痺側下肢から昇段し，麻痺側下肢から降段を行う．玄関の上がり框，バスや車のステップの段差昇降も同様に指導を行うが，段差を降りる際に著しく不安定であったり，恐怖心が強い場合などは後方（後ろ向き）から降段することを指導する（**図 5-48**）．

(4) IADL の指導

①調理

調理を行うにあたっては，①メニューを決める，②買い物をする，③調理の準備をする，④調理を行う，⑤片付けをするといった複数の工程を遂行する必要がある．包丁などの調理器具を用いるための上肢機能だけでなく，机上ではとらえにくい高次脳機能障害の影響について評価を行いながら訓練を行う．

図 5-48　後方からの降段動作

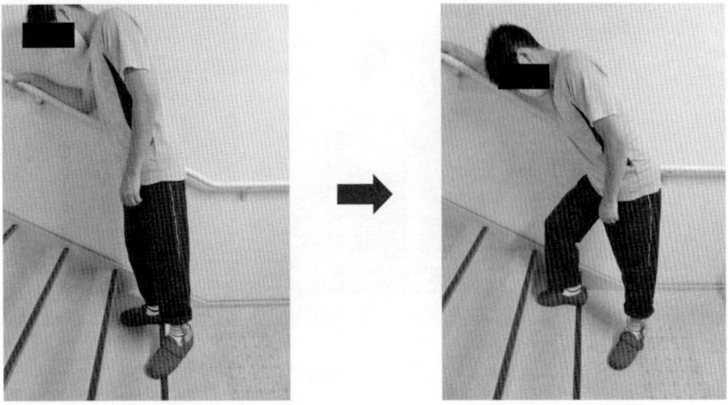

段差が高い場合や動作が不安定な場合は後ろ向きに麻痺側下肢から降段する.

②公共交通機関の利用

屋外歩行が安定して可能となったら，電車やバスなどの公共交通機関を実際に使用して評価，訓練を行う．復職を検討している場合などで公共交通機関の利用が求められる際は，混雑時を想定して利用が可能かを判断する．必要があれば，あえて混雑時に実際に利用する訓練を行っていくことも検討する

（渡辺重人）

■文献

1）島本祐輔：ボツリヌス治療と下肢装具脱却へのプロセス．エビデンスに基づくボツリヌス治療．三輪書店．
2）Jacquelin Perry・他著，（武田 功，弓岡光徳・他監訳）：正常歩行と異常歩行．ペリー 歩行分析 原著第2版，医歯薬出版，2012.
3）原 寛美：脳卒中リハビリテーションポケットマニュアル，医歯薬出版，2007.
4）木村友亮・他：急性期脳卒中患者における長下肢装具を用いた歩行練習が身体機能と移動能力の長期予後に与える影響．PT ジャーナル，54(8)：969-975，2020.
5）Hiroaki Abe, et al.：Impact of Alternate Gait Training Using Knee-Ankle-Foot Orthoses with Oil Damper Ankle Hinge in Patients with Subacute Severe Hemiplegia. Brain Sci.11：1430, 2021.
6）松田雅弘・他：急性期～回復期病院における脳卒中患者に対する下肢装具の活用に関する実態調査．保健科学誌 24：93-105，2021.
7）髙橋忠志・他：東京都区南部地域の急性期病院および回復期リハビリテーション病院における下肢装具と肩装具の備品調査．理学療法東京 9：16-22，2021.
8）照屋 渚・他：長下肢装具完成までの期間の違いが脳卒中片麻痺患者の ADL 能力・在院日数に及ぼす影響．理学療法沖縄，16：24-27，2014.
9）今岡信介・他：発症から長下肢装具作製までの期間が身体機能および ADL 能力に与える影響．義装会誌 32：270-273，2016.
10）岩瀬弘明・他：脳血管障害患者に対する長下肢装具導入までの日数と麻痺側運動機能および FIM 変化率との関係．J Health Promo Phys Therapy 7(4)：185-190，2018.
11）高島悠次・他：重度片麻痺例における急性期からの長下肢装具作製が歩行および階段昇降の予後におよぼす影響．義装会誌 34，52-59，2018.
12）栗田慎也・他：急性期病院での長下肢装具の作製が脳卒中片麻痺患者の回復期リハビリテーション病棟退院時の歩行能力に与える効果―多施設の回復期リハビリテーション病棟のデータより―．理学療法科学 36：41-45，2021.
13）Keisuke Sato, et al.：Early Wearing of Knee-Ankle-Foot Orthosis Improves Functional Prognosis in Patients after Stroke. Stroke Cerebrovasc Diseases, 31：1062, 2022.
14）髙橋忠志・他：早期運動療法，原寛美，吉尾雅春編集 脳卒中理学療法の理論と技術改訂第4版．メジカルビュー，pp312-333，2022.
15）山本澄子：脳卒中患者の歩行分析と下肢装具．MB Med Reha 85：115-119，2007.
16）辻下守弘：新しいバイオフィードバック技術がもたらす功罪．Jpn J Rehabil Med 59：366-371，2022.
17）日本脳卒中学会脳卒中ガイドライン委員会（編）：脳卒中治療ガイドライン 2021．協和企画，pp263-264，2021.
18）一般社団法人日本理学療法学会連合理学療法標準化検討委員会ガイドライン部会（編）：理学療法ガイドライン第2版．医学書院，pp51-52，2021.
19）Owen M Katalinic, et al.：Effectiveness of Stretch for the Treatment and

Prevention of Contractures in People With Neurological Conditions : A Systematic Review. Physical Therapy 91 : 11–24, 2011.

20) Nakano J, et al. : The effect of heat applied with stretch to increase range of motion: a systematic review. Phys Ther Sport 13 : 180–188, 2012.

21) Sheng Li, et al. : New insights into thepathophysiology of post-stroke spasticity. Front. Hum.Neurosci. 10, 2015.

22) Nozoe, et al. : Efficacy of neuromuscular electrical stimulation for preventing quadriceps muscle wasting in patients with moderate or severe acute stroke: A pilot study. NeuroRehabilitation 41 : 143–149, 2017.

23) Stein C, Fritsch CG, Robinson C : Effects of ElectricalStimulation in Spastic Muscles After Stroke ; Systematic Review and Meta-Analysis of Randomized Controlled Trials. Stroke 46 : 2197–2205, 2015.

24) Balci BP. : Spasticity Measurement. *Noro Psikiyatr Ars*, 55 (Suppl 1) : S49–S53, 2018.

25) Fleuren JF, et al. : Stop using the Ashworth Scale for the assessment of spasticity. *J Neurol Neurosurg Psychiatry*, 81 (1) : 46–52, 2010.

26) Boyd RN, et al. : Objective measurement of clinical findings in the use of botulinum toxin type A for the management of children with cerebral palsy. *Eur J Neurol*, 6 (S4) : s23–35, 1999.

27) Hara T, et al. : Effects of botulinum toxin A therapy and multidisciplinary rehabilitation on lower limb spasticity classified by spastic muscle echo intensity in post-stroke patients. Int J Neurosci, 128 (5) : 412–420, 2018.

28) Lehoux MC, et al. : Shear wave elastography potential to characterize spastic muscles in stroke survivors : Literature review. *Clin Biomech (Bristol, Avon)*, 72 : 84–93, 2020.

29) Gao J, et al. : Ultrasound Elastography to Assess Botulinum Toxin A Treatment for Post-stroke Spasticity: A Feasibility Study. *Ultrasound Med Biol*, 45 (5) : 1094–1102, 2019.

30) Aşkın A, et al. : Strain sonoelastographic evaluation of biceps muscle intrinsic stiffness after botulinum toxin-A injection. *Top Stroke Rehabil*, 24 (1) : 12–17, 2017.

31) Hesse S, et al. : An early botulinum toxin A treatment in subacute stroke patients may prevent a disabling finger flexor stiffness six months later: a randomized controlled trial. *Clin Rehabil*, 26 (3) : 237–245, 2012.

32) Rosales RL, et al. : Botulinum toxin injection for hypertonicity of the upper extremity within 12 weeks after stroke: a randomized controlled trial. Neurorehabil *Neural Repair*, 26 (7) : 812–821, 2012.

33) Fietzek UM, et al. : Early botulinum toxin treatment for spastic pes equinovarus--a randomized double-blind placebo-controlled study. *Eur J Neurol*. 21 (8) : 1089–1095, 2014.

34) Ward AB : Spasticity treatment with botulinum toxins. J Neural Transm. 115 (4) : 607–616, 2008.

35) Dos Santos RBC, et al. : Cortical and spinal excitability changes after repetitive transcranial magnetic stimulation combined to physiotherapy in stroke spastic patients. *Neurol Sci*, 40 : 1199–1207, 2019.

36) De Gail P, et al. : Differential effects on tonic and phasic reflex mechanisms produced by vibration of muscles in man. *J Neurol Neurosurg Psychiatry*, 29 (6) : 1–11, 1966.

37) Martins FL, et al. : Immediate effects of TENS and cryotherapy in the reflex excitability and voluntary activity in hemiparetic subjects: a randomized crossover trial. *Rev Bras Fisioter*, 16 (4) : 337-344, 2012.

38) Tinazzi M, et al. : Long-lasting modulation of human motor cortex following prolonged transcutaneous electrical nerve stimulation (TENS) of forearm muscles: evidence of reciprocal inhibition and facilitation. *Exp Brain Res*, 161 (4) : 457-464, 2005.

39) Hsu PC, et al. : Comparative Effectiveness of Botulinum Toxin Injections and Extracorporeal Shockwave Therapy for Post-Stroke Spasticity: A Systematic Review and Network Meta-Analysis. *EClinicalMedicine*, 43 : 101222, 2021.

40) Manganotti P, et al. : Long-term effect of shock wave therapy on upper limb hypertonia in patients affected by stroke. *Stroke*, 36 (9) : 1967-1971, 2005.

41) Yoon SH, et al. : Effective Site for the Application of Extracorporeal Shock-Wave Therapy on Spasticity in Chronic Stroke: Muscle Belly or Myotendinous Junction. *Annals of rehabilitation medicine*, 41 (4) : 547-555, 2017.

42) Hara T, et al. : Botulinum Toxin Therapy Combined with Rehabilitation for Stroke : A Systematic Review of Effect on Motor Function. *Toxins (Basel)*, 11 (12) : 707, 2019.

43) Hara T, et al. : Effects of botulinum toxin A therapy and multidisciplinary rehabilitation on upper and lower limb spasticity in post-stroke patients. *Int J Neurosci*, 127 (6) : 469-478, 2017.

44) Hara T, et al. : The Effect of Repeated Botulinum Toxin A Therapy Combined with Intensive Rehabilitation on Lower Limb Spasticity in Post-Stroke Patients. *Toxins (Basel)*, 10 (9) : 349, 2018.

45) Marshall RS, et al. : Evolution of cortical activation during recovery from corticospinal tract infarction. Stroke. 31 (3) : 656-661, 2000.

46) Nelles G, et al. : Neural substrates of good and poor recovery after hemiplegic stroke: a serial pet study. J Neurol. 258 (12) : 2168-2175, 2011.

47) Fujii Y, et al. : Cortical reorganization in patients with subcortical hemiparesis : neural mechanisms of functional recovery and prognostic implication. J Neurosurg. 98 (1) : 64-73, 2003.

48) 原　貴敏・他：脳卒中後上肢麻痺に対する低頻度反復性経頭蓋磁気刺激と集中的作業療法の併用療法が脳血流に及ぼす影響について Jpn J Rehabil Med 50 (1) : 36-42, 2013.

49) Cramer SC : Repairing the human brain after stroke : I. Mechanisms of spontaneous recovery. Ann Neurol. 63 (3) : 272-287, 2008.

50) Ward NS, et al. : Newton JM, Swayne OB, Lee L, Thompson AJ, Greenwood RJ, Rothwell JC, Frackowiak RS. Motor system activation after subcortical stroke depends on corticospinal system integrity. Brain. 129 (Pt 3) : 809-819, 2006.

51) Coscia M, et al. : Neurotechnology-aided interventions for upper limb motor rehabilitation in severe chronic stroke. Brain. 142 (8) : 2182-2197, 2019.

52) Page SJ, et al. : Clinically important differences for the upper-extremity Fugl-Meyer Scale in people with minimal to moderate impairment due to chronic stroke. Phys Ther. 92 (6) : 791-798, 2012.

53) Lundquist CB, et al. : The Fugl-Meyer assessment of the upper extremity:

reliability, responsiveness and validity of the Danish version. Disabil Rehabil. 39(9) : 934–939, 2017.

54) Yavuzer G, et al. : Mirror therapy improves hand function in subacute stroke: a randomized controlled trail. Arch Phys med Reahabil 89 : 393–398, 2008.

55) Zeng W, et al. : Mirror therapy for motor function of the upper extremity in patients with stroke : A meta-analysis. J Rehabil Med. 50(1) : 8–15, 2018.

56) Nogueira NGHM, et al. : Mirror therapy in upper limb motor recovery and activities of daily living, and its neural correlates in stroke individuals : A systematic review and meta-analysis. Brain Res Bull. 177 : 217–238, 2017.

57) Hsu SS, et al. : Dose-response relation between neuromuscular electrical stimulation and upper-extremity function in patients with stroke. 41 : 821–824, 2010.

58) Eraifej J, et al. : Effectiveness of upper limb functional electrical stimulation after stroke for the improvement of activities of daily living and motor function: a systematic review and meta-analysis. Syst Rev. 6(1) : 40, 2017.

59) 道免和久（編）：CI療法—脳卒中リハビリテーションの新たなアプローチ—．中山書店，2008.

60) Kwakkel G, et al. : Effects of Unilateral Upper Limb Training in Two Distinct Prognostic Groups Early After Stroke: The EXPLICIT-Stroke Randomized Clinical Trial. Neurorehabil Neural Repair. 30(9) : 804–816, 2016.

61) Etoom M, et al. : Constraint-induced movement therapy as a rehabilitation intervention for upper extremity in stroke patients: systematic review and meta-analysis. Int J Rehabil Res. 39(3) : 197–210, 2016.

62) Bertani R, et al. : Effects of robot-assisted upper limb rehabilitation in stroke patients: a systematic review with meta-analysis. Neurol Sci. 38(9) : 1561–1569, 2017.

63) French B, et al. : Repetitive task training for improving functional ability after stroke. Cochrane Database Syst Rev. 11(11) : CD006073, 2016.

64) Lee JH, Baker LL, Johnson RE, et al. : Effectiveness of neuromuscular electrical stimulation for Management of shoulder subluxation post-stroke : a systematic review with meta-analysis . Clin Rehabil 31 : 1431–1444, 2017.

65) Khaslavskaian S, Sinkjaer T : Motor cortex excitability following repetitive electrical stimulation of the common peroneal nerve depends on the voluntary drive. Exp Brain Res 162 : 497–502, 2005.

66) Merzenich MM, et al. : Somatosensory cortical map changes following digit amputation in adult monkeys. J Comp Neurol 224 : 591–605, 1984.

67) Chan WC, Au-yeung SSY. : Recovery in the Severely Impaired Arm Post–stroke After Mirror Therapy : A Randomized Controlled Study. Arm J Phys Med Rehabil 97 : 572–577, 2018.

68) 前田昂輝：作業療法士は医療ロボットをどう活用していくか？．OTジャーナル 56：494–499，2022.

69) Lefaucheur JP, et al. : Evidence-based guidelines on the therapeutic use of repetitive transcranial magnetic stimulation (rTMS) : An update (2014–2018). Clin Neurophysiol. 131(2) : 474–528, 2020.

70) Lefaucheur JP, et al. : Evidence-based guidelines on the therapeutic use of transcranial direct current stimulation (tDCS). Clin Neurophysiol. 128(1) : 56–92, 2017.

71）Barker AT : The history and basic principles of magnetic nerve stimulation. Electroencephalogr Clin Neurophysiol Suppl 51 : 3-21, 1999.
72）Kakuda W, et al. : A multi-center study on low-frequency rTMS combined with intensive occupational therapy for upper limb hemiparesis in post-stroke patients. J Neuroeng Rehabil 9(1) : 4, 2012.
73）Wolf SL, Winstein CJ, et al. : Effect of constraint-induced movement therapy on upper extremity function 3 to 9 months after stroke : the EXCITE randomized clinical trial. JAMA : the journal of the American Medical Association 296 : 2095-2104, 2006.
74）Palmer JA, et al. : Atypical cortical drive during activation of the paretic and nonparetic tibialis anterior is related to gait deficits in chronic stroke. Clin Neurophysiol. 127(1) : 716-723, 2016.
75）Kakuda W, et al. : High-frequency rTMS using a double cone coil for gait disturbance. Acta Neurol Scand 128(2) : 100-106, 2013.
76）Hara T, et al. : New Treatment Strategy Using Repetitive Transcranial Magnetic Stimulation for Post-Stroke Aphasia. *Diagnostics* (*Basel*) 11(10) : 1853, 2021.
77）Stefan K, et al. : Mechanisms of enhancement of human motor cortex excitability induced by interventional paired associative stimulation. *J Physiol* 543(Pt2) : 699-708, 2002.
78）Naeser MA, et al. : Improved picture naming in chronic aphasia after TMS to part of right Broca's area : An open-protocol study. *Brain & Language* 93(1) : 95-105, 2005.
79）Heiss WD, et al. : A proposed regional hierarchy in recovery of post-stroke aphasia. *Brain Lang* 98(1) : 118-123, 2006.
80）Turkeltaub PE, et al. : The right hemisphere is not unitary in its role in aphasia recovery. *Cortex* 48(9) : 1179-1186, 2012.
81）Abo M, et al. : Effectiveness of low-frequency rTMS and intensive speech therapy in poststroke patients with aphasia: a pilot study based on evaluation by fMRI in relation to type of aphasia. *Eur Neurol* 68(4) : 199-208, 2012.
82）Hara T, et al. : The Effect of Selective Transcranial Magnetic Stimulation with Functional Near-Infrared Spectroscopy and Intensive Speech Therapy on Individuals with Post-Stroke. Aphasia. *Eur Neurol* 77(3-4) : 186-194, 2017.
83）Hara T, et al. : Effects of low-frequency repetitive transcranial magnetic stimulation combined with intensive speech therapy on cerebral blood flow in post-stroke aphasia. *Transl Stroke Res* 6(5) : 365-374, 2015.
84）岡田澄子・他：リハビリテーション病院における慢性期摂食・嚥下障害患者の現状，音声言語医学 38(2)：169-175，1997.
85）苅安　誠・他：嚥下障害の臨床第２版，医歯薬出版，2008.
86）日本摂食嚥下リハビリテーション学会医療検討委員会：訓練法のまとめ（2014版）．日摂食嚥下リハ会誌 18：55-89，2014.
87）Kojima C, Fujishima I, et al. : Jaw opening and swallow triggering method for bilateral-brain-damaged patients : K-point stimulation. Dysphagia, 17 : 273-277, 2002.
88）言語聴覚士協会 摂食・嚥下小委員会：経管栄養から経口摂取へ移行する際の基本手順．言語聴覚士協会．2005.
89）日本摂食嚥下リハビリテーション学会医療検討委員会：日本摂食・嚥

下リハビリテーション学会嚥下調整食分類2013．日摂食嚥下リハ会誌 17：255-267，2013．
90）日本摂食嚥下リハビリテーション学会：第4分野摂食嚥下リハビリテーションの介入Ⅱ直接訓練・食事介助・外科治療 Ver.2，2015．
91）Cicerone KD, et al.：Evidence-Based Cognitive Rehabilitation：Updated Review of the Literature From 2003 Through 2008. Arch Pysh Med Rehabili 92：519-530, 2011.
92）Cicerone KD, et al.：Evidence-Based Cognitive Rehabilitation：Updated Review of the Literature From 1998 Through 2002. Arch Pysh Med Rehabili 86：1681-1692，2005.
93）Cicerone KD, et al.：Evidence-Based Cognitive Rehabilitation：Systematic Review of the Literature From 2009 Through 2014. Arch Pysh Med Rehabili 100：1513-1533, 2019.
94）渡邊　修：認知リハビリテーションのエビデンス．Jpn J Rehabil Med 50：530-535，2013．
95）Robertson IH, North N：Spatio-motor cueing in unilateral neglect：the role of hemispace, hand and motor activation. Neuropsychologia 30：553-563, 1992.
96）Robertson IH, Murre JMJ：Rehabilitation of brain damage：Brain plasticity and principles of guided recovery. Psychological Bulletin 125：544-575, 1999.
97）小山内健司・他：失認のリハビリテーション．高次脳機能障害のリハビリテーション Ver,3（武田克彦・他編）．医歯薬出版，2018，pp220-226.
98）Donkervoort M, Dekker J, et al.：Efficacy of strategy training in left hemisphere stroke patients with apraxia: a randomized clinical trial. Neuropsychol Rehabil 11：549-566. 2001.
99）Smania N, Girardi F, et al.：The rehabilitation of limb apraxia：a study in left brain-damaged patients. Arch Phys Med Rehabil ; 81：379-388. 2000.
100）原　寛美：失語に伴う失行のリハビリテーション．臨床リハ 8：497-503，1999．
101）原　寛美（編）：高次脳機能障害ポケットマニュアル，第3版．医歯薬出版，2015．
102）安田　清：もの忘れが気になる方へ　新記憶サポート帳．エスコアール社．2013．
103）大須理英子：ブロック学習とランダム学習．臨床リハ 31：887-891, 2022.
104）Benigas JE, Brush JA, Elliot GM：Spaced Retrieval Step by Step. An Evidence-Based Memory Intervention. Health Professions Press Inc. Baltimore, 2016
105）原　寛美：前交通動脈瘤破裂くも膜下出血術後記憶障害例に対する認知リハビリテーション一回復期における間隔伸張（SR）法を用いた介入：高次脳機能障害のリハビリテーション ver.3．武田克彦・他（編），医歯薬出版，2018，pp378-382.
106）原　寛美：記憶障害のリハビリテーション．Brain and Nerve 70：829-840，2018．
107）豊倉　穣・他：注意障害に対する Attention Process Training の紹介とその有用性 Jpn J Rehabil Med 29 ：153-158，1992．

108）Winkens I, et al. : Efficacy of time pressure management in stroke patients with slowed information processing : A randomized controlled trial. Arch Phys Med Rehabili 90 : 1672-1679. 2009.
109）Levine B, et al. : Rehabilitation of executive functioning in patients with frontal lobe brain damage with goal management training. Front Hum Neurosci 17 : 2011. https://doi.org/10.3389/fnhum.2011.00009
110）原　寛美：遂行機能障害とその認知リハビリテーション治療．Jpn J Rehabil Med 57：629-637，2020．
111）平野哲雄・他：言語聴覚療法 臨床マニュアル，第3版，協同医書，2014.
112）新貝尚子：認知神経心理学的アプローチにおける失語症治療の考え方，高次脳機能研究 39(3)：284-287，2019.
113）福永真哉：失語症の経過と治療的介入の今，認知神経科学 16(3)：157-163，2015.
114）竹内愛子：失語症臨床ガイド—症状別 理論と 42 症例による訓練・治療の実際，協同医書出版，2003.
115）前島伸一郎・他：失語症の機能回復と言語治療，The Japanese Journal of Rehabilitation Medicine 53(4)：273-279，2016.
116）綿森淑子：失語症に対する治療的アプローチ—実用性重視アプローチを中心に—．リハビリテーション医学，28：44-54，1991.
117）飯干紀代子，猪鹿倉武，浜田博文：脳卒中による慢性期失語症者に対する PACE について，失語症研究，12：255-263，1992.
118）辰巳　寛，山本正彦：失語症候群の診断と治療，神経治療学 33(3)：362-367，2016.
119）金森　雅・他：Constraint-induced aphasia therapy を実施した慢性期 Broca 失語症患者の 1 例，The Japanese Journal of Rehabilitation Medicine 55(12)：1036-1041，2018.
120）Pulvermüller F, Neininger B, Elbert T, et al. : Constraint-induced therapy of chronic aphasia after strok. Stroke 32 : 1621-1626, 2001
121）Irwin WH, Wertz RT, Avent JR. : Relationships among language impairment, functional communica-tion, and pragmatic performance in aphasia. Aphasiology 16 : 823-835, 2002.
122）福永真哉，服部文忠，中村　光・他：失語症患者の言語・認知機能障害とコミュニケーション活動制限の経時的変化．WAB 失語症検査と短縮版 CADL 検査を用いた検討．認知神経科学 18：30-37，2016.
123）森田秋子・他：失語症症例の回復期における認知機能の改善に関する検討—認知・行動チェックリストの試験的作成と運用—，脳卒中 33(3)：p341-350，2011.
124）西尾正輝：標準ディサースリア検査，インテルナ出版，2004.
125）西尾正輝：MTPSSE 高齢者の発話と嚥下の運動機能向上プログラム第 2 巻可動域拡大運動プログラム．
126）生井友紀子：機能性音声障害-分類と特徴．音声障害治療学，医学書院，2018.
127）田口亜紀，有友　宏：Vocal Function Exercise 短縮版による音声治療効果の検討，喉頭 32(1)：37-42，2020.
128）西尾正輝：慢性疾患の障害モデルに基づいた Dysarthria のスピーチ・リハビリテーション，音声言語医学 34(4)：402-416，1993.
129）西尾正輝：ディサースリアの基礎と臨床第 3 巻臨床実用編，インテルナ出版，2006.
130）J E Olson, V D Stravino : A review of cryotherapy, Phys Ther, 52 : 840-853, 1972.
131）Yorkston KM, Beukelman DR, Strand EA, et al. : Management of Motor Speech Disorders in Children and Adults（2 nd ed）, Pro-ED, 1999.
132）Duffy JR : Motor Speech Disorders ; Substrates, and Management, 2 nd ed, Mosby, St Louis, pp479-483, 486-487, 2005.
133）日本リハビリテーション医学会：ADL 評価について．リハ医学，13：315，1976.
134）隆島研吾：ADL の概念と範囲．標準理学療法学　専門分野　日常生活活動学・生活環境学（鶴見隆正・隆島研吾），第 1 版，医学書院，2001，pp4-12.
135）横山明正・他：日常生活活動の計測．理学療法，27(2)：364-370，2010.
136）Mahoney, Florence I : Functional evaluation : the Barthel index. Md state med j, 14 : 61-65, 1965.
137）千野直一（監訳）：FIM：医学的リハビリテーションのための統一データセット利用の手引き，第 3 版，慶応義塾大学リハビリテーション科，1991.
138）篠原幸人・他：modified Rankin Scale の信頼性に関する研究―日本語版判定基準書および問診票の紹介―．脳卒中，29（1）：6-13，2007.
139）佐鹿博信・他：高齢脳卒中患者に対する理学療法と作業療法による急性期リハビリテーションの効果に関する研究 無作為化比較試験．リハ医，40(3)：196-204，2003.
140）上田　敏：日常生活動作を再考する「できる ADL」,「している ADL」から「する ADL」へ．リハ医，30(8)：539-549，1993.
141）丸田和夫：シート角度が立ち上がり動作時の体幹前傾に及ぼす影響．理学療法学，31(1)：21-28，2004.
142）杉浦　徹・他：回復期退院時の移動手段が車椅子となった脳卒中患者に求められる自宅復帰条件―家族の意向を踏まえた検討―．理療科，29(5)：779-783，2014.
143）川口沙織・他：脳卒中片麻痺患者におけるトイレ動作介助に必要な立位保持時間と高次脳機能障害の影響．了徳寺大研紀，14：69-74，2020.

生活期におけるリハビリテーション

1—在宅復帰への支援

1. 患者と家族教育の必要性

脳卒中発症後の機能改善や活動性の維持には，患者の個人的要因，社会的要因，環境的要因が関連するとされている[1)]．社会的要因には家族構成や介護力，経済的問題などが含まれており，これらは高齢脳卒中患者や重症脳卒中患者のリハビリテーション病院からの転帰（自宅退院の可否）にも影響を与えることが報告されている[2, 3)]．患者の心身機能や個人的要因と同様に，家族や介護者の関わりは脳卒中患者が在宅生活を送るうえで重要な因子であり，患者自身だけでなく家族や介護者にも適切な情報提供を行うことが求められる．

『脳卒中治療ガイドライン 2021』では機能改善や活動性の維持のために，患者と家族もしくは介護者を対象とした多職種チームによる情報提供（基本動作および ADL の現状，継続的な訓練の必要性とその内容，介護方法，脳卒中発症後のライフスタイル，福祉資源など）と脳卒中知識の啓発が勧められている[1)]．

2. 脳卒中発症後の在宅復帰

(1) 情報提供と指導内容

脳卒中リハビリテーションにおいて，在宅復帰に向けて入院中に行われるべき患者と家族への情報提供，または指導内容例を示す（**表 6-1**）．

これらの内容は日々のリハビリテーション診療に加え，定期的な患者・家族面談，服薬指導，栄養指導，退院前訪問指導，ケアマネジャーや在宅支援関連職種との退院前カンファレンスなどを通して，多職種により情報提供・指導を行う（**表 6-2**）．

表 6-1　在宅復帰に向けた情報提供および指導内容例

- 脳卒中の病態と現在の治療・今後の治療方針
- 再発の危険因子と予防策
- 日常生活動作（ADL）の現状
- 在宅生活で必要となる介護力や介護方法
- 機能予後（退院後）と在宅リハビリテーションの必要性
- ホームエクササイズ
- 住宅改修など環境調整の必要性
- 介護保険や障害福祉サービスについて
- 社会復帰（職業復帰や地域活動への参加）について
- 健康増進について　など

表 6-2　在宅復帰に向けた情報提供および指導の機会

- 定期的な患者・家族面談
- 退院時服薬指導
- 退院前栄養指導
- 退院前訪問指導
- 家族への介助指導
- 退院前関連職種カンファレンス

(2) 指導の具体的内容と留意点

脳卒中患者の在宅生活の支援を目的として，頻繁に実施される指導の留意点について記載する．

①退院時服薬指導

脳卒中患者の退院後 2 年間で，二次予防薬の服薬アドヒアランスは急速に低下するといわれている[4]．脳卒中後の症状による服薬管理への影響を考慮し，再発予防のためにも在宅生活で高い服薬アドヒアランスを維持することができるように服薬指導を行う．また，片麻痺などの運動障害がある場合は服用動作に配慮する．包装シートから薬剤を取り出し，口元に運び，飲み込むまでの一連の動作を正確にできることを確認し，必要であれば確実に遂行できるように訓練する．さらに自己管理が困難な場合は，家族や介護者に服薬管理について指導を行う必要がある（**表 6-3**）．

②退院前栄養指導

脳卒中患者の低栄養状態は ADL 向上度が低いことが示されており[5]，栄養状態を評価したうえで十分なエネルギー摂取が必要である．低栄養状態の是正と再発予防のための食事管理な

表 6-3　脳卒中患者の退院時服薬指導で考慮するポイント

• 失語症などによるコミュニケーション能力の把握 （言語による説明を正しく理解できるか）
• 高次脳機能障害による服薬管理能力への影響
• 片麻痺による服薬動作への影響
• 嚥下障害による服薬への影響

表 6-4　退院前訪問指導の意義

1.	退院後に在宅で行うであろう生活動作を実際に在宅で評価できる
2.	予測していた退院後生活の確認および修正ができる
3.	住宅改修，福祉用具，在宅サービスの検討および提案ができる
4.	生きがいや社会的役割なども含んだ，その人を尊重した退院後生活を模索しやすい
5.	患者・家族が退院後生活のイメージを具体化しやすい

（高橋，2019）[6)]

どについて指導する．同居者がいる場合は患者本人だけでなく，同居者にも食事や栄養管理について指導を行う．

③退院前訪問指導

退院前訪問指導を行うことの意義を**表 6-4**[6)] に示す．入院中に自立して可能であったADLも，自宅の環境下では，例えば手すりの設置（高さ）が異なる，階段の段差が数 cm 高いなどの違いにより，動作を遂行することが困難になる場合がある．そのため，実際の生活環境下で ADL が遂行可能か確認すること，家族への介助指導を行うこと，家屋状況を評価して福祉用具を導入したり，住宅改修を提案することが必要となる．さらに，場合によっては退院時の到達目標を変更せざるを得ないこともあり，想定される退院時期を見据えて訪問日程を計画的に決定する．

家屋へ訪問する際の注意点と家屋評価・住宅改修のチェックポイントについて**表 6-5，6-6** に示す．歩行補助具や福祉用具は使用が想定されるいくつかの種類を準備し，実際に動作を行い評価する．片麻痺患者では動作を行う方向により手すりや支持物を配置する位置が変わるため，両側に配置するのか，両側に配置が難しい場合は左右どちら側に配置するか十分に評価を行う．

【ホームエクササイズ（自主トレーニング）の指導】

脳卒中患者に限らず，ホームエクササイズは継続的に実施可

表 6-5　家屋訪問前の準備と注意点

1. 訪問するスタッフ，関連職種などの参加者の確認
患者本人，家族，リハビリテーションスタッフ，ケアマネジャー，福祉用具業者，在宅サービスに関わる事業所スタッフ，住宅改修に関わる工務店など
2. 訪問日程と滞在時間の確認
3. 家屋までの移動手段を決定する
車椅子の使用，歩行補助具，介助方法 自家用車，タクシー，介護タクシー，公共交通機関など
4. 自宅内の移動手段を決定する
車椅子の使用，歩行補助具，介助方法
5. 持ち物の確認
血圧計，メジャー，筆記用具，試用するための福祉用具，携帯電話など
6. 緊急時報告手順の確認
体調不良時の連絡先，帰院基準など

表 6-6　家屋評価のチェックポイント

1. 玄関までのアプローチ	段差や玄関までの歩行路 車椅子は使用可能か
2. 玄関	上がり框などの段差の高さ 手すりの有無 靴の着脱は安全に可能か
3. 廊下	廊下幅 歩行補助具や車椅子は使用可能か 手すりの有無
4. 主たる居室	居室の入り口の段差 ラグ・マットなどつまずきやすい物はないか 手すりや家具などを用いて伝い歩きが可能か
5. 寝室	寝具（布団，ベッド）は何を使用するか ベッド周囲に手すりが必要か 夜間の排泄対応場所（ポータブルトイレ設置など）
6. トイレ	居室や寝室からの動線 便座の高さ 手すりの有無
7. 風呂場	脱衣所から浴室への出入り 浴槽への出入り 手すりの有無
8. 階段	蹴上の高さや踏面の幅，段数 手すりの有無

表 6-7　ホームエクササイズ指導の留意点

- 写真やイラストを用いて資料を作成し，わかりやすく伝える
- 安全に実施できる内容とする
- 継続可能な内容と負荷量を設定する
- 実施記録をつけるなど継続できる工夫をする

能なことが重要である．心身機能の維持に必要と考えられる課題であっても，患者が継続的に行うことができなければ意味をなさない．ホームエクササイズの内容は患者の心身機能に応じて選択されるが，まずは課題を継続できる内容や負荷量を設定する（**表 6-7**）．

図 6-1 に脳卒中患者の運動障害に対するホームエクササイズ例を示す．

図 6-1　ホームエクササイズ例

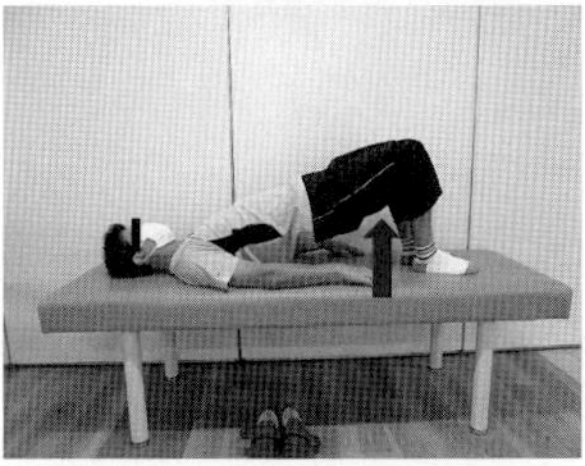

①ブリッジ
ベッドから殿部を挙上する．10～20 回を 1 セットとして 2～3 セット行う．

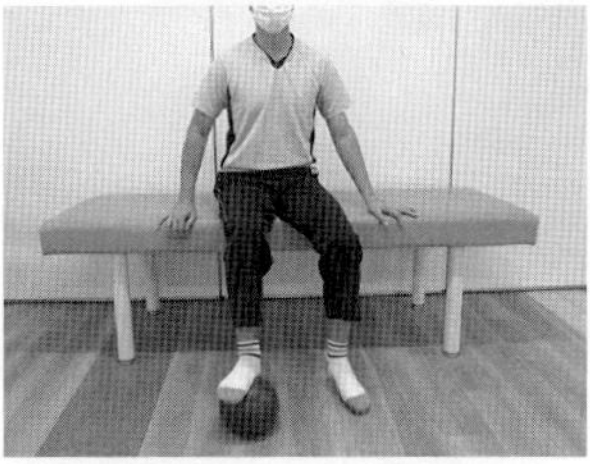

②下肢協調性訓練
ゴムボールを足底で前後左右に転がしたり，押し付けたりして協調性をはかる．

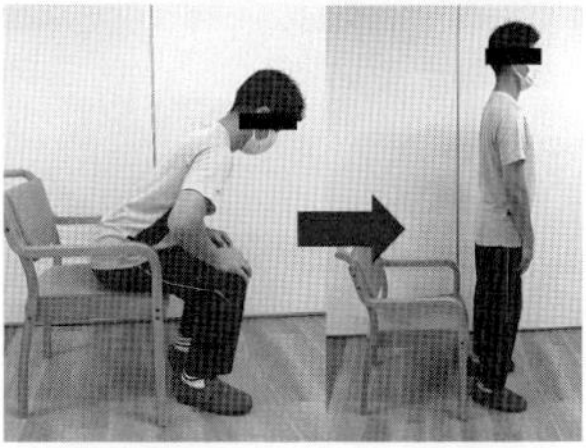

③立ち上がり
脊柱が屈曲しないよう，股関節をしっかり屈曲させ体幹前傾し立ち上がるよう指導する．
10 回 1 セット程度から体力に応じて負荷を上げる．不安定な場合は支持物を使用し，転倒に配慮する．

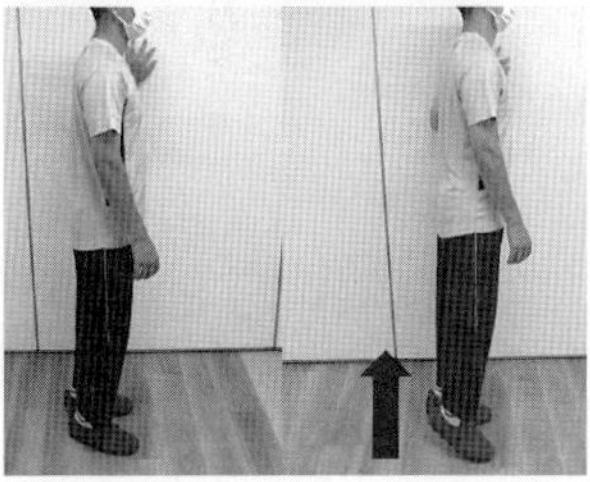

④カーフレイズ
立位で踵を上げる．麻痺側足関節の内反が強調されないよう注意する．支持物を使用して転倒に注意する．

図 6-1　ホームエクササイズ例（つづき）

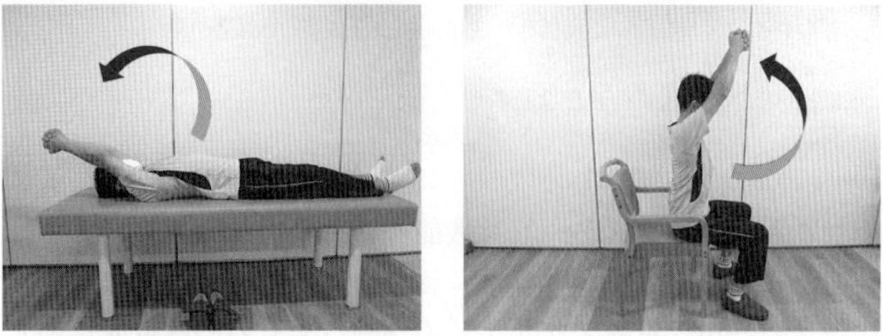

⑤上肢挙上運動
非麻痺側で肘を伸展位に保ちながら挙上運動を行う．臥位や座位など運動を行う肢位を患者に合わせて選択して，指導する．ゆっくりと 1 セット 10～20 回として挙上を繰り返す．

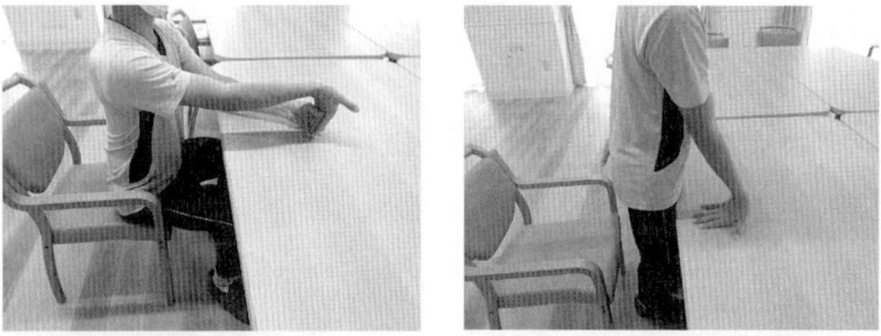

⑥肘・手指のストレッチ
肘・手指の屈筋群を 30 秒以上かけて伸張する．肘を伸ばして行う．
可能であれば，立位で体重をかけてストレッチする．

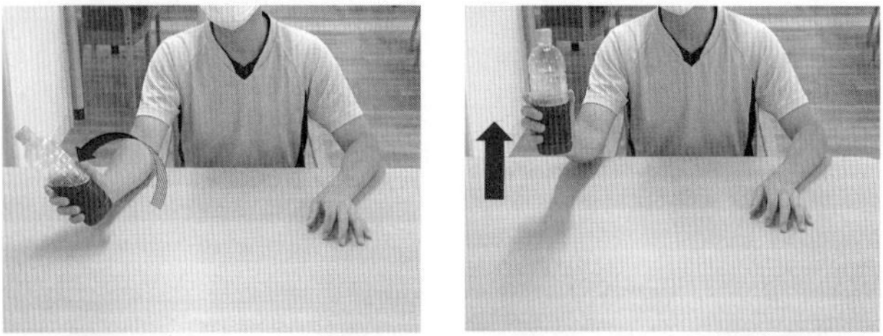

⑦前腕～手指の運動
ペットボトルに水などを入れ重さを調整し，前腕を回外したりペットボトルを持ち上げたりといった運動を行う．

3. 介護保険の利用

介護保険は 65 歳以上が第 1 号被保険者となりサービス給付対象となるが，脳卒中（脳血管疾患）は特定疾病とされており，要介護認定がされると 40 歳以上でサービス給付が可能と

表 6-8　介護保険における居宅サービスの種類

・訪問介護	・短期入所生活介護
・訪問入浴介護	・短期入所療養介護
・訪問看護	・特定施設入居者生活介護
・訪問リハビリテーション	・福祉用具貸与
・居宅療養管理指導	・特定福祉用具販売
・通所介護	
・通所リハビリテーション	

なる．介護保険下で利用可能な主な居宅サービスを**表 6-8** に示す[7]．患者本人の介護必要度や在宅リハビリテーションの必要性，家族の介護負担などを考慮して，在宅生活において必要なサービスを退院後速やかに利用開始できるよう調整を行う．

（渡辺重人）

2—外来通院・在宅訪問リハビリテーション

1. 外来通院リハビリテーション

(1) 回復段階を考慮したリハビリテーションプログラム

外来通院リハビリテーションの役割として，①機能改善，②社会復帰・参加，③維持と予防があげられる[8]．

脳卒中発症後から自宅退院までの入院期間は，機能障害に加え，患者の社会的背景にも左右される．そのため，外来リハビリテーションが開始される時点で機能障害の回復段階を考慮し，リハビリテーションの目標が設定される．例えば脳卒中発症後，早期に在宅復帰した症例では生活期リハビリテーションに移行したとはいえ，機能障害が残存していれば外来リハビリテーションで積極的な機能改善をはかるべきである．特に運動麻痺回復のメカニズムはステージ理論が明らかにされており[9]，回復ステージを考慮した目標設定と治療プログラム立案を行う必要がある．失語症やその他の高次脳機能障害は発症後数年にわたり改善を続けることがあり，予後予測に基づき目標を設定し訓練期間を決定する．

社会復帰・参加の支援内容は患者それぞれに個別性があり，求められる内容も大きく異なるため，患者の社会的要因をよく理解し，目標を設定する．

表 6-9　脳卒中患者の標準算定日数上限の除外対象

- 失語症，失認および失行症の患者
- 高次脳機能障害の患者
- 回復期リハビリテーション病棟入院料を算定する患者
- 回復期リハビリテーション病棟において在棟中に回復期リハビリテーション病棟入院料を算定した患者であって，当該病棟を退棟した日から起算して 3 月以内の患者（保険医療機関に入院中の患者，介護老人保健施設または介護医療院に入所する患者を除く）
- 治療を継続することにより状態の改善が期待できると医学的に判断される場合

(2) 痙縮治療と機能訓練の併用

外来診療でボツリヌス療法などの痙縮治療が行われている場合は，治療内容に沿った機能訓練を行う．ボツリヌス療法は痙縮を軽減させるために亜急性期から行うことも妥当とされているが，現状では生活期に行われることが多い[1)]．さらに運動機能改善を持続させるためには機能訓練と併用することが重要とされており，生活期でボツリヌス療法が行われる場合には外来リハビリテーションがその役割を担う必要性がある．ボツリヌス療法と外来リハビリテーションによる機能訓練を併用する際は，施注筋や投与期間を考慮して，ストレッチングや機能回復を目的とした運動療法，自主トレーニング指導などの訓練内容を決定する．

(3) 保険診療制度と外来リハビリテーション

わが国の医療保険診療における脳卒中患者に対する個別リハビリテーションの標準算定日数は「発症または手術，急性増悪が明確な場合はその日から 180 日以内」とされており，さらに 2010 年（令和 2 年）度の診療報酬改定で在宅における生活期リハビリテーションでは要介護認定を受けている患者（要介護被保険者）は原則的に標準算定日数を超えて，個別リハビリテーションを算定することが不可能となった（1 月 13 単位以内の算定が廃止）．ただし，算定日数の上限除外対象患者が定められており，脳卒中患者では**表 6-9** に示す患者が該当する．

このような保険診療のシステムは，外来リハビリテーションの役割として先に述べた，社会復帰・参加，機能維持や予防については介護保険制度における通所リハビリテーションや訪問リハビリテーションが多くの比重を担うことを想定した制度の変遷である．外来リハビリテーションでは適切な機能障害の予

表 6-10　生活期のリハビリテーション

- 在宅で生活する生活期脳卒中患者に対して，歩行機能を改善するために，もしくは日常生活動作（ADL）を向上させるために，トレッドミル訓練，歩行訓練，下肢筋力増強訓練を行うことが勧められる．
- 地域におけるグループ訓練やサーキットトレーニングを行うことが勧められる．
- 復職を目指す場合，勤労意欲，就労能力，職場環境を適切に評価したうえで，産業医との連携のもとに職業リハビリテーションを行うことは妥当である．

後予測を行い，外来リハビリテーションでどのような役割を果たしていくのか個々の患者で明確にし，リハビリテーションプログラムを決定していくことが重要であるといえる．

2. 通所リハビリテーション

(1) 脳卒中リハビリテーションにおける通所リハビリテーションのあり方

脳卒中患者の生活期リハビリテーションでは歩行機能やADLの向上を目的として，歩行訓練やサーキットトレーニングが推奨されており，発症後1年以上が経過した生活期であっても，歩行機能やADLの改善がみられた報告がある[3]．医療保険診療における疾患別リハビリテーションに算定上限日数が設けられ，介護保険によるリハビリテーションとの併用利用ができない現状では，通所リハビリテーションが生活期における歩行機能やADL改善に対して担う役割は大きい．『脳卒中ガイドライン2021』[1]で推奨される生活期のリハビリテーションの一部を**表 6-10** に示す．

しかし，脳卒中患者の運動麻痺については生活期にプラトー状態に達した後，一般的な運動療法を主体とした機能回復訓練のみでは改善は困難である．通所リハビリテーションではこの点を理解し，社会復帰・参加，機能維持や予防などの自立支援に焦点を当てたリハビリテーションプログラムを展開し，歩行機能やADL改善に取り組む必要がある．

ただし，近年では反復経頭蓋磁気刺激やボツリヌス療法と機能訓練の併用などにより，プラトー状態に達した上肢運動麻痺の改善や，生活期脳卒中患者の歩行時の下肢装具の脱却ができたことが報告されている[10,11]．生活期においてもこれらの治療適応があれば，運動麻痺の著明な機能回復が可能になってきている．生活期脳卒中患者の運動機能を日常的に評価することができるのは通所リハビリテーションに従事するスタッフである．これらの治療を理解し，必要があれば患者に情報提供を行うことや，医療機関と連携をとることも通所リハビリテーションに求められる役割となる．

3. 訪問リハビリテーション

(1) 脳卒中リハビリテーションにおける訪問リハビリテーションのあり方

訪問リハビリテーションは通院が困難な利用者に対して，在宅でリハビリテーションが行われ，その役割は患者本人，家族などへの直接的支援と関連職種への助言などの間接的支援を提供することである[12]．そして，その目的は，①安定した在宅生活の継続と，②社会参加などを通したQOLの向上である．

在宅生活が安定して継続可能となれば，屋外歩行訓練などの外出訓練を行い，社会参加を促していく．さらに機能障害が重度な患者では，通所リハビリテーションへの移行支援を行うなど徐々に外出頻度を増やしていくことを検討する．

(2) 退院後早期の訪問リハビリテーション

脳卒中発症後，回復期リハビリテーションを経て在宅復帰を果たすまでに多くの在宅復帰支援の提供がある．しかし，実際に退院後に在宅生活を継続することで明らかになる問題も少なからずあることが事実である．そのため，在宅生活を再開した直後では退院時に想定された生活を送ることができているかを確認し，リハビリテーションプログラムに反映させる．さらに集中的に訪問リハビリテーションを行うことで，速やかに安定した在宅生活を獲得することが求められる．

さらに脳卒中リハビリテーションにおいては，社会的要因などにより発症後早期に在宅退院した患者には回復段階に応じた積極的な機能回復訓練を訪問リハビリテーションで提供することも検討する必要がある．現行の保険制度上も病院からの退院後，または介護老人保健施設からの退所後3月以内は週12回（1回20分）まで算定が可能である（3月以降は週6回まで算定可能）．

4. 外来通院・在宅訪問リハビリテーションのチェックポイント

脳卒中患者において，外来通院・在宅訪問リハビリテーションを実施するうえで確認するべき内容について具体例を**表 6-11** に示す．

表 6-11　外来通院・在宅訪問リハビリテーションにおけるチェックポイント

項目例	内容
基礎疾患・合併疾患について	治療管理状況や体重，BMI の推移の確認
運動麻痺の評価	BRS，12 段階片麻痺回復グレードによる評価と改善の見通しを立てる CI 療法や rTMS 治療の適応を考慮できるか，など
痙縮，拘縮の評価	MAS や MTS を用いた痙縮評価と ROM の確認 ボツリヌスの適応有無など
歩行能力の評価	歩行速度（5M/10MWT）や連続歩行距離の確認
下肢装具のチェック	適合チェックや装具の機能が身体機能に合っているか GS（油圧式足継手）では油圧のチェックと調整
言語・嚥下機能の評価	失語症や構音障害の評価 食形態の評価，むせや発熱など誤嚥リスクの確認
高次脳機能障害の評価	MMSE などのスクリーニング検査から必要に応じて掘り下げ検査を行う 在宅生活への影響を評価
ADL・APDL の評価	在宅での ADL 遂行状況や外出，公共交通機関の利用状況など
QOL の評価	SF-36 や在宅生活における自己効力感の確認
復職について	復職に向けた進捗状況や環境設定
自動車運転について	運転再開の進捗状況，ハンドルやブレーキ改造の必要性など
身体障害者手帳・精神障害者保健福祉手帳について	手帳の取得，活用方法の説明
自立支援医療について	対象となる障害の確認，活用について
障害年金について	障害年金の申請，更新

（渡辺重人）

3―下肢装具の改変

生活期は，脳卒中リハビリテーション治療上では歩行再建の途上である．回復期リハビリテーション終了後も，歩行のパフォーマンスを向上させていく援助が求められている．生活期において，脳卒中後下肢痙縮に対してボツリヌス療法を実施することで歩行速度や関節可動域などの改善が認められ，歩行のパフォーマンスが改善するエビデンスが明らかにされてきている[11, 13]．一方，急性期や回復期において作製された下肢装具は，下肢機能とパフォーマンスの変化に応じて改変されていく作業が必要となる．

1. 生活期における麻痺側下肢の変形と疼痛

生活期における麻痺側下肢には，運動麻痺の変化，痙縮の変化・悪化，関節可動域の悪化，さらに下肢の変形，それによる疼痛などが生じてくる．

図 6-2 に，脳出血後 10 年経過した右片麻痺例の下肢装具装着場面と下肢の変形（内反尖足と足趾の屈曲）を示す．プラスチック短下肢装具（AFO，底屈制限）を使用していたが，足底部と足趾の疼痛のために，徐々に歩行能力が低下し，歩行困難となってきていた．治療の介入と下肢装具の改変が求められる症例であった．

図 6-2　生活期における麻痺側下肢の変形

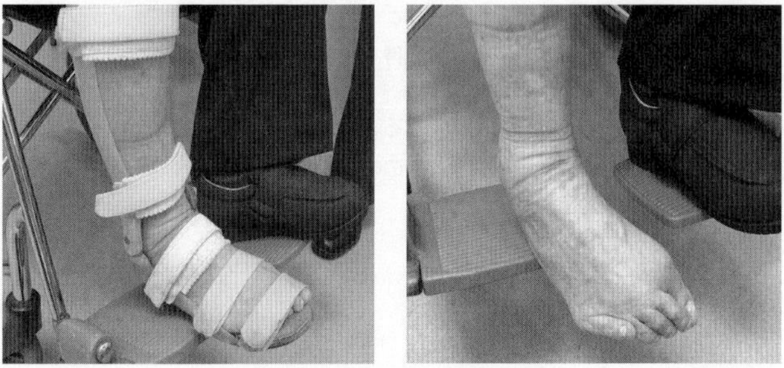

図 6-3　足底圧分布図の比較

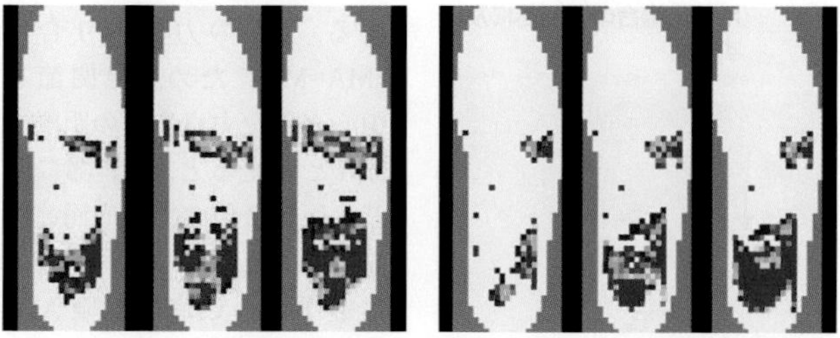

左：足継手のない底屈制限 AFO 使用時　右：足継手のある底屈制動 AFO 使用時

（駒川，2007）[14]

2. ボツリヌス療法による介入と可動域の改善

なぜ，このような機能障害の悪化が生じてくるのであろうか．生活期においては，リハビリテーション治療の介入の頻度が減少して不使用や不動化の時間が積み重なり，痙縮，筋力低下，拘縮，さらには変形が増悪してくる可能性が高い．痙縮-不動化-拘縮の悪循環は，1 章（18 頁参照）において示したが，脳卒中後痙縮（PSS）による上位運動ニューロン症候群の典型的な症状と診断される．そのため，今日ではボツリヌス療法の介入が選択肢となり，痙縮軽減と下肢の可動域の改善をはかるリハビリテーション治療が必要となる．

3. 下肢装具の改変

次のステップとして，下肢装具の改変が必要となる．使用していた下肢装具は，底屈制限のプラスチック AFO であった．再作製を検討する際に，以下のような視点が考慮されるべきである．

下肢装具における底屈制限装具と底屈制動装具の足底圧分布の研究がある[14]，**図 6-3** に示すように，足継手のない底屈制限 AFO 使用時は，足継手のある底屈制動 AFO 使用時に比べて，立脚相における前足部への足底圧が増大していることがわかる．この前足部への足底圧が増大する説明として，**図 6-4** に，足継ぎ手のない AFO を使用した場合の下腿筋に及ぼす影響を示した．足底接地時には，足関節を中心に背屈モーメント（MA）が発生する．その力に対して底屈筋群が力を出して底

図 6-4　足継ぎ手のないAFOを使用した場合の下腿筋に及ぼす影響

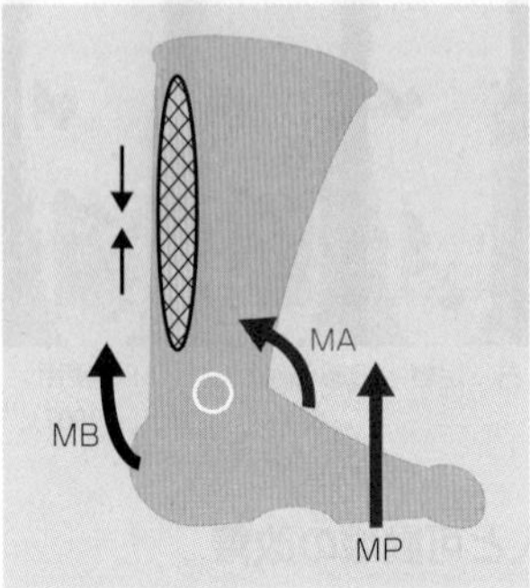

足関節を中心に背屈モーメント（MA）が発生し，その力に対して底屈筋群が力を出し底屈モーメント（MB）を発生，2つの力は釣り合う（MA=MB）ため，力点までの距離を2倍と考えると，MP部の2倍の力を底屈筋群が発生することになる．（原，2007）[15]

屈モーメント（MB）を発生する．2つの力は釣り合う（MA=MB）ため，足関節を中心とした力点までの距離を2倍と考えると，MP部に生じる圧の2倍の力を底屈筋が発生することになる．つまり足継手のない底屈制限AFO使用時には，前足部にかかる圧の2倍の底屈力が立脚相に生じている．その結果，長期間の使用により尖足などの下肢変形が引き起こされる可能性が考慮される．したがって，下肢装具の改変時には，長期的な使用時に尖足などを惹起することなく，ボツリヌス療法後に得られた可動域の改善をいかせる足継手のある底屈制動AFOへの改変が考慮されるべきである．

内反尖足が軽度，あるいはボツリヌス療法とリハビリテーションにより改善途上にあると判断されるケースにはGait Solution Design（GSD）®の処方が選択肢となる．単回や複数回のボツリヌス療法で，尖足が十分に改善していない場合などにはこのタイプが選択肢となる．

4. 油圧制動式足継手（GS）®の油圧制動力の点検と調整

今日，油圧制動式足継手（Gait Solution：GS）®が使用されていることが多いが，GS使用時には，定期的なGS油圧ユニットの点検が必要である[15]．**図 6-5**のように，油圧の目盛りを4に設定して，底屈方向に継手を動かし，制動の程度をチェックする．判定結果は**表 6-12**のように行う．2と3の項に該当の場合には，義肢装具士にコンサルトして，修理か再作製が必要となる．

一方，油圧目盛り1にて制動チェックをした場合に背屈への戻りを感じることがある．しかしこれは背屈方向への内蔵バネの力によるものであり，オイルが漏れていても発生する力であるとされる．したがって誤判定のないように，あくまでも前記の油圧4にて制動の判定をすることが必要とされる．

また歩行のパフォーマンスに応じて，油圧制動力の調整が必要とされる．通常は油圧ユニットのメモリを2から3の範囲で設定して，歩容のチェックをする．油圧制動が弱すぎる場合には，踵接地直後に足関節が急激に底屈して，膝関節は過伸展となる（**図 6-6a**）．一方，油圧制動が強すぎる場合には，踵接地から足底接地にかけて足関節の動きが過剰に制限され，そのため足底接地時に膝折れが生じる．あるいは膝折れを防ぐために過剰な下肢の外旋運動が惹起される可能性が指摘されている（**図 6-6b**）．適切な油圧調整を都度行っていく必要がある．

図 6-5　GS の油圧制動のチェック

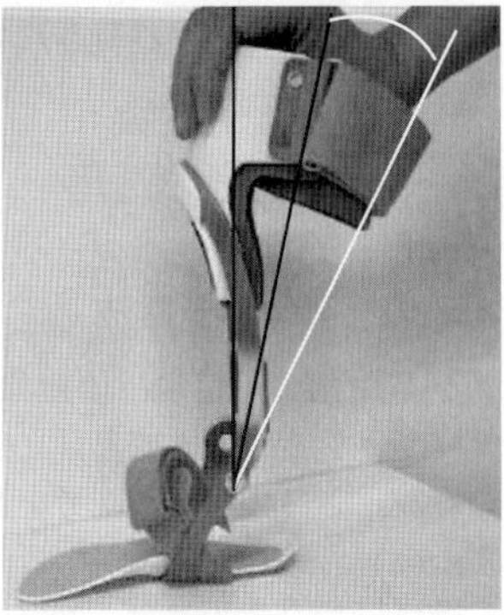

表 6-12　GS 油圧ユニット点検方法（オイル漏れ確認）

底屈時の感触	判定結果
1. 底屈直後から強い抵抗	正常
2. はじめは抵抗なく，途中から抵抗を感じる	オイルが減少している，オイル漏れにつながる可能性がある
3. はじめから抵抗を感じない	オイル漏れを起こしている

図 6-6　油圧制動力の調整

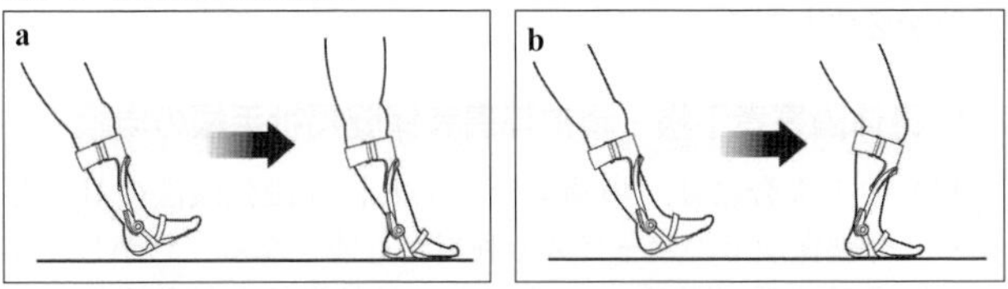

a. GS 油圧制動が弱すぎる場合　　b. GS 油圧制動強すぎる場合

また油圧調整後には設定値が変わらないように油圧調整固定用ネジを締めることが推奨されている.

（原　寛美，髙橋忠志）

4―福祉制度の活用

1. 障害者総合支援法

脳卒中後に一定以上の症状が持続しており，そのリハビリテーション治療の継続と自立生活を進めること，地域での生活の継続，さらに復職・就労を進めるために利用できる制度として，障害者総合支援法がある.

障害者総合支援法は，2005年10月に制定された「障害者自立支援法」がその前身である．脳卒中においては，従来，身体障害者福祉法（肢体不自由と言語機能障害などが対象）と，精神障害者保健福祉法（高次脳機能障害などが対象）による福祉制度の活用がなされてきた．そして「障害者自立支援法」によって，統合された障害者福祉サービスの枠組みとされていた.

さらに2013年からは「障害者総合支援法」という名称で，①身体障害者，②知的障害者，③精神障害者に加え，④「治療方法が確立していない疾病その他の特殊の疾病であって政令で定める程度である者」（難病等）への対応を進める体系となった[17].

障害者総合支援法を利用するには，身体障害者手帳・精神障害者保健福祉手帳の診断書記載と申請援助，それに障害者総合支援法医師意見書の記載が必要となる.

また，例えば難病の対象疾患であるもやもや病や抗リン脂質抗体症候群などを原因疾患として発症した脳卒中の場合には前記，④の項に該当することになり，特定疾患（難病）診断書の記載が必要となる.

2. 身体障害者手帳・精神障害者保健福祉手帳の申請

脳卒中の場合には，40歳以上であれば介護保険法の対象となり，介護保険でのサービスの利用が可能となる．しかし，介護保険非該当者（年齢40歳未満と2号被保険者対象疾患以外

表 6-13　障害者総合支援法での訓練等給付について

障害者総合支援法の給付・事業	
介護給付	居宅介護，重度訪問介護，行動援護，療養介護 重度障害者包括支援，生活介護，同行援護 短期入所，施設入所支援 放課後デイサービス
訓練等給付	自立訓練（機能訓練・生活訓練） 就労移行支援 就労継続支援（A 型＝雇用型，B 型） 共同生活援助（グループホーム）
補装具	補装具の購入または修理に要した費用（補装具費）の支給
自立支援医療	（旧）精神通院医療；精神疾患の治療 （旧）更生医療；身体障害の治療など （旧）育成医療；身体障害のある小児の治療
日常生活用具等給付	介護・訓練支援用具，自立生活支援用具，在宅療養等支援用具，情報・意志疎通支援用具，排泄管理支援用具，居宅生活動作補助用具（住宅改修費）
税制上の優遇措置（所得税，住民税，相続税，自動車税など） 障害者医療費助成	

（水尻，2020）[17]

の場合）と，介護保険該当者でも障害者総合支援法でのサービスを必要とする場合には，障害者総合支援法のサービスを利用する．とりわけ復職・就労を目標とする場合には，障害者総合支援法での訓練等給付の項のなかの，就労移行支援・就労継続支援，就労定着支援などによる援助が利用できる（**表 6-13，6-14**）[18]．また下肢装具など補装具の作製には身体障害者手帳の利用が可能であるため，身体障害者手帳の取得が必要となる．手帳の保持により税制上の優遇措置も利用できる．

つまり介護保険の利用者であっても，身体障害者手帳，あるいは精神障害者保健福祉手帳の取得により，利用できる制度は異なるためその取得を援助していく．肢体不自由あるいは失語など言語機能障害の場合には身体障害者手帳の診断書の記載をする（**表 6-15**）．一方，失語を除く高次脳機能障害の場合には，器質性精神障害の高次脳機能障害として精神障害者保健福祉手帳の診断書を記載し，手帳申請の援助をする[18, 19]．双方に該当する症状の場合には，必要とするサービスによって身体障害者手帳と精神保健福祉手帳の 2 つの診断書を記載し，申請の援助

表 6-14　利用可能な就労支援機関

ハローワーク（公共職業安定所）	障害者専門の職業相談窓口のある「専門援助部門」と企業の障害者雇用の窓口となる「雇用指導官」が配置されている．前者では職業相談・紹介，採用後の職業安定支援などを行う．雇用保険や公共職業訓練などの相談も行う．後者は，企業の状況に応じ，具体的な提案・指導を行っている
職業者職業総合センター	独立行政法人高齢・障害・求職者雇用支援機構に属する障害者の職業リハビリテーションの関係施設の中核，研究開発とともに，入所，通所による復職支援も行っている．幕張に設置
地域障害者職業センター	各都道府県に 1 カ所設置．独立行政法人高齢・障害・求職者雇用支援機構に属する．職業指導，評価，職業準備支援，ジョブコーチによる支援事業も行っている
広域障害者職業リハビリテーションセンター	独立行政法人高齢・障害・求職者雇用支援機構に属する．職業評価，訓練，指導，求職支援など，通所および入所にて行っている．所沢（国立職業リハビリテーションセンター）と岡山（国立吉備高原職業リハビリテーションセンター）にある
職業者就業・生活支援センター	「障害者の雇用の促進等に関する法律」に基づいて各都道府県に設置．障害者に対し，就職相談，求職活動支援，職場実習先の情報提供などを，事業主に対し，雇用相談，情報提供を行っている
障害者職業能力開発校	重度の障害者の能力開発に重点を置き，ハローワーク，地域障害者職業センターとも密接に連携し，通所あるいは入所にて職業訓練を行っている
就労定着支援事業	新たに障害者総合支援法に定められた障害福祉サービスの一つ．就職後の職場定着支援を重点的に行う
就労移行支援事業所	障害者総合支援法に定められた職業福祉サービスの一つ．原則 2 年の利用．就労のための能力評価，訓練，就職活動支援，就職後の職場定着支援を行う
就労継続支援 A 型事業所	障害者総合支援法に定められた障害者福祉サービスの一つ．利用期間制限なし．雇用契約を結び，最低賃金が保障される
就労継続支援 B 型事業所	障害者総合支援法に定められた障害者福祉サービスの一つ．利用期間制限なし．雇用契約は結ばれない．工賃が支払われる．利用開始時 65 歳未満が対象

（渡邊，2021）[18]

表 6-15　脳卒中発症後の身体障害者手帳（種類，等級）

• 音声機能，言語機能又はそしゃく機能の障害（3，4 級） 　例：言語機能の喪失（3 級） 　　　言語機能の著しい障害（4 級）
• 肢体不自由：上肢機能障害（1〜7 級） 　　　　　　　下肢機能障害（1〜7 級） 　　　　　　　体幹機能障害（1，2，3，5 級）
＊身体障害者手帳の対象にはその他に以下がある 　• 視覚障害（1〜6 級） 　• 聴覚障害（2，3，4，6 級）又は平衡機能障害（3，5 級） 　内部障害として 　• 心臓，じん臓又は呼吸器の障害（1，3，4 級） 　• ぼうこう又は直腸機能の障害（1，3，4 級） 　• 小腸の障害（1，3，4 級） 　• ヒト免疫不全ウイルスによる免疫の機能の障害（1，2，3，4 級） 　• 肝臓の機能の障害（1，2，3，4 級）

を行うことも選択肢となる．しかし等級には影響しない．

脳卒中における身体障害者手帳の診断書記載時期は，従来は発症から 6 カ月経過してからであった．しかし画像所見や症状，経過により，持続する根拠が示されれば，再認定することを条件とするなどで，発症から 3 カ月での診断書の記載が可能となっている[20]．

3. 高次脳機能障害における精神障害者保健福祉手帳と自立支援医療[19, 21, 22]

高次脳機能障害に対しては，失語症は身体障害者福祉法の対象症状であったが，他の失行・失認，さらに記憶障害・注意障害・遂行機能障害・社会的行動障害は，身体障害者福祉法の対象の症状となっていなかった．「高次脳機能障害診断基準」（2004 年）の確立に伴う高次脳機能障害者支援事業のなかで，高次脳機能障害（「器質性精神障害」）は初めて，精神障害者保健福祉手帳，障害年金，それに自立支援医療の対象となった．そのため，それぞれの診断書の記載が必要となるが，その記載時には，**表 6-16** に提示した高次脳機能障害としての ICD-10 でのコード番号の記載が求められる．

F04 は，器質性健忘症候群（記憶障害）が該当する．F07 は，前頭葉症候群，側頭葉症候群，器質性人格行動障害であり，遂

表 6-16　高次脳機能障害診断病名　ICD-10 コード分類（抜粋）

ICD-10 コード分類	
F04	器質性健忘症候群（アルコールその他の精神作用物質によらないもの），非アルコール性コルサコフ症候群など
F06	器質性精神障害，高次脳機能障害，頭部外傷後精神障害，脳出血後遺性精神障害など
F07	前頭葉症候群，側頭葉症候群，器質性人格行動障害，器質性精神症候群など

精神障害者保健福祉手帳，障害年金，自立支援医療
診断書記載時にコード分類が必要となる

行機能障害と社会的行動障害もこの項に含まれる．F06 はそれ以外の高次脳機能障害が該当すると考えられる．記載時には症状と経過，標準的な神経心理検査結果を記載する．精神障害者保健福祉手帳は 2 年ごとの更新が必要とされる．

また高次脳機能障害での通院治療や精神科デイケアなどを利用する場合には，自立支援医療（**表 6-13**）の対象となる．自立支援医療の診断書記載が必要であり，こちらは毎年の更新となる．

4. 障害者総合支援法による補装具と日常生活用具の申請

障害者総合支援法により補装具（例：下肢装具，車椅子，電動車椅子，歩行器，歩行補助杖，座位保持装置，重度障害者用意思伝達装置など）の購入・修理費用の補助が受けられる．こうした補装具費の自己負担は，総経費の 10% を自己負担する「定率負担」方式へと変更されているが，市町村により自己負担の上限は異なっている．

脳卒中リハビリテーション医療の流れのなかで，下肢装具は急性期の歩行獲得の時期から必要となる．しかし身体障害者手帳の交付は，発症から 3〜6 カ月の経過後であるために，障害者総合支援法による補装具としての申請は，急性期・回復期リハビリテーションの時期では困難である．そのため急性期・回復期前半における歩行獲得のリハビリテーションの実施では，病院の備品として訓練用の下肢装具の整備が必要とされる．さらに手帳交付前の本人用下肢装具作製時には，健康保険，労災

保険，自動車事故損害保険，生活保護制度などを利用した治療用装具としての作製となる場合がある．

一方，日常生活用具（例：特殊寝台，体位変換器，特殊マット，移動用リフト，T字杖など）は市町村からの給付あるいは貸与とされている（**表 6-13**）[17]．

5. 障害年金の活用

脳卒中により就労などが制約を受けている場合には，発症から 1 年 6 カ月を経過した日（その期間内に症状が固定した場合にはその日）を「障害固定日」として障害年金の申請が可能である（**表 6-17**）[22]．身体障害と失語症，さらに高次脳機能障害（精神の障害としての申請，「器質性精神障害」の診断分類）として障害年金の申請を行う．診断書の記載は医師が行うが，身体障害と高次脳機能障害の症状が重複している場合には，複数の診断書の記載が必要となる．高次脳機能障害の年金診断書記載にあたっては，前述した ICD-10 のコード分類を記載する必要がある．

障害年金は，たとえ一般就労・復職が可能となっても，一定の障害が持続する場合には受給の継続が可能な制度である．また，障害年金の症状に該当していたものの，申請がされていなかった場合には，5 年間遡って申請が可能である（遡及請求）．

（原　寛美）

5—脳卒中後の自動車運転再開

1. 自動車運転の評価

脳卒中患者にとって自動車運転が再び可能となるか否かは，行動空間の拡大を保障するだけではなく，復職にもつながる重要な目標となる．しかし道路交通法に則り，法的責任を遵守して運転再開をしていくことが必要であり，医療サイドとしては運転可否に関する適切なアドバイスをしていくことが求められている（**表 6-18**）．そのための指導指針が，日本リハビリテーション医学会から『脳卒中・脳外傷者の自動車運転に関する指導指針』として出版されている[23]．

現在，道路交通法のなかでは，病気の症状に伴う自動車等の

表 6-17　高次脳機能障害例における公的年金制度 or 障害年金の制度

- 国民年金法　昭和 34 年 4 月 16 日　法律第 141 号
- 厚生年金保険法　昭和 29 年 5 月 19 日　法律第 115 号

＜概要＞

- 障害年金は，障害の原因となった傷病の初診日から 1 年 6 カ月を経過した日，または，その期間内にその傷病が治った場合（症状が固定し治療の効果が期待できない状態を含む）は，その治った日（以下，「障害認定日」という）に，政令で定める障害に該当する場合，初診日に加入していた年金制度より，障害年金が支給される．障害年金は，障害の種類によって申請の際に提出する診断書の種類が異なるが，高次脳機能障害で申請する場合には，「精神の障害」の診断書での申請となる．「精神の障害」の診断書の記載については，精神科の医師の記載が必要となるが，高次脳機能障害の場合，精神科を受診していない患者も多く，実際には受診の実態に応じてリハビリテーション科などの他科の医師の記載で可能．
- ○国民年金…障害基礎年金 1 級・2 級
  ○厚生年金（共済年金）…障害厚生年金 1・2・3 級
  　または障害手当金（一時金）
- 受給要件（次の 3 つの要件をすべて満たす必要がある）
  ①障害の原因となった傷病の初診日が，被保険者期間中であること．
  ②初診日の前日までに一定期間の保険料が納付されていること．
  ③障害認定日において，障害の程度が政令で定められた一定以上の障害の状態にあること．
- 申請先
  国民年金の場合　市町村　年金担当窓口
  厚生年金（共済年金）の場合　社会保険事務所　年金担当窓口
- その他
  ・障害認定日には，政令で定める障害の状態になかった者でも，その後状態が悪化した場合，65 歳に達する日の前日までに請求を行い，障害年金の支給を受けることができる（事後重症という）．
  ・障害認定日に，障害年金の受給要件に達していたにもかかわらず，障害年金の請求を行わなかった場合でも，過去 5 年前まで遡って請求することができる〔遡及（そきゅう）請求という〕．
  ・20 歳に達する前に初診日がある（病気やけがで障害が残った場合），20 歳に達したとき（障害認定日が 20 歳以後の場合は，その障害認定日）に，その障害の程度が 1 級または 2 級の状態にあれば，障害基礎年金を請求できる．

（原，2015）[22]

表 6-18　運転再開に向けた指導援助

- 道路交通法に基づく指導援助を行う
- 公安委員会（運転免許センター）の安全運転相談窓口に行く必要性を説明
- 運転再開には，高次脳機能を含む身体機能全般，視覚および聴覚機能が重要で，その評価が必要である
- 運転免許センターにおける評価（運転適性診断，ドライブシミュレーター，実車評価）を経ること
- 自動車改造に関する情報提供と福祉サービス利用（身体障害者手帳による制度活用）情報の提供

表 6-19　自動車運転における四肢・体幹の機能

1. 自力での乗降
2. ブレーキ踏力（手動レバーを含む）18 kg 程度
3. ブレーキの持続時間 30 秒程度
4. パーキングブレーキを操作できること
5. 5 kg でのハンドル操作

（日本リハビリテーション医学会，2021）[23]

安全な運転の支障の有無により可否を個別に判断する「相対的欠格事由」の項が設けられている（2002 年）．そのなかで，「その他，自動車等の安全な運転に必要な認知，予測，判断または操作のいずれかにかかる能力を欠くこととなるおそれのある症状を呈する病気」として脳卒中などが含まれる．そして 2014 年（平成 26 年）の道路交通法改正により，運転免許の取得や更新時には，一定の病気などの症状に関する「質問票」の提出規定が整備されている．「質問票」に虚偽の回答がされた場合には罰則が科されることになっている[23]．

さらに，一定の病気などにより運転免許取り消しがされた場合で，その回復によって運転免許の取得が可能となった場合には，3 年以内であれば，医師の診断書により学科試験と技能試験が免除となることも規定されている[23]．そのために，運動機能と高次脳機能障害，失語症などの症状を改善させていく，回復期と生活期におけるリハビリテーションの継続性がいっそう重要となっている．

2. 医療者が行う判断

医療サイドにおいて，運転の可否を判断する手順として，以下があげられる．①視覚系では，視力が保たれ，視野欠損，半側空間無視がないこと，②感覚・運動系では運転操作能力があること（**表 6-19**），③認知系では，注意，遂行機能，記憶機能，情報処理速度，メタ認知（病識）能力が保持されていることを確認する作業が指摘されている[24]．

認知機能の検査としては，高次脳機能に対する標準化された神経心理検査などを可能な限り網羅することが望まれる．現在までに高次脳機能障害者の運転再開の指針も提示されている[25]．

神経心理検査の結果をどのように判断していくかに関して

表 6-20　自動車運転評価に実施される神経心理検査例

①認知症の評価	MMSE または HDS-R など，総合的に診断
②半側空間無視の評価	BIT 通常検査
③注意と処理速度などの評価	TMT-J 必要に応じて WAIS の符号問題， SDMT（Symbol Digit Modalities Test）を追加
④構成能力の評価	Rey 複雑図形の模写 必要に応じて WAIS 積木，Kohs 立方体組み合わせテストを追加
⑤遂行機能の評価	FAB または BADS
⑥総合的判断	①から⑥の結果，病歴，画像，神経症状，日常生活・社会生活の情報・観察
ドライブシミュレーターまたは実車評価	

（日本高次脳機能障害学会，2020）[26]

は，日本高次脳機能障害学会 Brain Function Test 委員会の運転に関する神経心理学的評価法検討小委員会から，『脳卒中，脳外傷等により高次脳機能障害が疑われる場合の自動車運転に関する神経心理学的検査法の適応と判断』が出版されている（**表 6-20**）[26]．そのなかでは，失語症がない場合，まず認知症の否定から始まり，BIT での半側空間無視の評価，TMT-J にて注意と処理速度等の評価，Rey 複雑図形模写にて構成能力の評価，FAB（Frontal Assessment Battery）または BADS にて遂行機能の評価へと進める．そしてそれらを基に，病歴，画像，神経症状，日常生活・社会生活の情報・観察を含めて総合的判断を行い，「運転を控えるべきとはいえない」，あるいは「運転を控えるべき」の診断へとつなげる．検査結果に応じて，ドライブシミュレーターまたは実車評価を実施することも提案されている．

また失語症が認められる場合には，認知症の評価にはレーヴン色彩マトリックス検査（RCPM）などの非言語性検査を用いることが勧められている[26]．

一方，神経心理検査の机上検査には限界もあることを考慮する．例えば半側空間無視の検査（例：BIT）では，机上検査は身体周辺空間（peri-personal space，手が届く範囲）までの評価は可能であるが，遠隔空間（far space）の評価は困難である．また，ゲルストマン症候群においては，イメージの惹起・操作が困難であるために．左右障害をきたすとされており，疲労時などには左右の車線の選択が困難になる可能性を有している[22]．またゲルストマン症候群では，地図の想起（俯瞰図を描く）も困難となる可能性を有しており，そうした視点からの専門性を有するアドバイスが必要となる．

（原　寛美）

6―復職・就労の援助

1. 復職・就労の評価

脳卒中患者の重要な目標の一つに復職・就労がある．復職・就労に向けたリハビリテーションを適切にデザインして実行できるかどうかは，リハビリテーションチームの成熟度のバロメーターともいえる．

脳卒中リハビリテーションのプロセスのどのような時期に，どのような機能レベルで，どのような手順で復職援助を進めていくのか，明確なガイドラインは示されていないのが現状である．しかし『脳卒中治療ガイドライン 2021』のなかでは，生活期のリハビリテーション診療の項で，**表 6-21** の記述がされている[1]．

わが国における脳卒中後の就労報告では，発症 18 カ月までに復職を達成した分析がされている. そのなかで, 有意差を認められた因子は以下の3つである. ①性別（男性の復職率が高い），②麻痺側上肢手指が実用レベルであること，そして③Barthel Index にて 80～100 点と ADL の高い群であったことである[27]．

復職援助が開始できる条件の一つとして，渡邊は**表 6-22** の「就労準備性」を示している[18, 28]．また高次脳機能障害患者群での就労分析が報告されている（**表 6-23**）．この分析では就労

表 6-21　『脳卒中治療ガイドライン 2021』における生活期のリハビリテーション診療[1]

生活期のリハビリテーション診療	推奨
3．復職を目指す場合，就労意欲，就労能力，職場環境を適切に評価したうえで，産業医との連携のもとに職業リハビリテーションを行うことは妥当である	推奨度 B， エビデンスレベル低

（日本脳卒中学会脳卒中ガイドライン委員会，2021）[1]

表 6-22　就労準備性 [3,4]

1	日常生活が自立している
2	病状が安定している
3	働きたいという強い意思（自発性）がある
4	生活リズムが整っている
5	（5〜6 時間の作業と通勤）×1 週間に耐えられる体力がある
6	交通機関を 1 人で安全に利用できる
7	障害を正しく理解している（病識）
8	障害を補いながら仕事ができる（代償能力）
9	感情のコントロールができる（社会性）

（渡邊，2021）[3]，（東京都，2012）[4]

表 6-23　北海道における高次脳機能障害支援事業拠点病院における就労分析（北海道大学リハビリテーション科）

期間 対象	2001.4.〜2014.1. 北海道大学リハビリテーション科入院した高次脳機能障害患者
対象患者数	372 名
A：就労群（週 20 時間以上勤務） B：就労支援群 C：非就労群	67 例 103 例 202 例
多重ロジスティック回帰分析 → リバーミード行動記憶検査（RBMT） 標準プロフィール点	A 群 vs B 群　cut off 値 18.5 点 B 群 vs C 群　cut off 値 14.5 点

A：週 20 時間以上勤務の就労群，B：就労支援群，C：非就労群に分類し，多重ロジスティック回帰分析を行った．
その結果，就労可能性を判断する重要な因子として RBMT が抽出された．
A 群 vs B 群は cut off 値が 18.5 点，B 群 vs C 群は 14.5 点であった．

（小川，2014）[29]

可能性を判断する神経心理検査の重要な因子としてリバーミード行動記憶検査（RBMT）が抽出されたこと，そして就労群と就労支援群の cut off 値は，RBMT の標準プロフィール点で 18.5 点であったことを明らかにしている[29]．

つまり，脳卒中後の就労には，①運動麻痺の回復，特に上肢手指機能の改善，②ADL の自立，そして，③高次脳機能障害の改善が求められるといえる．

表 6-24　障害者総合支援法における就労系障害福祉サービス

障害者の地域における就労支援を進めるため以下の施策により，生産活動や就労の機会等の提供を行い就労に必要な知識及び能力の向上のために必要な訓練が実施されている 1. 就労移行支援事業 ①生産活動，職場体験等の活動の機会の提供その他の就労に必要な知識及び能力の向上のために必要な訓練，②求職活動に関する支援，③その適性に応じた職場の開拓，④就職後における職場への定着のために必要な相談等の支援を行う 対象者：就労を希望する 65 歳未満の障害者であって，通常の事業所に雇用されることが見込まれる者が対象．期間は 2 年間 2. 就労継続支援 A 型事業 雇用契約の締結等による就労の機会の提供及び生産活動の機会の提供その他の就労に必要な知識及び能力の向上のために必要な訓練その他の必要な支援を提供する 対象者：通常の事業所に雇用されることが困難であって，雇用契約に基づく就労が可能である障害者が対象 3. 就労継続支援 B 型事業 就労の機会の提供及び生産活動の機会の提供その他の就労に必要な知識及び能力の向上のため必要な訓練その他の必要な支援を提供する 対象者：通常の事業所に雇用されることが困難であり，雇用契約に基づく就労が困難である障害者が対象

2. 職業リハビリテーションの利用

表 6-14 には，脳卒中後に症状が残存している場合に利用できる就労支援機関を示した．また**表 6-24** には障害者総合支援法による就労系障害福祉サービスを示した．

さらに**表 6-14** における障害者職業センター（地域センター，障害者職業総合センター，広域障害者リハビリテーションセンター）とは，復職に向けた評価とその職業リハビリテーションを同時に実施している機関である．**図 6-7** には障害者職業総合センター職業センターにおける支援の流れを示した[30)]．通常は，各都道府県の地域障害者職業センターを経て，千葉県幕張の障害者職業総合センターへとつながる．とりわけ高次脳機能障害が残存している場合には，「高次脳機能障害者就労支援プログラム」に則り，復職に向けた作業効率や作業速度の評価など，医療サイドでは困難な視点での介入がされる．さらにその評価がフィードバックされて，職場での地域障害者職業センターからのジョブコーチ支援事業（on the job training：OJT）の利用へと展開される．

図 6-7　障害者職業総合センター職業センターの流れの例

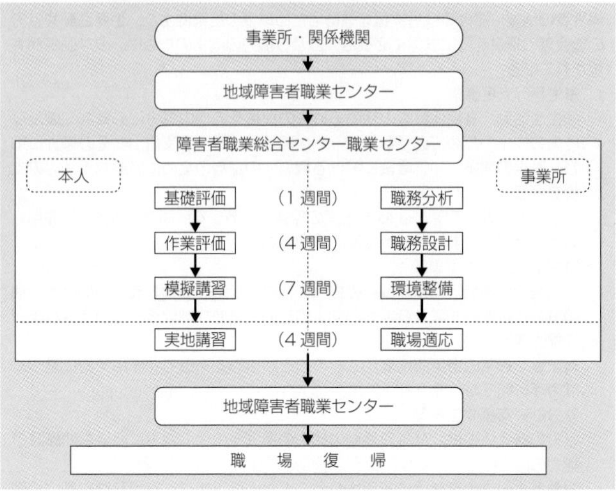

（田谷，2007）[30]

図 6-8　医療リハビリテーションと職業リハビリテーションの理想的な連携

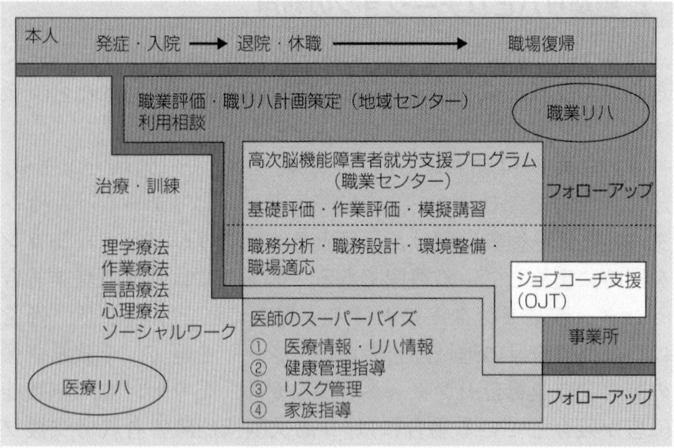

（田谷，第 14 回職業リハビリテーション研究大会 2006）

図 6-8 には医療リハビリテーションと職業リハビリテーションの理想的な連携モデルを示した．復職に向けて医療リハビリテーションと職業リハビリテーションが「車の両輪」のように

援助を展開していくモデルである．また復職・就労を達成しても，その後の就労継続性に関しては個別の要因などもあるために，医療リハビリテーションの関与は継続されるべきである．

脳卒中ではなく，外傷性脳損傷（traumatic brain injury：TBI）の就労を2年後と5年後にフォローした研究がある．そこでは5年後には非就労率の増加が認められており，高次脳機能障害の就労継続に及ぼす影響が指摘されている．そのために，TBI後のフォローは，インターバルは開いても，終生なされるべきであるとする重い結論が提起されている[31]．3章で示した被殻出血のような高次脳機能障害例（処理速度の低下，短期記憶障害）では，専門的な技術職としての就労継続が困難となることがある．こうした症例に対する相談の窓口として，脳卒中リハビリテーションを専門とする病院では，常に門戸を開けて対応していくべきであるといえる．

（原　寛美）

■文献

1）日本脳卒中学会　脳卒中ガイドライン委員会：脳卒中治療ガイドライン 2021，協和企画，2021.

2）植松海雲・他：高齢脳卒中患者が自宅退院するための条件 Classification and regression trees（CART）による解析．リハ医学，39(7)：396-402，2002.

3）西尾大祐・他：回復期リハビリテーション病棟における重症脳卒中患者の転帰と臨床的特徴．脳卒中，32(1)：86-90，2009.

4）Eva-Lotta Glader, et al.：Persistent use of secondary preventive drugs declines rapidly during the first 2 years after stroke. Stroke, 41(2)：397-401, 2010.

5）Fujitaka Yuta, et al.：Differences in FIM improvement rate stratified by nutritional status and age in stroke patients in kaifukuki (convalescent) rehabilitation ward. Jpn J Compr Rehabil Sci, 8：98-103, 2017.

6）高橋義和・他：退院前訪問指導における理学療法士の役割．理学療法，36(4)：294-328，2019.

7）鈴木俊一：居宅サービス．介護報酬の解釈 2 指定基準編，令和3年4月版，社会保険研究所，2021，pp32-33.

8）高橋紀代：都市部のクリニックにおける外来・訪問リハビリテーションの実際．Jpn J Rehabil Med，54(7)，500-503．2017.

9）原　寛美：急性期から開始する脳卒中リハビリテーションの理論とリスク管理．脳卒中理学療法の理論と技術（原　寛美・吉尾雅春），第4版，メジカルビュー社，2022，pp167-172.

10）Wataru Kakuda, et al.：A multi-center study on low-frequency rTMS combined with intensive occupational therapy for upper limb hemiparesis in post-stroke patients. J Neuroeng Rehabilitation, 9(1)：1-11, 2012.

11）Takatoshi Hara, et al. : The effect of repeated botulinum toxin A therapy combined with intensive rehabilitation on lower limb spasticity in post-stroke patients. Toxins, 10(9) : 349, 2018.
12）日本訪問リハビリテーション協会ホームページ：訪問リハビリテーションとは．www.houmonreha.org/association/
13）Gracies JM, et al. : Efficacy and safety of abobotulinumtoxinA in spastic lower limb. Randomized trial and extension. Neurology, 89 : 2245-2253, 2017
14）駒川正樹・他：短下肢装具足関節軸位の有無が身体に与える影響．第23回日本技師書具学会学術集会（口演），2007.
15）原　寛美：脳卒中リハビリテーションポケットマニュアル．医歯薬出版，2007.
16）パシフィックサプライ：製品情報．ゲイトソルーション／ゲイトソルーションデザイン．https://www.psupply.co.jp/products/index.php?act=detail&pid=375
17）水尻強志：障害福祉サービスと職業リハビリテーション．Jpn J Rehabili Med, 57：538-544，2020.
18）渡邊　修：高次脳機能障害に対するリハビリテーション治療―患者／家族会との連携―．Jpn J Rehabili Med, 58：418-442，2021.
19）中島八十一：高次脳機能障害の診断書と書類の記載方法．日医雑誌第145巻・第6号：1191-1195，2016.
20）樫本　修：リハビリテーション科医が知って役立つ身体障害者手帳の診断書・意見書の書き方. Jpn J Rehabil Med，50：130-135，2013.
21）原　寛美：回復期のステージにおける高次脳機能障害リハビリテーション治療．Jpn J Rehabil Med，56：218-222，2019.
22）原　寛美（編）：高次脳機能障害ポケットマニュアル．第3版．医歯薬出版，2015.
23）日本リハビリテーション医学会　臨床医のための脳卒中・脳外傷者の自動車運転に関する指導指針策定委員会編：脳卒中・脳外傷者の自動車運転に関する指導指針．新興医学出版社，2021.
24）渡邉　修：脳損傷者に対する自動車運転再開に向けた指導．Jpn J Rehabil Med，56：807-814，2019.
25）蜂須賀研二：自動車運転再開の指針と判断基準案．高次脳機能障害者の自動車運転再開とリハビリテーション2（蜂須賀研二，編）．金芳堂，京都，2015，pp103-108.
26）日本高次脳機能障害学会Brain Function Test委員会，運転に関する神経心理学的評価法検討小委員会：脳卒中，脳外傷等により高次脳機能障害が疑われる場合の自動車運転に関する神経心理学的検査法の適応と判断．高次脳機能研究，40：291-296，2020.
27）Saeki S, et al. : Determinants of early return to work after first stroke in Japan. J Rehabili Med，42 : 254-258, 2010.
28）東京都：高次脳機能障害者地域支援ハンドブック（改訂版）．2012.
29）小川圭太・他：高次脳機能障害患者における就労状況判断基準の検討．第38回日本高次脳機能障害学会学術総会2014,（口演）.
30）田谷勝夫：医療リハと職リハの連携による就労支援．職リハネットワークNo.60，2007，pp63-77.
31）Olver JH, et al. : Outcome following traumatic brain injury : a comparison between 2 and 5 years after injury. Brain Injury, 10 : 841-848, 1996.

索　引

脳卒中リハビリテーション
ポケットマニュアル　第2版　　ISBN 978-4-263-26669-4

2007年 6 月10日　第1版第1刷発行
2013年 3 月15日　第1版第6刷発行
2023年 3 月25日　第2版第1刷発行

監修者　原　寛美
発行者　白石泰夫

発行所　**医歯薬出版株式会社**

〒113-8612　東京都文京区本駒込1-7-10
TEL.（03）5395-7628（編集）・7616（販売）
FAX.（03）5395-7609（編集）・8563（販売）
https://www.ishiyaku.co.jp/
郵便振替番号 00190-5-13816

乱丁，落丁の際はお取り替えいたします　　印刷・あづま堂印刷／製本・皆川製本所
© Ishiyaku Publishers, Inc., 2007, 2023. Printed in Japan

本書の複製権・翻訳権・翻案権・上映権・譲渡権・貸与権・公衆送信権（送信可能化権を含む）・口述権は，医歯薬出版(株)が保有します．
本書を無断で複製する行為（コピー，スキャン，デジタルデータ化など）は，「私的使用のための複製」などの著作権法上の限られた例外を除き禁じられています．また私的使用に該当する場合であっても，請負業者等の第三者に依頼し上記の行為を行うことは違法となります．

JCOPY ＜出版者著作権管理機構　委託出版物＞
本書をコピーやスキャン等により複製される場合は，そのつど事前に出版者著作権管理機構（電話 03-5244-5088，FAX 03-5244-5089，e-mail：info@jcopy.or.jp）の許諾を得てください．